Courtney L. Kraus

Pediatric Cataract Surgery and IOL Implantation
A Case-Based Guide

儿童白内障手术及人工晶状体植入术
病例解析

主　编　〔美〕考特尼·L.克劳斯

主　审　张劲松　陈茂盛

主　译　王　勇

副主译　陈　旭　唐琼燕　马立威

天津出版传媒集团
天津科技翻译出版有限公司

著作权合同登记号：图字：02-2020-368

图书在版编目（CIP）数据

儿童白内障手术及人工晶状体植入术：病例解析／
（美）考特尼·L.克劳斯（Courtney L. Kraus）主编；
王勇主译. —天津：天津科技翻译出版有限公司，
2021.9
书名原文：Pediatric Cataract Surgery and IOL
Implantation：A Case-Based Guide
ISBN 978-7-5433-4152-4

Ⅰ.①儿… Ⅱ.①考… ②王… Ⅲ.①小儿疾病–白
内障–内障摘除术 ②小儿疾病–白内障–人工晶状体–植
入术 Ⅳ.①R779.7

中国版本图书馆 CIP 数据核字（2021）第 203096 号

First published in English under the title
Pediatric Cataract Surgery and IOL Implantation: A Case-Based Guide
edited by Courtney L. Kraus
Copyright © Springer Nature Switzerland AG, 2020
This edition has been translated and published under licence from
Springer Nature Switzerland AG.

授权单位：Springer Science+Business Media
出　　版：天津科技翻译出版有限公司
出 版 人：刘子媛
地　　址：天津市南开区白堤路 244 号
邮政编码：300192
电　　话：(022)87894896
传　　真：(022)87895650
网　　址：www.tsttpc.com
印　　刷：高教社(天津)印务有限公司
发　　行：全国新华书店
版本记录：787mm×1092mm　16 开本　14 印张　300 千字
　　　　　2021 年 9 月第 1 版　2021 年 9 月第 1 次印刷
　　　　　定价：138.00 元

主译简介

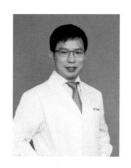

王勇 医学博士,主任医师,硕士研究生导师,武汉大学附属爱尔眼科医院副院长。中国非公立医疗协会白内障分委会副主任委员,中国老年医学学会眼科分会青年委员会副主任委员,中国康复医学会视觉康复专业委员会委员,爱尔眼科医院集团白内障学组副组长。擅长中老年高度近视、老花眼、散光眼的手术矫正以及各类复杂白内障手术。

副主译简介

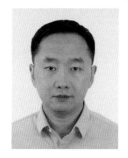

陈旭 医学博士,副主任医师,硕士研究生导师,上海爱尔眼科医院青白科主任,上海爱尔清亮眼科医院院长,上海市医学会眼科专科分会青年委员。以第一作者及通讯作者发表论文20余篇,编著《眼生物测量与人工晶状体屈光力计算》等著作。

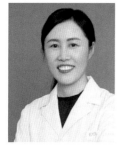

唐琼燕 眼科学博士,副主任医师,硕士研究生导师,长沙爱尔眼科医院副院长,长沙市青年岗位能手。2007至2009年在美国加州大学洛杉矶分校 Jules Stein 眼科医院完成访问学者及博士后研究工作。发表论文10余篇,参与编写眼科专业著作1部。

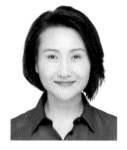

马立威 眼科学博士,教授,主任医师,硕士研究生导师,沈阳爱尔卓越眼科医院院长,辽宁省眼科学会白内障学组副组长。从事眼科工作27年,主持省部级课题5项,发表SCI文章20余篇,获专利3项,参编专著3部。

译校者名单

主　审

张劲松　　沈阳爱尔卓越眼科医院

陈茂盛　　重庆爱尔眼科医院

主　译

王　勇　　武汉大学附属爱尔眼科医院

副主译

陈　旭　　中南大学爱尔眼科学院/上海爱尔眼科医院/上海爱尔清亮眼科医院

唐琼燕　　中南大学爱尔眼科学院/长沙爱尔眼科医院

马立威　　沈阳爱尔卓越眼科医院

译校者（按姓氏汉语拼音排序）

蔡泽淮　　长沙爱尔眼科医院

常晓可　　武汉爱尔眼科医院汉口医院

陈　旭　　中南大学爱尔眼科学院/上海爱尔眼科医院/上海爱尔清亮眼科医院

丁雨溪　　沈阳爱尔卓越眼科医院

冯　希　　武汉大学附属爱尔眼科医院

韩　冬　　沈阳爱尔卓越眼科医院

雷　琼　　武汉爱尔眼科洪山医院

李黄恩　　武汉大学附属爱尔眼科医院

梁健恒　　武汉大学附属爱尔眼科医院

廖梦莲　　长沙爱尔眼科医院

刘　慧　　重庆爱尔眼科医院

马立威　沈阳爱尔卓越眼科医院

唐凯莉　沈阳爱尔卓越眼科医院

唐琼燕　中南大学爱尔眼科学院/长沙爱尔眼科医院

王　静　沈阳爱尔卓越眼科医院

王　勇　武汉大学附属爱尔眼科医院

徐艳雪　武汉大学附属爱尔眼科医院

许　荣　武汉爱尔眼科医院汉口医院

许雅丽　武汉大学附属爱尔眼科医院

张思瑶　长沙爱尔眼科医院

赵振波　沈阳爱尔卓越眼科医院

郑涵嵩　武汉大学附属爱尔眼科医院

周索旺　武汉大学附属爱尔眼科医院

翻译组秘书

陈梦迪　爱尔眼科医院集团国际战略发展中心

赵　耀　爱尔眼科医院集团国际战略发展中心

编者名单

Janet Alexander, MD University of Maryland School of Medicine, Baltimore, MD, USA

Asim Ali, MD, FRCSC Hospital for Sick Children, University of Toronto, Toronto, ON, Canada

Raymond G. Areaux Jr., MD University of Minnesota, Minneapolis, MN, USA

Karen R. Armbrust, MD, PhD University of Minnesota, Minneapolis, MN, USA

Brenda L. Bohnsack, MD, PhD Department of Ophthalmology and Visual Sciences, Kellogg Eye Center, University of Michigan, Ann Arbor, MI, USA

Jana Bregman, MD Children's National Medical Center, Washington, DC, USA

Crystal S. Y. Cheung, MD Boston Children's Hospital, Harvard Medical School, Boston, MA, USA

Sydni Coleman, MD University of Minnesota, Minneapolis, MN, USA

Manuel B. Datiles III, MD National Eye Institute, National Institutes of Health, Bethesda, MD, USA

Wilmer Eye Institute, Johns Hopkins University School of Medicine, Baltimore, MD, USA

Jennifer Dudney Davidson, MD Alabama Ophthalmology Associates, Birmingham, AL, USA

Scott A. Davis, MD Medical University of South Carolina, Charleston, SC, USA

Heather C. de Beaufort, MD Children's National, Washington, DC, USA

George Washington University School of Medicine, Washington, DC, USA

Jan Tjeerd de Faber, MD The Rotterdam Eye hospital, Department of Pediatric ophthalmology and Strabismus, Rotterdam, The Netherlands

Basak Can Ermerak, MD Children's Mercy Hospital, Kansas City, MO, USA

Anna G. Escuder, MD Department of Ophthalmology, Boston Children's Hospital, Boston, MA, USA

Department of Ophthalmology, Harvard Medical School, Boston, MA, USA

Mark J. Greenwald, MD Department of Ophthalmology and Visual Science, University of Chicago School of Medicine, Chicago, IL, USA

Fielding Hejtmancik, MD, PhD Ophthalmic Genetics and Visual Function Branch, National Eye Institute, National Institutes of Health, Bethesda, MD, USA

James Hoekel, OD, FAAO St. Louis Children's Hospital Eye Center, Department of Ophthalmology and Visual Sciences, Washington University School of Medicine, St. Louis, MO, USA

Amadou Alfa Bio Issifou, MD University of Parakou, Faculty of Medicine, Department of Ophthalmology, Parakou, Republic of Benin

Benjamin Jastrzembski, MD Hospital for Sick Children, University of Toronto, Toronto, ON, Canada
Boston Children's Hospital, Harvard Medical School, Boston, MA, USA

William Johnson, MD Children's Mercy Hospital, Kansas City, MO, USA

Courtney L. Kraus, MD Department of Ophthalmology, Johns Hopkins Hospital Wilmer Eye Institute, Baltimore, MD, USA

Stacey J. Kruger, MD Zucker School of Medicine at Hofstra/Northwell Health, Department of Ophthalmology, Division of Pediatric Ophthalmology, Great Neck, NY, USA

Laura S. Kueny, MD ABC Children's Eye Specialists PC, Phoenix, AZ, USA

Scott R. Lambert, MD Stanford University School of Medicine, Stanford, CA, USA
Lucile Packard Children's Hospital, Palo Alto, CA, USA

Andrew Robert Lee, MD Department of Ophthalmology and Visual Sciences, Washington University School of Medicine, St. Louis, MO, USA

Moran Levin, MD University of Maryland School of Medicine, Baltimore, MD, USA

Kamiar Mireskandari, MBChB, FRCSEd, FRCOphth, PhD Department of Ophthalmology and Visual Sciences, Hospital for Sick Children and University of Toronto, Toronto, ON, Canada

Sydney Michelle Mohr, MS3 University of Alabama, Birmingham, AL, USA

David George Morrison, MD Vanderbilt Eye Institute, Vanderbilt University Medical Center, Nashville, TN, USA

Angeline Nguyen, MD Pediatric Ophthalmology and Adult Strabismus, Stanford Children's Health, Byers Eye Institute, Palo Alto, CA, USA

Bharti R. Nihalani, MD Boston Children's Hospital, Harvard Medical School, Boston, MA, USA

Michael X. Repka, MD, MBA Johns Hopkins University School of Medicine, Baltimore, MD, USA

Brita S. Rook, MD University of Arkansas for Medical Sciences, Little Rock, AR, USA

Alan Shiels, PhD Department of Ophthalmology and Visual Sciences, Washington University School of Medicine, St. Louis, MO, USA

Nadav Shoshany, MD Ophthalmic Genetics and Visual Function Branch, National Eye Institute, National Institutes of Health, Bethesda, MD, USA

Erin Stahl, MD Children's Mercy Hospital, Kansas City, MO, USA

Martha Tjon-Fo-Sang, MD, PhD The Rotterdam Eye hospital, Department of Pediatric ophthalmology and Strabismus, Rotterdam, The Netherlands

Rupal H. Trivedi, MD, MSCR Storm Eye Institute, Medical University of South Carolina, Charleston, SC, USA

Christina M. Twardowski, OD Children's Mercy Hospital, Department of Ophthalmology, Kansas City, MO, USA

Allison Carol Umfress, MD Vanderbilt Eye Institute, Vanderbilt University Medical Center, Nashville, TN, USA

Deborah K. VanderVeen, MD Department of Ophthalmology, Boston Children's Hospital, Boston, MA, USA

Department of Ophthalmology, Harvard Medical School, Boston, MA, USA

Natalie C. Weil, MD Pediatric Ophthalmology & Adult Strabismus, Emory Eye Center, Atlanta, GA, USA

M. Edward Wilson, MD Storm Eye Institute, Medical University of South Carolina, Charleston, SC, USA

Lee M. Woodward, MD BayCare Clinic Eye Specialists, Green Bay, WI, USA

Emily M. Zepeda, MD Department of Ophthalmology, Dean McGee Eye Institute, University of Oklahoma, Oklahoma City, OK, USA

Angela Zhu, MD Bascom Palmer Eye Institute, University of Miami Miller School of Medicine, Miami, FL, USA

儿童是祖国的未来，社会的栋梁，科学、精准地治疗儿童白内障是眼科医生的责任和义务。儿童白内障手术是眼科医生面临的一种复杂手术技术，因为它既关乎儿童的全生命流程质量，也关乎每组家庭，甚至全社会，这也正是医生需要一直致力于解决的问题与为之奋斗的目标。

初读这本书的翻译手稿，心情十分激动。铅墨之中，感受到了手稿所凝聚的作者的心血、译者的付出及沉甸甸的分量。本书共有两大亮点，一是整体理念的树立，全书从晶状体混浊的概述、手术技术、术后无晶状体眼的矫正及特殊情况的人工晶状体植入术4个部分进行了介绍，涵盖了我们在行儿童白内障手术时的思考及所面对的各方面内容，多维度关注了儿童白内障手术的全流程管理。二是本书采用基于病例指导的更为新颖的形式，而不只是单一介绍基础理论，更全面生动地展示了临床病例的细节、手术操作的图示、术后长期的随访及相关病例评论，让此书更具引人思考的力量。

诸多眼科医生在临床工作中并不会经常遇到像年龄相关性白内障等这样的病例，此书以基于病例指导的分享形式，给致力于儿童白内障手术学习及研究过程中的医生提供了更加开阔的眼界和珍贵资料。希望本书能够成为致力于儿童白内障诊疗全流程提升的临床医生和科研工作者们重要的参考资料，为他们带来更多实用的知识，提升理念与技能，希望本书的读者能够身临其境、受益匪浅。

由于自身的解剖生理学特点及其致病因素复杂多样性，儿童白内障与成人获得性白内障诊疗不同，其是一个充满挑战的多学科的综合诊疗过程。感谢考特尼·L.克劳斯博士集结47位权威的儿童白内障专家完成该著作，整理并展示了他们的工作成果。感谢王勇、陈旭、唐琼燕、马立威等中青年专家的精心翻译，给国内的眼科医生带来了珍贵的学习资料与病例参考，希望本书能够给关注儿童白内障的医生带来更多的指导与启示，让更多白内障患儿受益，让未来充满光明与希望。

爱尔眼科医院集团辽宁省区总院长
爱尔眼科医院集团白内障学组组长
爱尔眼科医院集团白内障与人工晶状体研究所所长
2021 年 3 月

中文版前言

由于患儿的配合度有限、患儿处于生长发育期，以及儿童白内障手术的术前诊断评估、手术技巧、术后的管理都与成年患者的白内障手术有很大的差异，因此儿童白内障手术一直是临床的难点。由于眼科医生，尤其是年轻医生对儿童白内障的诊疗缺乏足够的临床经验，因此亟需系统的全流程管理体系为临床工作提供指导，为患儿提供最佳治疗方案。

本书由美国考特尼·L.克劳斯博士联合国际知名的儿童白内障专家以病例的形式进行阐述。本书既有病例的分析，又有相关学科的最新进展；既有专家的临床实际经验分享，又有大量文献成果解读。

本书的译者均是国内白内障领域的青年专家，在相关领域已经积累了丰富的临床经验。在阅读和翻译本书的过程中，他们体会到本书为儿童白内障手术提供了科学的治疗依据和诊疗规范。译者希望通过在国内翻译出版本书，能将国外的丰富经验传递给国内临床医生，从而提高儿童白内障的诊疗技术，为更多患儿提供最佳的治疗方案。

在本书的翻译过程中，考特尼·L.克劳斯博士为我们提供了很多指导，沈阳爱尔卓越眼科医院张劲松院长、重庆爱尔眼科医院陈茂盛院长也对译稿进行了审校，爱尔眼科医院集团国际战略发展中心的同仁也给予了我们全程的支持与帮助，在此我们一并表示感谢。

由于时间紧迫，翻译中难免存在疏漏和不足，还望同仁们予以指正！

武汉大学附属爱尔眼科医院副院长
爱尔眼科医院集团白内障学组副组长
中国康复医学会视觉康复专业委员会委员
中国老年医学学会眼科分会青年委员会副主任委员

序　言

　　儿童白内障是小儿眼科中非常常见的疾病,但目前有关以证据为基础的儿童白内障诊疗方案却很少。对于儿童白内障的治疗,掌握适当的手术时机和进行熟练手术操作可以避免儿童因白内障而失明。另一方面,成功地施行儿童白内障手术能够帮助患儿获得长久的视力,可能是所有眼科疾病中最具成本效益的手术。然而,与老年人白内障手术不同的是,过早地进行晶状体置换手术会影响晶状体调节能力以及眼球的正视化。正如我们常说的:"儿童不是缩小版的成人。"

　　本书由考特尼·L.克劳斯博士集结了知名的儿童白内障专家,采用以病例为基础的学习模式来进行儿童白内障手术治疗的案例分享。这本书应该被列入每一项小儿眼科奖学金项目中,同时也应被列为每一个儿童白内障手术医生的必读书目。本书共分为4部分。

　　第1部分:读者可以在这一部分刷新对"晶状体混浊"的认识,了解如何像发育学家、遗传学家和外科医生一样同时思考。白内障可以发生在任何年龄,其表现形式也多种多样。对于一些早期对视力影响不明显的晶状体混浊患者,不建议行白内障手术治疗,但随着患儿的成长,白内障的范围及类型等会发生改变。本书包含了散发性单眼白内障、家族性双眼进展性白内障,以及继发于全身性疾病的白内障案例,较以往的模式更具有针对性和指导性。

　　第2部分:这一部分主要讲述的是儿童白内障手术,读者可以从各案例中获得实际的指导,包括手术步骤、植入人工晶状体度数的选择及患儿眼部的护理。白内障医生可以充分了解成人和儿童白内障手术的明显区别。

　　第3部分:这部分主要讲述儿童白内障手术后无晶状体眼的处理。在第15章中展示了术后多种处理方案和相关知识,描述了对于各种白内障患儿治疗方案的利弊,该如何权衡做出个体化的处理方案,以及面对非常规情况时的处理方法。

　　第4部分:这一部分主要讲述的是人工晶状体植入后的特殊考虑。

　　祝贺克劳斯博士成功地将一个复杂的主题以一种易于阅读和理解的形式呈现出

来,并主编了这本参考书籍。儿童就是未来,在诊治儿童白内障患者时,如果小儿眼科医生具有丰富的专业知识,应用新的诊治技术,同时保持谨慎,则白内障儿童的未来会更加光明。简而言之,我们对待患者应该如同对待自己的孩子一般。

M. Edward Wilson

前　言

　　晶状体混浊的白内障患儿需要特别和细致的照顾。对于小儿眼科医生来说，随着手术器械和诊断设备的更新，儿童白内障的手术技术在过去 10 年中取得了巨大进步。本书将介绍最新的人工晶状体植入技术，但儿童白内障的早期筛查、迅速识别、持续随访和弱视治疗仍是决定患儿视力的关键因素。

　　本书将重点讲述人工晶状体的使用以及概述儿童白内障手术。希望可以通过以病例为基础的新模式，使读者可以从每一个独特而复杂的病例中有所收获。此外，对于仍在学习阶段的医学生或想提高自己的年轻医生，希望通过该病例教学形成一个强大的思维体系，从而提高其在日常工作接诊中的应对技巧。

Courtney L. Kraus

致 谢

这本书的出版凝聚了 47 位编者的共同努力,他们有的刚开始从事眼科工作,有的已经有几十年的工作经验。他们来自众多的机构、学院和私人诊所,跨越了 4 个国家和 3 个大洲。我想到了许多亲爱的朋友和领域内的权威专家。对于每一位从繁忙的实践或训练中抽出时间,远离家人和朋友,转而专注于进行仔细研究和考量的章节编写的专家,我非常感激。基于本书背景的多样性、内容的质量和提供的专业知识的敏锐度,相信这本书可以和许多小儿眼科的权威著作媲美。同时,我希望这本书可以为眼科实习医生和年轻医生带来珍贵的知识财富、诊疗的提示以及对疾病的敏锐洞察力。

我可以为来到我这里的学员提供建议和指导。关于参加"跟师学习",我的建议是寻找一个属于你自己的导师。手术技巧的跟师学习是最后的过程,在这个过程中导师将传授给学员操作细节和智慧,使他(她)的手术操作有明显的进步。在这样的交流学习中,友谊和尊重就形成了,对许多人来说,这将是一种永恒的联系。我很荣幸能称 M. Edward Wilson 教授为我的导师。在我的学习生涯中,通过他不断地建议和指导,我真正从他的知识、技能、专业、关心和尊重中受益,对此,我非常感激。还要感谢在我的小儿眼科职业生涯中指导过我的人,特别是 Susan Culican,以及以下各位医生:Michael Repka, David Guyton, Edward Cheeseman, Richard Saunders, M. Millicent Peterseim, Lawrence Tychsen, Gregg Lueder。

还要特别感谢 Brita Rook 和 Jennifer Davidson。他们是我跟师学习诊疗过程中非常特别的同伴,这两位已经成为我的好朋友,也是值得信赖的顾问,无论与眼科有关的,或者与眼科无关的。在我的职业生涯中,无论是在本科、医学院、住院医生、从师阶段,还是在其他地方,都有太多的良师益友。对他们每个人来说,我承诺下次见面时分享一个充满感激和庆祝的拥抱。

最后,感谢我的家人,没有他们,我就不会有今天这样的幸运。我的爱人 Desais,全力支持我编写这本书并因它的完成而庆祝。对于我的父母——从哪里开始呢——我真的无法想象还有比他们更支持我的人了。他们的爱、理解和无条件地支持从一开始就没有动摇过。母亲,多年来一直都是您校对我的文章,为了报答您,这本书就不劳烦您校对了;父亲,您的努力和细心是我一直在学习的品质,这也可以从您在本书的创作过程中不厌其烦的指导中体现出来。还有我的弟弟亚历克斯,谢谢你在我无法观看篮球比赛的情况下,一直让我了解杜克大学篮球比赛的比分。

就我本人而言,我要感谢我的丈夫——Shaun Desai,感谢你的存在,你是我最大的支持者和最好的朋友。你可能比想要阅读这本书的读者更了解儿童白内障,这是因为你知道爱我就意味着爱我所爱的。你从来没有质疑过这个项目是我力所能及的,并一直推动和支持我到最后。谢谢你陪我走出我的舒适区,一路上牵着我的手。

关于这本书的初步讨论是在我女儿10周大的时候开始的,她现在19个月大。对我的女儿 Isla 来说,她生命的第一年半是愉快的,同时也匆匆过去了。我将珍惜这本书,作为在过去的一年里成长起来的另一个作品。

谢谢每一个人。

Courtney L. Kraus

本书结构一览

本书共分为4部分：

- 第1部分：晶状体混浊的概述——对儿童时期晶状体混浊的综述，为儿童白内障的术前评估、非手术治疗和术前计划提供了一个框架。在这一部分，阐述了单眼白内障和双眼白内障的差别，以及流行病学和遗传学知识。同时，也对儿童白内障的术前检查和咨询进行了阐述。

- 第2部分：手术技术——为读者讲述了儿童白内障的手术步骤、人工晶状体计算和术后进一步治疗。采用以病例为基础的方式有助于阐明手术技术和人工晶状体的选择。

- 第3部分：术后无晶状体眼的矫正——对白内障手术后的视力恢复至关重要。治疗的选择包括框架眼镜、角膜接触镜和人工晶状体植入术。这部分的后面章节将介绍一些特别的方法，并对人工晶状体植入进行深入讨论。讨论了不常见的人工晶状体选择（如多焦和可调节型人工晶状体）和不常见的技术（如背驮式人工晶状体和人工晶状体置换）。

- 第4部分：人工晶状体植入后的特殊考虑——这一部分描述了7种特殊情况下的术前计划、手术技术和术后护理。这一部分的最后也提供了具有挑战性的病案以供各位学者讨论。

目　录

第 **1** 部分

晶状体混浊的概述

第 1 章

先天性和遗传性白内障：流行病学和遗传学

Nadav Shoshany，Fielding Hejtmancik，Alan Shiels，Manuel B. Datiles III

晶状体是一种独特的结构，它专门将光线传递并聚焦到视网膜上。晶状体的透明性在光线的传播中至关重要，并且必须始终保持透明才能保证视功能的持续性。它的透明性源自晶状体细胞的合理结构以及晶状体蛋白的紧密包裹，从而对远距离的光波产生恒定的折射率[1,2]。人眼晶状体的折射率从皮质（1.38）到核（1.41）逐渐升高，在晶状体核中富含紧密包裹的 γ 晶状体蛋白。

白内障的形成有多种原因，通常与晶状体微结构[3,4]的破裂、液泡的形成以及密度的波动有关，从而导致光的散射。晶状体短距离有序排列的改变及均相的干扰都会损害其透明度，从而导致混浊。混浊也伴随着高分子量聚集体的形成，大小为 1000Å 或更多[5,6]。

在儿童人群中的白内障引起了特别关注。年龄相关性白内障经过治疗后通常会迅速恢复视力，而儿童白内障在出生的头几年，如果不及时去除影响视力的晶状体混浊，则会导致弱视，并干扰正常视觉皮质的发育，从而限制受累眼的潜在视功能。根据许多儿童白内障的遗传背景，某些病例可以被提前预测和诊断，从而最大限度地发挥年轻患者的视觉潜能。

流行病学

根据人口统计[7-9]，遗传性白内障占先天性白内障的 8.3%~25%。尽管突变率相对恒定，但是发展中国家因环境和传染性病因引起的遗传性白内障的发生率较高，而自然情况下该病的发生率较低。

遗传模式也因特定人群的婚姻模式而不同。全世界约 85% 的遗传性白内障是常染色体显性遗传（见下文），而在巴基斯坦，近亲婚姻率很高，约 87% 的遗传性白内障是常染色体隐性遗传[10]。同样，据估计，在沙特阿拉伯 71% 的遗传性先天性白内障是常染色体隐性遗传[11]。

先天性白内障的临床特征及分类

人类白内障可以根据其发病年龄、病因、晶状体混浊的位置、大小、模式或形态、密度和发展速度等特征进行分类。

如果按发病年龄分类,在1岁以内可见的白内障被认为是婴儿性的或先天性的,迟发性白内障(在出生后前10年以内)可归类为青少年性白内障。先天性混浊早发通常意味着更大的弱视风险和较差的视力预后,除非及时治疗。偶尔,无症状的先天性混浊可能被忽视多年,从而推迟确诊的年龄,对白内障正确诊断和分类造成困难。

病原学的分类产生了不同比例的致病因素。在发达国家,约30%的先天性白内障有遗传病因,而其余的多是特发性的,宫内感染和创伤只占很小的比例[9],而在欠发达国家,这一比例大大增加[12]。先天性白内障可以单独出现(表1.1),也可合并其他眼部或全身疾病,包括颅面、肾脏和肌肉骨骼的综合征和代谢性疾病。在合并全身性疾病的情况下,白内障通常是双眼发生的,尽管在许多情况下可以观察到不对称的进展。

也许最有用的是,可以根据白内障的外观和在晶状体中的解剖位置对其进行分类。根据晶状体的发育情况,晶状体混浊的位置可以提示病理发生的时间,有时还可以提示白内障的遗传原因。最常用的系统是Merin[13]所描述的,其中白内障被分为带状(指示晶状体内的区域或位置,包括核、板层和晶状体缝)、极性(包括晶状体前或后)、囊膜性和全膜性(成熟或完全)。

与眼胚胎发育一致,核混浊可发生在胚胎(1~3个月)、胎儿(3~9个月)或婴儿(出生后)的晶状体核局部(图1.1a,b),这很可能是由于在这些时期活跃的基因突变造成的。混浊的严重程度不等,从微小的粉状混浊物(对视力影响最小)到大的、致密的、阻碍视力的混浊物(需要立即手术切除)。绕核性白内障(板层白内障)(图1.1c,d)影响形成的晶状体纤维,导致壳状混浊。它们是最常见的先天性白内障,可由多种基因引起(表1.2)。一些患者在皮质层内有弓形的混浊,称为皮质"骑子"(图1.1d)。

缝合性或星状白内障(图1.1e,f)影响胎儿核内晶状体纤维会聚区(Y型缝)。通过裂隙灯生物显微镜,即使在正常的晶状体中,也可以看到前面的直立的Y和后面的倒立的Y。大约30%的缝合性白内障是由NHS突变引起的,19%是由CRYBA3突变引起的,14%是由BFSP2突变引起的,其余的是由多个额外基因引起的(表1.2)。

天蓝色或蓝点白内障的特征是在晶状体的皮质和核区有许多蓝色的小晶体 (图1.1f)。大约43%的天蓝色白内障是由CRYBB2突变引起的,而CRYGD和FOXE3突变各占21%。

珊瑚状白内障可被描述为分散的爆米花或珊瑚状暗斑,主要在核区(图1.1g),其中74%由CRYGD突变引起,16%由GJA3突变引起(表1.2)。

极性混浊可能发生在晶状体的前极(图1.1h)、后极(图1.1i)或前后双极。前极性白内障通常是双侧的,形态比较小,对视力的影响也较小,往往没有进展趋势。它们可以合并小眼

表 1.1 非综合征型白内障基因、基因座和表型

基因	遗传类型	晶状体外的相关表型	MIM 序号	基因/基因座 MIM 序号	基因座
1.转录和发育因子					
PITX3	AD	眼前节发育不良,小眼球,神经发育异常	610 623	602 669	10q24.32
EPHA2	AD/AR	年龄相关性皮质性白内障	116 600	176 946	1p36.13
HSF4	AD/AR		116 800	602 438	16q21
MAF	AD	合并或不合并小角膜	610 202	177 075	16q22-q23
SIPA1L3	AR		616 851	616 655	19q13.1-13.2
NHS	X 连锁	Nance-Horan 综合征	302 200	300 457	Xp22.13
2.晶状体蛋白					
CRYGB	AD		615 188	123 670	2q34
CRYBA2	AD		115 900	600 836	2q34
CRYGC	AD	合并或不合并小角膜	604 307	123 680	2q33.3
CRYGD	AD	合并或不合并小角膜	115 700	123 690	2q33.3
CRYGS	AD		116 100	123 730	3q27.3
CRYAB	AD/AR	肌病,多种类型	613 763	123 590	11q22.3
CRYBA1	AD		600 881	123 610	17q11.2
CRYAA	AD/AR	合并或不合并小角膜,易患年龄相关性核性白内障	604 219	123 580	21q22.3
CRYBB2	AD	合并或不合并小角膜	601 547	123 620	22q11.23
CRYBB3	AD/AR		609 741	123 630	22q11.23
CRYBB1	AD/AR		611 544	6 009 291	22q12.1
CRYBA4	AD		610 425	123 631	22q12.1
3.间隙连接蛋白(连接子蛋白)					
GJA8	AD/AR	合并或不合并小角膜	116 200	600 897	1q21.1
GJA3	AD		601 885	121 015	13q12.1
4.膜及其蛋白质					
WFS1	AD	Wolfram 综合征(DIDMOAD)	116 400	606 201	4p16.1
LEMD2	AR		212 500	616 312	6p21.31
AGK	AR	Sengers 综合征	614 691	610 345	7q34
MIP	AD		615 274	154 050	12q13.3
LIM2	AR		615 277	154 045	19q13.41
LSS	AR		616 509	600 909	21q22.3
5.珠状丝和其他中间丝蛋白					
BFSP2	AD	近视	611 597	603 212	3q22.1
VIM	AD		116 300	193 060	10p13
BFSP1	AR		611 391	603 307	20p12.1

(待续)

表 1.1(续)

基因	遗传类型	晶状体外的相关表型	MIM 序号	基因/基因座 MIM 序号	基因座
6.伴侣和蛋白降解					
FYCO1	AR		610 019	607 182	3p21.31
UNC45B	AD		616 279	611 220	17q12
CHMP4B	AD		605 387	610 897	20q11.21
7.其他基因和通路					
TDRD7	AR		613 887	611 258	9q22.33
GCNT2	AR	成人 i 血型表型	110 800	600 429	6p24
8.未知基因座					
?	AD		115 665	NA	1pter–p36.13
?	AR	合并或不合并小角膜	612 968	NA	1p34.3–p32.2
?	AD		115 800	NA	2pter–p24
?	AD		607 304	NA	2p12
?	?	易患年龄相关性核性白内障	609 026	NA	6p12–q12
?	AR		605 749	NA	9q13–q22
?	AD		614 422	NA	12q24.2–q24.3
?	AD		115 650	NA	14q22–q23
?	AD		605 728	NA	15q21–q22
?	AD		601 202	NA	17p13
?	AD		115 660	NA	17q24
?	AR		609 376	NA	19q13

更多信息和参考可以在 Cat–Map 上找到:https://cat–map.wustl.edu。

球、永存瞳孔膜或前圆锥形晶状体。CRYAA 突变占独立的前极性白内障的 40%。后极性混浊无论大小通常会显著影响视力。它们可以单独出现,也可以合并其他异常,如球形晶状体、圆锥形晶状体或晶状体血管膜残留。累及后囊者可能出现囊膜薄弱,从而增加手术难度。虽然多数病例处于稳定状态,但有些病例可能会进展。30%的孤立遗传病例是由 PITX3 突变引起的。累及后囊下晶状体皮质和囊膜的白内障,通常是获得性白内障并与外源性损害,如类固醇或辐射有关,偶尔也伴有后极混浊。

由于晶状体纤维细胞在人的一生中不断沉积,因此出生后的白内障往往表现为皮质性白内障,有时也表现为后囊下的混浊。后囊下白内障(PSC)通常与 Wedl 细胞(发育不良的囊状纤维细胞)的促增殖有关。然而,它们也可能是由后部纤维异常引起的。43%的遗传性 PSC 是由 PITX3 突变引起的,29%是由 GJA8 突变引起的(表 1.2)。

其他种类的白内障通常可以通过上述术语的结合来描述,尽管有些病例具有独特的外观,如蚂蚁卵样白内障,其中连接子蛋白 46(GJA3)的突变导致类似蚂蚁卵的珠状突起形成[14,15]。

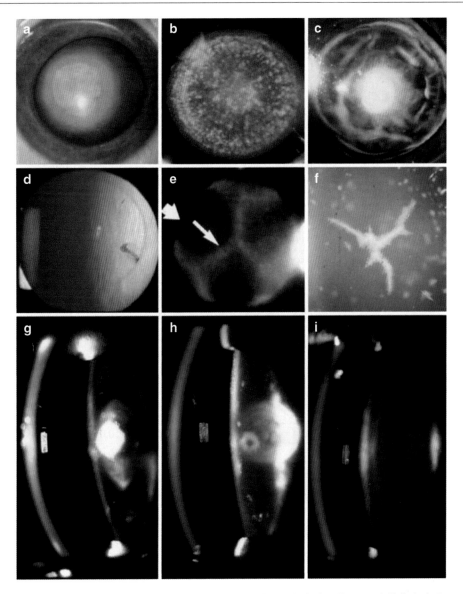

图 1.1　白内障形态样例。(a)致密核性白内障。黄斑和视神经被白内障遮挡。(b)点状核白内障。(c)具有前极性成分的多板层白内障。(d)非常细的板层粉状白内障,10 点位后照法显示有皮质"骑子"。(e)带板层结构的缝合性白内障。(f)皮质层天蓝色或蓝点的缝合性白内障。(g)裂隙灯检查可见致密的前极性白内障。一些晶状体核的混浊也是可见的。(h)裂隙灯检查可见致密后极性白内障。还可以看到较小的前极性白内障,因此这被称为双极性白内障。(i)后囊下白内障。

　　膜性白内障是由晶状体蛋白质吸收引起的,通常是晶状体受外伤,前后晶状体囊融合,形成致密的白斑。它们通常会导致严重的视力丧失。

　　成熟或全白白内障可能是上述任何一种白内障的晚期,表现为整个晶状体混浊。在不对称的单侧病例中,晶状体后囊已经窥不清,视力模糊,早期就可出现重度弱视。成熟的白内障由于皮质液化、囊膜和悬韧带脆弱、玻璃体丢失的风险高而使手术具有挑战性,术中需要进行囊膜染色和使用特殊的手术技术。

表 1.2　特定基因引起的白内障类型

	核性	板层/带状	缝合性	皮质性	后极性	前极性	珊瑚状	蓝色	后囊下
GJA8	0.09	0.12	0.05	0.00	0.06	0.00	0.00	0.00	0.29
GJA3	0.10	0.16	0.05	0.02	0.06	0.00	0.16	0.00	0.00
CRYAA	0.12	0.12	0.03	0.02	0.06	0.40	0.00	0.00	0.00
CRYAB	0.02	0.03	0.00	0.00	0.13	0.00	0.00	0.00	0.00
CRYBB1	0.06	0.00	0.03	0.05	0.03	0.00	0.00	0.00	0.00
CRYBB2	0.04	0.05	0.03	0.07	0.00	0.00	0.05	0.43	0.14
CRYBB3	0.01	0.00	0.00	0.05	0.00	0.00	0.00	0.00	0.00
CRYBA3	0.08	0.10	0.19	0.07	0.03	0.00	0.00	0.00	0.00
CRYBA4	0.01	0.03	0.00	0.00	0.00	0.10	0.00	0.00	0.00
CRYGC	0.08	0.06	0.00	0.00	0.00	0.00	0.00	0.00	0.00
CRYGD	0.09	0.04	0.03	0.02	0.06	0.10	0.74	0.21	0.00
CRYGS	0.00	0.04	0.05	0.07	0.00	0.00	0.00	0.00	0.00
NHS	0.05	0.00	0.30	0.12	0.00	0.00	0.05	0.00	0.00
HSF4	0.02	0.12	0.03	0.10	0.00	0.10	0.00	0.00	0.00
EPHA2	0.05	0.01	0.00	0.14	0.06	0.10	0.00	0.00	0.14
FOXE3	0.01	0.00	0.00	0.07	0.00	0.00	0.00	0.21	0.00
MAF	0.02	0.04	0.00	0.00	0.09	0.00	0.10	0.07	0.00
PITX3	0.00	0.00	0.00	0.02	0.38	0.00	0.00	0.00	0.43
EYA1	0.01	0.01	0.00	0.00	0.00	0.00	0.00	0.00	0.00
BFSP2	0.01	0.03	0.14	0.07	0.00	0.00	0.00	0.00	0.00
AQP0	0.04	0.04	0.08	0.07	0.03	0.00	0.00	0.07	0.00
CHMP4B	0.01	0.01	0.00	0.00	0.00	0.10	0.00	0.00	0.00
FYCO1	0.05	0.00	0.00	0.00	0.00	0.00	0.00	0.00	0.00

频率计算来自 CAT-MAP。

病因学

遗传和遗传结构

　　年龄相关性白内障具有很强的环境因素，而遗传性先天性白内障几乎完全由种系突变决定，它可能表现为常染色体显性（最常见）、常染色体隐性或 X 连锁遗传特征。虽然混浊的位置和外观可能暗示了特定基因的参与，但临床上相同的白内障可能是由不同的基因突变，甚至不同的基因导致，并以不同的模式遗传。相反，形态上不同的白内障可由一个大家族[16]的单一突变基因引起。在过去几年中，已知白内障基因位点的数量急剧增加，已超过 60 个基因位点，其中 40 多个基因突变已被证明可导致遗传性人类白内障，大约 40% 的白内障基因位点已被确定。显然，遗传因素对遗传性先天性白内障的影响还有待进一步研究。

　　Mendelian 白内障的遗传结构主要由一些有限的功能组组成，这些功能构成了对晶状体发育、内稳态和透明度至关重要的生物学途径或过程（表 1.1）。大约 1/3 的白内障源自晶状体蛋白突变，约 1/4 源于转录或生长因子突变，略低于 1/7 来自连接子蛋白的突变，大约 1/10 是由于膜蛋白或组件的突变，小于 5% 显示是分子伴侣或蛋白质降解成分突变，约 2% 是由于其他基因突变混合组合，而大约 3% 的白内障基因位点尚未被识别出来(图 1.2)。更完整的列表详见 Cat-Map[17]。

胚胎发育和晶状体的分子生物学综述

晶状体前囊下有单层前上皮细胞，覆盖着洋葱状包绕在晶状体核[18]周围的纤维细胞。细胞分裂主要发生在赤道前的生发区(晶状体的弓形区)。然后，细胞向赤道方向横向移动，在那里前部的上皮细胞进行有丝分裂，然后分化，向晶状体核内移动，并伸长形成次级晶状体纤维[19]。

晶状体囊膜下的富含细胞器的前部上皮细胞控制物质进出晶状体，细胞之间的缝隙连接[20]能促进离子和其他低分子量代谢物的交换，但往往缺乏紧密连接，紧密连接可以在细胞

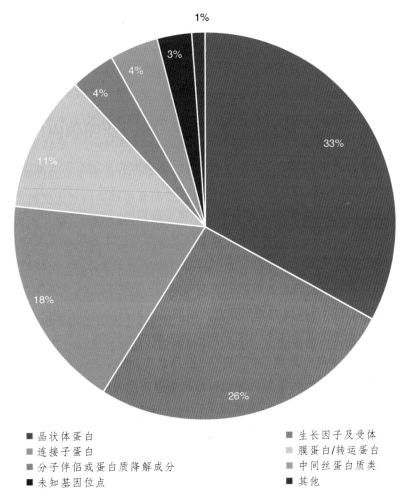

图 1.2　特定途径、过程或蛋白家族的基因突变的白内障家族的比例。晶状体蛋白是先天性白内障最常见的突变基因，其次是生长因子、连接子蛋白和膜蛋白，其余则是由在晶状体的各种代谢和功能中起重要作用的其他基因组引起的。

外间隙密封这些分子[21]。分化的晶状体纤维细胞向细胞核移动,失去细胞器,包括线粒体、高尔基体、粗面内质网和光滑内质网。纤维细胞位于晶状体皮质区,有许多交错连接,细胞外间隙最小[22],并与连接复合物连接,允许代谢物在细胞间转移[23]。前部上皮细胞,特别是纤维细胞都含有大量的晶状体蛋白和细胞骨架蛋白。晶状体分化的复杂过程及其蛋白质成分的变化在很大程度上受转录因子的控制。

转录和发育因子

虽然晶状体发育的过程和机制尚不清楚,但许多转录和发育因子 PAX6、RAX、VSX2、MAF、FOXE3、EYA1 和 PITX3 对晶状体发育至关重要[24-29]。PAX6 突变表达于整个眼球发育中,与无虹膜有关,常伴有白内障[30]。PITX3 突变常导致后极性白内障(70%),并可能与前段间充质发育不良(ASMD 或 ASD)有关。NHS 的突变与 Nance-Horan 综合征(NHS)有关,该综合征包括白内障、面部营养不良、牙齿畸形和发育迟缓[31]。在 NHS 中,典型的白内障是核性白内障(39%)或针状白内障(39%)。相比之下,尽管 HSF4(热休克因子 4)在大多数眼组织中表达,但其突变倾向于导致孤立的核性或板层白内障[32],SIPAIL3 的突变也是如此,SIPAIL3 在上皮细胞形态形成和极性中起作用[33]。

总的来说,大多数转录和发育因子的突变易于导致常染色体显性白内障,比率约为 2.5:1。TDRD7 是 RNA 颗粒中广泛表达的 Tudor 结构域 RNA 结合蛋白,与 STAU-1 核糖核蛋白相互作用,其突变也可引起白内障,可能与晶状体分化过程中需要高水平的 mRNA 合成有关[34]。同样,包括在这一组的是 ephrin 受体 EPHA2,虽然它实际上不是转录因子,但在眼球和神经系统的发育过程中发挥着重要作用。EPHA2 的突变可导致显性和隐性先天性白内障,也可导致年龄相关性白内障[35-40]。

晶状体蛋白

晶状体蛋白是晶状体中表达最高的蛋白,约占可溶性蛋白的 90%。它们的物理特性,特别是紧密的排列和稳定性,是晶状体透明的关键。这两种特征可能是导致晶状体蛋白成为人类先天性白内障中最常见的突变基因的原因。

人类的这三类晶状体蛋白是由多种基因编码的。α-晶状体蛋白是具有伴侣样活性的大蛋白,能够结合部分变性蛋白并防止聚集(特别是与年龄相关性白内障相关)。β-晶状体蛋白和 γ-晶状体蛋白,包含大部分晶状体的水溶性物质,是一个大基因超级家族的一部分,存在于眼外组织。当受损或突变的 β-晶状体蛋白和 γ-晶状体蛋白开始形成不可逆的聚合物时,这些聚合物最终从溶液中被析出,它们与 α-晶状体蛋白结合在一起,形成可溶性聚合物。然而,如果突变严重导致快速变性,不存在中间状态,它们则无法与 α-晶状体蛋白和其他伴侣蛋白结合,从而导致晶状体细胞的直接损伤或启动细胞程序,如未折叠蛋白反应(UPR)和凋亡[41]。类似的过程与年龄相关性白内障相关性最大,大量晶状体蛋白的变性和结合可产生高分子量的聚合物,导致光散射,当数量超过 α-晶状体蛋白分子伴侣系统时,则会导致白内障[42]。因此,变性晶状体可通过散射光直接导致白内障,或对晶状体细胞和微结构的毒性作用导致 UPR 和(或)细胞凋亡[43]。

由晶状体蛋白突变引起的白内障通常是常染色体显性, 显性与隐性的比率约为 12:1。这一发现与蛋白质聚合物的变性和沉淀、对晶状体细胞有毒性作用和 UPR 的诱导所表现的功能损害一致。晶状体蛋白相关的白内障严重偏向核性或板层白内障,尽管 40% 的 CRYAB 型白内障是后极性白内障,50% 的 CRYBB3 型白内障是皮质性白内障(表 1.3)。

一些晶状体蛋白突变引起常染色体隐性白内障,包括 CRYAA(41 例中的 3 例)、CRYAB(16 例中的 5 例)、CRYBB1(19 例中的 6 例)和 CRYBA4(5 例中的 1 例),这表明这些晶状体蛋白可能在晶状体中有其他功能,而不仅仅是结构作用。众所周知,α-晶状体蛋白具有分子伴侣的功能,但 β-晶状体蛋白的其他功能仍有待确定,而且还没有发现 γ-晶状体蛋白的隐性突变。另外,导致常染色体隐性白内障的晶状体蛋白基因单倍体的缺乏,会影响晶状体的透明度和功能。

间隙连接蛋白(连接子蛋白)

由于缺乏血管,晶状体依赖于间隙连接和细胞间通道,这些通道由两个相邻细胞的六聚体半通道组成,以实现营养物质的交流和传递,特别是在纤维细胞之间。晶状体连接包含 GJA3(编码连接子蛋白 46)和 GJA8(编码连接子蛋白 50)[44,45]。GJA3 中 92% 的突变和 GJA8 中 98% 的突变与人的常染色体显性白内障有关, 也有关于少数常染色体隐性家族的报道。它们通常会引起核性或板层白内障(表 1.3)。由于连接子蛋白的多聚性,连接子蛋白中的一些错义突变对间隙连接功能有显著的负面影响,例如 GJA8 中 p.P88S 的变化[46]。突变蛋白被纳入间隙连接结构并使整个连接失活[47]。同样,常染色体显性遗传的 p.E134G 和 p.T138R 突变抑制水通道蛋白 0(AQP0)正常转运至质膜[48],并通过正常 AQP0 干扰水通道活性,这与显性负机制一致。因此,当突变体 AQP0 插入通道时,即使在同一通道中存在野生型分子,也会对通道功能产生不利影响。

一些间隙连接突变引起内质网内滞留,可诱导 UPR[49],相反,突变引起半通道功能增强,也可导致细胞死亡和白内障[50]。GJA8 突变型白内障也与有或无近视的小角膜有关,偶尔合并小眼球,而 GJA3 突变通常是孤立的。

膜及其蛋白

除了间隙连接蛋白,晶状体上皮细胞在伸长形成纤维细胞时需要大量的膜,并且必须合成脂质来构成膜。它们还需要作为水循环所需的蛋白质成分和对晶状体纤维细胞稳态和功能至关重要的小分子。SLC16A12 是一种具有肌酸转运功能的跨膜蛋白,其突变可导致显性白内障,有时伴有小角膜或肾性糖尿。

水通道蛋白是一种完整的膜蛋白,通常起着水通道的作用。AQP0(也称为主要内在蛋白 MIP)的突变,也是遗传性核先天性白内障的主要原因,尽管其也会形成一些板层白内障、缝

表 1.3　白内障的临床特征及其遗传原因

	GJA8	GJA3	CRYAA	CRYAB	CRYBB1	CRYBB2	CRYBB3	CRYBA3	CRYBA4	CRYGC	CRYGD	CRYGS
核性	0.56	0.51	0.59	0.40	0.75	0.33	0.50	0.47	0.50	0.76	0.43	0.11
板层	0.26	0.29	0.22	0.20	0.00	0.17	0.00	0.22	0.33	0.24	0.07	0.33
缝合性	0.06	0.05	0.02	0.00	0.06	0.04	0.00	0.19	0.00	0.00	0.02	0.22
皮质性	0.00	0.02	0.02	0.00	0.13	0.13	0.50	0.08	0.00	0.00	0.02	0.33
后极性	0.06	0.05	0.05	0.40	0.06	0.00	0.00	0.03	0.00	0.00	0.05	0.00
前极性	0.00	0.00	0.10	0.00	0.00	0.00	0.00	0.00	0.17	0.00	0.02	0.00
珊瑚状	0.00	0.07	0.00	0.00	0.00	0.04	0.00	0.00	0.00	0.00	0.32	0.00
天蓝色	0.00	0.00	0.00	0.00	0.00	0.25	0.00	0.00	0.00	0.00	0.07	0.00
后囊下	0.06	0.00	0.00	0.00	0.00	0.04	0.00	0.00	0.00	0.00	0.00	0.00
已明确(%)	0.58	0.77	0.89	0.56	0.55	0.65	0.50	0.91	0.75	0.62	0.79	1.13
其他(%)	0.42	0.23	0.11	0.44	0.45	0.35	0.50	0.00	0.25	0.38	0.21	0.00

	NHS	HSF4	EPHA2	FOXE3	MAF	PITX3	BFSP1	BFSP2	AQP0	GCNT2	FYCO1
核性	0.39	0.25	0.50	0.25	0.33	0.06	0.50	0.17	0.45	0.50	1.00
板层	0.00	0.45	0.05	0.00	0.25	0.00	0.25	0.17	0.15	0.25	0.00
缝合性	0.39	0.05	0.00	0.00	0.00	0.00	0.00	0.42	0.15	0.00	0.00
皮质性	0.18	0.20	0.27	0.38	0.00	0.06	0.25	0.25	0.15	0.00	0.00
后极性	0.00	0.00	0.09	0.00	0.25	0.71	0.00	0.00	0.05	0.00	0.00
前极性	0.00	0.05	0.05	0.00	0.08	0.00	0.00	0.00	0.00	0.25	0.00
珊瑚状	0.04	0.00	0.00	0.00	0.00	0.00	0.00	0.00	0.00	0.00	0.00
天蓝色	0.00	0.00	0.00	0.38	0.08	0.00	0.00	0.00	0.05	0.00	0.00
后囊下	0.00	0.00	0.05	0.00	0.00	0.18	0.00	0.00	0.00	0.00	0.00
已明确(%)	0.50	0.71	0.96	0.42	0.63	0.61	0.57	1.00	0.61	0.27	0.67
其他(%)	0.50	0.29	0.04	0.58	0.37	0.39	0.43	0.00	0.39	0.73	0.33

	GJA8	GJA3	CRYAA	CRYAB	CRYBB1	CRYBB2	CRYBB3	CRYBA3	CRYBA4	CRYGC	CRYGD	CRYGS
AD	49	44	38	11	13	28	3	26	4	30	51	8
AR	4	1	3	5	6	0	2	0	1	0	0	0
AD/AR	12.25	44.0	12.67	2.20	2.17	N/A	1.50	N/A	4.00	N/A	N/A	N/A
组比率	18.6		12.47									
% AD	0.92	0.98	0.93	0.69	0.68	1.00	0.60	1.00	0.80	1.00	1.00	1.00

	NHS	HSF4	EPHA2	FOXE3	MAF	PITX3	BFSP1	BFSP2	AQP0	GCNT2	FYCO1
AD	0	16	18	6	10	27	2	8	29	0	0
AR	0	7	5	11	0	1	2	2	1	12	14
AD/AR	N/A	2.29	3.60	0.55	N/A	27.00	1.00	4.00	29.00	0.00	0.00
组比率	2.54					2.50			变异		
% AD	na	0.70	0.78	0.35	1.00	0.96	0.50	0.80	0.97	0.00	0.00

	总计
AD	421
AR	77
AD/AR	5.47
组比率	
% AD	0.85

合性白内障或皮质性白内障(表 1.3)。与一些间隙连接突变类似,常染色体显性的 p.E134G 和 p.T138R 突变抑制 AQP0 正常转运到质膜[51],也通过正常 AQP0 干扰水通道活性,这符合显性负机制。在晶状体纤维细胞中,LIM2 也是细胞连接所必需的,常染色体隐性白内障与其突变形式有关[52-54]。

TMEM114 是一组钙通道伽马亚基的跨膜糖蛋白成员, 变异时也能引起白内障。虽然 Wolframin ER 跨膜糖蛋白(WFS1)的突变可导致 Wolfram 综合征,但它们也被描述为一个单纯性白内障家族[55,56]。LEMD2 是一种重要的信号和核膜组织蛋白,酰基甘油激酶(AGK)是一种合成磷脂和溶血磷脂酸所需的线粒体膜脂激酶[58],羊毛甾醇合成酶(LSS)合成所需的胆固醇,它们的突变与常染色体隐性白内障有关[57]。这些可能与纤维细胞分化过程中需要合成的大量膜成分有关,尽管羊毛甾醇也被证明是变性晶状体蛋白的伴侣[59]。

珠状丝和其他中间丝蛋白

中间丝是细胞骨架蛋白,平均直径约为 10nm。在晶状体中,波形蛋白丝存在于前上皮细胞中,但在细胞分化为纤维细胞时被晶状体特异性珠状丝所取代。

珠状丝由 BFSP1(CP115,晶状体丝蛋白)和 BFSP2(CP49,晶状体蛋白)组成,均是中间丝蛋白家族高度分化的成员。约 50% 的 BFSP1 突变导致核性白内障[60],而约 42% 的 BFSP2 突变导致缝合性白内障[61](表 1.3)。BFSP 突变可以是显性的,也可以是隐性的,错义突变容易导致显性白内障,而无义突变和移码突变引起缺失则会导致隐性白内障。

波形蛋白的突变可导致常染色体显性白内障。COL4A1 突变可引起显性白内障[62],而胶原链交联活性的脯氨酰基 3-羟化酶 2(P3H2,又称 LEPREL1)的突变可引起白内障,有时伴有晶状体异位和高度近视。

分子伴侣和蛋白质降解

晶状体纤维细胞没有细胞核,因此,其蛋白质的稳定性和周期必须满足人的一生。为了满足这一点,晶状体含有高水平的分子伴侣,如 α-晶状体蛋白。因此,HSP90 的伴侣蛋白 UNC45B 的突变被认为与青少年白内障有关[63]。

相反,晶状体纤维细胞的分化需要消除所有的细胞器及其相关蛋白,需要高活性的蛋白降解系统。CHMP4B 是转运和自噬所需的核内复合体的一部分,其突变已被证明会导致常染色体显性后极性白内障或囊膜下白内障[64]。Ras 相关的 GTP 结合蛋白 A(RRAGA)是控制蛋白合成的 mTORC 信号级联的一种成分,其突变与常染色体显性白内障有关[65]。线粒体伴侣的突变和蛋白酶朗肽酶 1(LONP1)的蛋白质降解也可导致隐性白内障,这说明晶状体上皮中的线粒体功能对晶状体透明度的重要性。FYCO1 是一种在溶酶体(包括自噬小泡)的微管运输中具有活性的支架蛋白[66]。FYCO1 突变可导致常染色体隐性白内障[67],这与自噬小泡在细胞器降解过程中发挥重要作用一致,因为赤道上皮细胞向晶状体纤维细胞分化。有趣的是,所有 FYCO1 引起的白内障都是核性的。最后,EPG5 是自噬的关键调节因子,在自噬溶酶体形成中发挥作用,虽然没有显示其突变会导致孤立性白内障,但其确实会导致包括白内障在内的 Vici 综合征[68]。

其他基因和途径

GCNT2 编码多聚-N-乙酰基内酯氨基聚糖的 I 分支酶。它除了确定 I 血型的 i(主要是胎儿和新生儿)和 I(主要是成人)抗原外,它还影响上皮细胞向间充质细胞的过渡和细胞迁移,并可在突变时引起常染色体隐性白内障[69]。其中约 50% 为核性白内障,25% 为板层白内障,另有 25% 为前极性白内障。

TAPT1 突变可破坏高尔基体结构和运输,并可引起常染色体隐性白内障,醛酮还原酶家族 1 成员 E2(AKR1E2)和肾还原酶(RNLS,FAD 依赖的胺氧化酶)的突变也可引起常染色体隐性白内障。

有趣的是,L-血清铁蛋白(轻链,FTL)铁反应元素的突变导致转化控制失调,晶状体内产生过度的 FTL 结晶,在核和皮质内形成颗粒混浊[70,71],从而造成高铁蛋白白内障综合征。外源蛋白在晶状体中高水平表达的例子,说明晶状体蛋白或其他蛋白必须具有特殊的可溶性和稳定性才能在晶状体蛋白样水平表达而不引起功能障碍。

最后,TDRD7 是 RNA 颗粒中广泛表达的 Tudor 结构域 RNA 结合和处理蛋白,其突变也会导致白内障,可能是晶状体分化过程中高度未结合 mRNA 所致[34,72,73]。

病理学

上述多种病因与不同的病理结果一致。基本上,根据晶状体微结构的状况,白内障的病理特征可分为两大类:一类是快速引起总体结构变化,另一类是保留最初微结构,随着时间的推移缓慢引起变化。

一些先天性白内障是由蛋白质突变导致的,造成了大体结构的改变和在其他晶状体成分产生类似沉淀的影响。变性蛋白逃逸或超过与 α-晶状体蛋白或其他晶状体伴侣结合,并对晶状体细胞产生毒性,干扰它们的正常分化。这通常通过 UPR 和细胞凋亡导致死亡和变性。这些突变常与晶状体微结构的破坏有关,包括晶状体纤维细胞的变性(可能是钙化),最终形成充满蛋白质碎片的大型缺损,最严重的情况下使晶状体囊破裂。由此产生的光密度的大波动引起光散射,这是研究遗传性先天性白内障最好的动物模型。例如,CRYBA1 中 c.215+1G>A 剪接突变产生 p.Ile33_Ala119del 突变的 βA3/A1-晶状体蛋白[74],以及许多其他被研究过的变化[75-78]。

上述机制并不是先天性晶状体混浊的唯一原因,因为当晶状体细胞的 α-晶状体蛋白被变性晶状体蛋白饱和时,可能会形成具有潜在毒性的高分子量蛋白质聚合物,从而导致晶状体细胞受损。

先天性白内障的遗传方面/遗传模式

大约 85% 的遗传性先天性白内障表现为常染色体显性遗传模式，尽管这在不同的人群和研究中有显著差异（表 1.3）。此外，各基因间的遗传模式也存在显著差异。所有由 CRYBB2、CRYBA3、CRYGC、CRYGD、CRYGS 和 MAF 引起的白内障都占主导地位，这表明晶状体中这些蛋白质可能有过剩的生物系统，因此它们的缺失不会破坏晶状体的生物学特性和透明度。

相比之下，CRYBB3 和 CRYBA4 引起的白内障表现为常染色体隐性遗传模式，提示除结构性晶状体蛋白外，CRYBB3 和 CRYBA4 在晶状体生物学中可能具有不可替代的作用。GCNT2 和 FYCO1 导致的常染色体显性遗传性白内障的缺失表明，这些白内障都是由功能蛋白的缺失造成的，这意味着这些基因在晶状体中具有独特而必要的作用。

遗传性先天性白内障影响世界各地的所有人群，没有早期诊断和及时治疗是婴儿失明的一个重要原因。虽然临床上相同的白内障可由不同基因突变引起，而相同基因的相同突变可导致临床上不同的白内障，但有可能确定某些致病基因与特定的白内障形态之间的一般相关性，则有助于指导遗传学诊断。与先天性白内障相关的基因往往属于对晶状体发育和内稳态很重要的分子或生化途径。虽然已经发现了许多基因，但仍有许多工作要做，既要确定剩余的致病基因，又要了解导致常见晶状体混浊或白内障的分子病理学。

病例

1 名 2 个月大的男婴双眼暗红色反射。除此之外，他的出生史并无特殊。他被诊断为先天性白内障，右眼比左眼严重。他接受了及时的手术，包括晶状体切除术、前部玻璃体切割术，未植入人工晶状体。先摘除右侧致密晶状体，1 周后摘除左侧晶状体。手术后，他恢复良好，一直使用眼镜来替代晶状体的功能。对其进行了进一步的遗传学评估，以指导系统检查。

从父母那里获得了完整的多代家族史。母方和父方均未发现早发性白内障、青光眼或其他视力威胁疾病的家族史。保险预先授权允许进行骨骼调查、尿液糖胺聚糖和低聚糖筛查，以及将全血样本传送到 Invitae 基因实验室（Invitae Corporation，USA）进行 37 基因白内障检测。对先天性白内障相关基因进行靶向测序，包括序列分析和缺失/重复分析。

测试结果显示，这例患儿在白内障基因面板上出现两种基因变异：在 AGK 基因中 c.390+1G > A 变异，在 CRYBB2 基因中 c.551 T>G 变异。

AGK 基因中 c.390+1G>A 变异在其他患者中也发现过，这种变异会影响基因功能。然而，所有先前报道的由 AGK 引起的白内障患者都存在两种基因变异，因为这是一种隐性疾病，同时还存在其他健康问题，如心肌病、肌张力低下和发育迟缓。

为了确认 CRYBB2 基因变异是患儿体内自发的 DNA 变化，还是从没有白内障的父母那里遗传的良性 DNA 变化，对这例患儿的父母进行了这种变异的测试。父母完成了这项测试，两人都没有这种变异。因此，由于这是一个全新的 DNA 变异，该变异被认为可能是该患儿白内障的原因。

评论: 本例患儿在其他方面都很健康,没有特殊的出生史,也没有遗传性晶状体混浊的家族史。测试的白内障样本显示了两种基因变异,在 AGK 基因中 c.390+1G>A 变异,在 CRYBB2 基因中 c.551 T >G 变异。由于患者除了白内障外,身体健康,而且他只有一种 AGK 基因变异,因此我们认为这不是患儿白内障的潜在原因。为了确认该患儿没有明显的与 AGK 突变相关的心肌病,建议进行超声心动图检查。CRYBB2 基因中 c.551 T>G 变异被认为是一种不确定意义的变异体,因为它尚未在文献中发表,且该变异体对 CRYBB2 基因功能的影响目前尚不清楚。人们认为,对于由 CRYBB2 基因的一种已知变异引起的先天性白内障的父母而言,他们有明确的引起白内障的主要病因,而不存在由 CRYBB2 基因引起的其他相关医学问题。这被认为是最符合患儿的表现。

另一个重要的考虑是确保患者没有贮积障碍,如黏多糖症或寡糖症。这些疾病在出生时并不是白内障的特征性表现,但重要的是要排除,因为有效的治疗必须在两岁之前开始。与这些诊断相比,令人欣慰的是,他的体检结果正常。具体地说,他没有器官肿大或脊髓损伤。实验室测试和骨骼调查证实,与贮积障碍无关。

到目前为止,已经确认许多基因会导致先天性白内障,并且其中几个基因的基因检测已经商业化。有时对所有已知基因的突变进行检测是完全正常的,可以表明一些先天性白内障是由其他尚未发现的基因引起的。

(雷琼 译　王勇 校)

参考文献

1. Benedek GB. Theory of transparency of the eye. Appl Opt. 1971;10:459–73.
2. Delaye M, Tardieu A. Short-range order of crystallin proteins accounts for eye lens transparency. Nature. 1983;302:415–7.
3. Vrensen G, Kappelhof J, Willikens B. Aging of the human lens. Lens Eye Toxicol Res. 1990;7:1–30.
4. Harding CV, Maisel H, Chylack LT. The structure of the human cataractous lens. In: Maisel H, editor. The ocular lens. New York: Marcel Dekker Inc.; 1985. p. 405–33.
5. Benedek GB, Chylack LT, Libondi T, Magnante P, Pennett M. Quantitative detection of the molecular changes associated with early cataractogenesis in the living human lens using quasi-elastic light scattering. Curr Eye Res. 1987;6:1421–32.
6. Bettelheim FA. Physical basis of lens transparency. In: Maisel H, editor. The ocular Lens. New York: Marcil Dekker Inc.; 1985. p. 265–300.
7. Francois J. Genetics of cataract. Ophthalmologica. 1982;184:61–71.
8. Merin S. Inherited cataracts. In: Merin S, editor. Inherited eye diseases. New York: Marcel Dekker, Inc.; 1991. p. 86–120.
9. Haargaard B, Wohlfahrt J, Fledelius HC, Rosenberg T, Melbye M. A nationwide Danish study of 1027 cases of congenital/infantile cataracts: etiological and clinical classifications. Ophthalmology. 2004;111(12):2292–8.
10. Chen J, Wang Q, Cabrera PE, Zhong Z, Sun W, Jiao X, et al. Molecular genetic analysis of Pakistani families with autosomal recessive congenital cataracts by homozygosity screening. Invest Ophthalmol Vis Sci. 2017;58(4):2207–17.
11. Aldahmesh MA, Khan AO, Mohamed JY, Hijazi H, Al-Owain M, Alswaid A, et al. Genomic analysis of pediatric cataract in Saudi Arabia reveals novel candidate disease genes. Genet Med. 2012;14(12):955–62.
12. Singh MP, Ram J, Kumar A, Khurana J, Marbaniang M, Ratho RK. Infectious agents in con-

genital cataract in a tertiary care referral center in North India. Diagn Microbiol Infect Dis. 2016;85(4):477–81.

13. Merin S. Congenital cataracts. In: Goldberg MF, editor. Genetic and metabolic eye disease. Boston: Little, Brown, and Co.; 1974. p. 337–55.

14. Hansen L, Yao W, Eiberg H, Funding M, Riise R, Kjaer KW, et al. The congenital "ant-egg" cataract phenotype is caused by a missense mutation in connexin46. Mol Vis. 2006;12:1033–9.

15. Riise R. Hereditary "ant-egg-cataract". Acta Ophthalmol. 1967;45(3):341–6.

16. Scott MH, Hejtmancik JF, Wozencraft LA, Reuter LM, Parks MM, Kaiser-Kupfer MI. Autosomal dominant congenital cataract: Interocular phenotypic heterogeneity. Ophthalmology. 1994;101(5):866–71.

17. Shiels A, Bennett TM, Hejtmancik JF. Cat-map: putting cataract on the map. Mol Vis. 2010;16:2007–15.

18. Rafferty NS. Lens morphology. In: Maisel H, editor. The ocular lens. New York: Marcel Dekker Inc.; 1985. p. 1–60.

19. Brown NAP, Bron AJ. Lens Structure. In: Brown NAP, Bron AJ, editors. Lens disorders: a clinical manual of cataract diagnosis. Oxford: Butterworth-Heinemann Ltd.; 1996. p. 32–47.

20. Goodenough DA, Dick JSB, Lyons JE. Lens metabolic cooperation: a study of mouse lens transport and permeability visualized with freeze-substitution autoradiography and electron microscopy. J Cell Biol. 1980;86:576–89.

21. Gorthy WC, Snavely MR, Berrong ND. Some aspects of transport and digestion in the lens of the normal young adult rat. Exp Eye Res. 1971;12:112–9.

22. Kuszak JR. Embryology and anatomy of the lens. In: Tasman W, Jaeger EA, editors. Duane's clinical ophthalmology. Philadelphia: J.B. Lippincott; 1990. p. 1–9.

23. Alcala H, Maisel H. Biochemistry of lens plasma membranes and cytoskeleton. In: Maisel H, editor. The ocular lens. New York: Marcel Dekker Inc.; 1985. p. 169–222.

24. Halder G, Callaerts P, Gehring WJ. Induction of ectopic eyes by targeted expression of the eyeless gene in Drosophila [see comments]. Science. 1995;267:1788–92.

25. Mathers PH, Grinberg A, Mahon KA, Jamrich M. The Rx homeobox gene is essential for vertebrate eye development. Nature. 1997;387(6633):603–7.

26. Hanson I, Churchill A, Love J, Axton R, Moore T, Clarke M, et al. Missense mutations in the most ancient residues of the PAX6 paired domain underlie a spectrum of human congenital eye malformations. Hum Mol Genet. 1999;8(2):165–72.

27. Walther C, Gruss P. Pax-6, a murine paired box gene, is expressed in the developing CNS. Development. 1991;113:1435–49.

28. Fujiwara M, Uchida T, Osumi-Yamashita N, Eto K. Uchida rat (rSey): a new mutant rat with craniofacial abnormalities resembling those of the mouse Sey mutant. Differentiation. 1994;57:31–8.

29. Inoue M, Kamachi Y, Matsunami H, Imada K, Uchikawa M, Kondoh H. PAX6 and SOX2-dependent regulation of the Sox2 enhancer N-3 involved in embryonic visual system development. Genes Cells. 2007;12(9):1049–61.

30. Brewer C, Holloway S, Zawalnyski P, Schinzel A, FitzPatrick D. A chromosomal deletion map of human malformations. Am J Hum Genet. 1998;63(4):1153–9.

31. Burdon KP, McKay JD, Sale MM, Russell-Eggitt IM, Mackey DA, Wirth MG, et al. Mutations in a novel gene, NHS, cause the pleiotropic effects of nance-horan syndrome, including severe congenital cataract, dental anomalies, and mental retardation. Am J Hum Genet. 2003;73(6):1120–30.

32. Bu L, Jin YP, Shi YF, Chu RY, Ban AR, Eiberg H, et al. Mutant DNA-binding domain of HSF4 is associated with autosomal dominant lamellar and Marner cataract. Nat Genet. 2002;31(3):276–8.

33. Greenlees R, Mihelec M, Yousoof S, Speidel D, Wu SK, Rinkwitz S, et al. Mutations in SIPA1L3 cause eye defects through disruption of cell polarity and cytoskeleton organization. Hum Mol Genet. 2015;24(20):5789–804.

34. Lachke SA, Alkuraya FS, Kneeland SC, Ohn T, Aboukhalil A, Howell GR, et al. Mutations in the RNA granule component TDRD7 cause cataract and glaucoma. Science. 2011;331(6024):1571–6.

35. Shiels A, Bennett TM, Knopf HL, Maraini G, Li A, Jiao X, et al. The EPHA2 gene is associated with cataracts linked to chromosome 1p. Mol Vis. 2008;14:2042–55.

36. Zhang T, Hua R, Xiao W, Burdon KP, Bhattacharya SS, Craig JE, et al. Mutations of the EPHA2 receptor tyrosine kinase gene cause autosomal dominant congenital cataract. Hum Mutat. 2009;30(5):E603–E11.

37. Jun G, Guo H, Klein BE, Klein R, Wang JJ, Mitchell P, et al. EPHA2 is associated with age-related cortical cataract in mice and humans. PLoS Genet. 2009;5(7):e1000584.

38. Kaul H, Riazuddin SA, Shahid M, Kousar S, Butt NH, Zafar AU, et al. Autosomal recessive congenital cataract linked to EPHA2 in a consanguineous Pakistani family. Mol Vis.

2010;16:511–7.

39. Sundaresan P, Ravindran RD, Vashist P, Shanker A, Nitsch D, Talwar B, et al. EPHA2 polymorphisms and age-related cataract in India. PLoS One. 2012;7(3):e33001.

40. Tan W, Hou S, Jiang Z, Hu Z, Yang P, Ye J. Association of EPHA2 polymorphisms and age-related cortical cataract in a Han Chinese population. Mol Vis. 2011;17:1553–8.

41. Moreau KL, King JA. Cataract-causing defect of a mutant gamma-crystallin proceeds through an aggregation pathway which bypasses recognition by the alpha-crystallin chaperone. PLoS One. 2012;7(5):e37256.

42. Datiles MB 3rd, Ansari RR, Yoshida J, Brown H, Zambrano AI, Tian J, et al. Longitudinal study of age-related cataract using dynamic light scattering: loss of alpha-crystallin leads to nuclear cataract development. Ophthalmology. 2016;123(2):248–54.

43. Shiels A, Hejtmancik JF. Mutations and mechanisms in congenital and age-related cataracts. Exp Eye Res. 2017;156:95–102.

44. Zampighi GA, Hall JE, Kreman M. Purified lens junctional protein forms channels in planner lipid films. Proc Nat Acad Sci U S A. 1985;82:8468–72.

45. Jiang JX, Goodenough DA. Heteromeric connexons in lens gap junction channels. Proc Natl Acad Sci U S A. 1996;93:1287–91.

46. Minogue PJ, Liu X, Ebihara L, Beyer EC, Berthoud VM. An aberrant sequence in a connexin46 mutant underlies congenital cataracts. J Biol Chem. 2005;280(49):40788–95.

47. Berthoud VM, Minogue PJ, Guo J, Williamson EK, Xu X, Ebihara L, et al. Loss of function and impaired degradation of a cataract-associated mutant connexin50. Eur J Cell Biol. 2003;82(5):209–21.

48. Pal JD, Liu X, Mackay D, Shiels A, Berthoud VM, Beyer EC, et al. Connexin46 mutations linked to congenital cataract show loss of gap junction channel function. Am J Physiol Cell Physiol. 2000;279(3):C596–602.

49. Alapure BV, Stull JK, Firtina Z, Duncan MK. The unfolded protein response is activated in connexin 50 mutant mouse lenses. Exp Eye Res. 2012;102:28–37.

50. Minogue PJ, Tong JJ, Arora A, Russell-Eggitt I, Hunt DM, Moore AT, et al. A mutant connexin50 with enhanced hemichannel function leads to cell death. Invest Ophthalmol Vis Sci. 2009;50(12):5837–45.

51. Francis P, Chung JJ, Yasui M, Berry V, Moore A, Wyatt MK, et al. Functional impairment of lens aquaporin in two families with dominantly inherited cataracts. Hum Mol Genet. 2000;9(15):2329–34.

52. Pras E, Levy-Nissenbaum E, Bakhan T, Lahat H, Assia E, Geffen-Carmi N, et al. A missense mutation in the LIM2 gene is associated with autosomal recessive Presenile cataract in an inbred Iraqi Jewish family. Am J Hum Genet. 2002;70(5):1363–7.

53. Ponnam SP, Ramesha K, Tejwani S, Matalia J, Kannabiran C. A missense mutation in LIM2 causes autosomal recessive congenital cataract. Mol Vis. 2008;14:1204–8.

54. Irum B, Khan SY, Ali M, Kaul H, Kabir F, Rauf B, et al. Mutation in LIM2 is responsible for autosomal recessive congenital cataracts. PLoS One. 2016;11(11):e0162620.

55. Berry V, Gregory-Evans C, Emmett W, Waseem N, Raby J, Prescott D, et al. Wolfram gene (WFS1) mutation causes autosomal dominant congenital nuclear cataract in humans. Eur J Hum Genet. 2013;21(12):1356–60.

56. Prochazkova D, Hruba Z, Konecna P, Skotakova J, Fajkusova L. A p.(Glu809Lys) mutation in the WFS1 gene associated with Wolfram-like syndrome: a case report. J Clin Res Pediatr Endocrinol. 2016;8(4):482–3.

57. Boone PM, Yuan B, Gu S, Ma Z, Gambin T, Gonzaga-Jauregui C, et al. Hutterite-type cataract maps to chromosome 6p21.32-p21.31, cosegregates with a homozygous mutation in LEMD2, and is associated with sudden cardiac death. Mol Genet Genomic Med. 2016;4(1):77–94.

58. Aldahmesh MA, Khan AO, Mohamed JY, Alghamdi MH, Alkuraya FS. Identification of a truncation mutation of acylglycerol kinase (AGK) gene in a novel autosomal recessive cataract locus. Hum Mutat. 2012;33(6):960–2.

59. Zhao L, Chen XJ, Zhu J, Xi YB, Yang X, Hu LD, et al. Lanosterol reverses protein aggregation in cataracts. Nature. 2015;523(7562):607–11.

60. Ramachandran RD, Perumalsamy V, Hejtmancik JF. Autosomal recessive juvenile onset cataract associated with mutation in BFSP1. Hum Genet. 2007;121:475–82.

61. Zhang L, Gao L, Li Z, Qin W, Gao W, Cui X, et al. Progressive sutural cataract associated with a BFSP2 mutation in a Chinese family. Mol Vis. 2006;12:1626–31.

62. Xia XY, Li N, Cao X, Wu QY, Li TF, Zhang C, et al. A novel COL4A1 gene mutation results in autosomal dominant non-syndromic congenital cataract in a Chinese family. BMC Med Genet. 2014;15:97.

63. Hansen L, Comyn S, Mang Y, Lind-Thomsen A, Myhre L, Jean F, et al. The myosin chaperone UNC45B is involved in lens development and autosomal dominant juvenile cataract. Eur J Hum Genet. 2014;22(11):1290–97.

64. Shiels A, Bennett TM, Knopf HL, Yamada K, Yoshiura K, Niikawa N, et al. CHMP4B, a novel gene for autosomal dominant cataracts linked to chromosome 20q. Am J Hum Genet. 2007;81(3):596–606.

65. Chen JH, Huang C, Zhang B, Yin S, Liang J, Xu C, et al. Mutations of RagA GTPase in mTORC1 pathway are associated with autosomal dominant cataracts. PLoS Genet. 2016;12(6):e1006090.

66. Pankiv S, Alemu EA, Brech A, Bruun JA, Lamark T, Overvatn A, et al. FYCO1 is a Rab7 effector that binds to LC3 and PI3P to mediate microtubule plus end-directed vesicle transport. J Cell Biol. 2010;188(2):253–69.

67. Chen J, Ma Z, Jiao X, Fariss R, Kantorow WL, Kantorow M, et al. Mutations in FYCO1 cause autosomal-recessive congenital cataracts. Am J Hum Genet. 2011;88(6):827–38.

68. Cullup T, Kho AL, Dionisi-Vici C, Brandmeier B, Smith F, Urry Z, et al. Recessive mutations in EPG5 cause Vici syndrome, a multisystem disorder with defective autophagy. Nat Genet. 2013;45(1):83–7.

69. Pras E, Raz J, Yahalom V, Frydman M, Garzozi HJ, Hejtmancik JF. A nonsense mutation in the Glucosaminyl (N-acetyl) transferase 2 gene (GCNT2): association with autosomal recessive congenital cataracts. Invest Ophthalmol Vis Sci. 2004;45(6):1940–5.

70. Vanita V, Hejtmancik JF, Hennies HC, Guleria K, Nurnberg P, Singh D, et al. Sutural cataract associated with a mutation in the ferritin light chain gene (FTL) in a family of Indian origin. Mol Vis. 2006;12:93–9.

71. Burdon KP, Sharma S, Chen CS, Dimasi DP, Mackey DA, Craig JE. A novel deletion in the FTL gene causes hereditary hyperferritinemia cataract syndrome (HHCS) by alteration of the transcription start site. Hum Mutat. 2007;28(7):742.

72. Tan YQ, Tu C, Meng L, Yuan S, Sjaarda C, Luo A, et al. Loss-of-function mutations in TDRD7 lead to a rare novel syndrome combining congenital cataract and nonobstructive azoospermia in humans. Genet Med. 2017; https://doi.org/10.1038/gim.2017.130.

73. Zheng C, Wu M, He CY, An XJ, Sun M, Chen CL, et al. RNA granule component TDRD7 gene polymorphisms in a Han Chinese population with age-related cataract. J Int Med Res. 2014;42(1):153–63.

74. Ma Z, Yao W, Chan CC, Kannabiran C, Wawrousek E, Hejtmancik JF. Human betaA3/A1-crystallin splicing mutation causes cataracts by activating the unfolded protein response and inducing apoptosis in differentiating lens fiber cells. Biochim Biophys Acta. 1862;2016:1214–27.

75. Ma Z, Yao W, Theendakara V, Chan CC, Wawrousek E, Hejtmancik JF. Overexpression of human γC-crystallin 5bp duplication disrupts lens morphology in transgenic mice. Invest Ophthalmol Vis Sci. 2011;52(8):5269–375.

76. Zhou Y, Bennett TM, Shiels A. Lens ER-stress response during cataract development in Mip-mutant mice. Biochim Biophys Acta. 2016;1862(8):1433–42.

77. Andley UP, Goldman JW. Autophagy and UPR in alpha-crystallin mutant knock-in mouse models of hereditary cataracts. Biochim Biophys Acta. 2015;1860(1):234–9.

78. Watson GW, Andley UP. Activation of the unfolded protein response by a cataract-associated alphaA-crystallin mutation. Biochem Biophys Res Commun. 2010;401(2):192–6.

第 2 章

婴幼儿及青少年白内障的
非手术治疗

Michael X. Repka

对于婴儿和儿童的单眼和双眼显著影响视力的白内障或全白性白内障,通常可以直接地进行决策,即在发现后迅速清除。然而,对于部分混浊性白内障会比较难以做出处理,尤其是在幼儿中。此外,根据患者因素、白内障处于稳定期/进展期和视觉需求,这一决策过程将一直持续。治疗或监测的决定也会受到单侧或双侧、晶状体混浊类型、患者年龄、晶状体发育、视力预后和家族史的影响。双眼部分混浊性白内障比单眼部分混浊性白内障更易于被早期发现,从而有更多的时间来监测患儿的病程。早期治疗可以预防弱视,但会增加青光眼[1,2]、视网膜脱离、需要额外手术和其他不常见并发症的风险。监测(即非手术)的结果没有报告,并且很可能是非常异质的。可以为做决定提供参考的临床工具受到年龄、测量变异性和合作的限制。

决策的关键是临床医生对患儿进行检查的能力,包括能够在部分白内障的情况下看到视网膜、测量屈光不正以及当可以测量时的视力。外科医生正试图平衡弱视发展和视力障碍与手术相关的问题,包括将来需要进行一项或多项手术以及其他并发症。

评估工具

眼科医生需要检影镜、直接检眼镜、间接检眼镜和手持式裂隙灯。眼科医生希望将所有的眼科检查仪器作为医生办公室检查的一部分以用于全面判断白内障对视力的影响。有时,一些婴儿和儿童可能需要在麻醉下进行检查,但现代儿科护理已经开始尽可能少地进行这些检查。最近有人提出有关多次麻醉事件对大脑发育影响的问题,因此眼科医生需要在眼科检查的需要与发育问题和神经毒性之间取得平衡[3]。外科医生需要关注这方面的问题,必要时与家属商议。

外科医生使用这些仪器评估红光反射及瞳孔遮挡的程度。监测白内障对视力的影响最有用的仪器应该是检影镜。虽然 3mm 大小的尺寸通常被认为是一个指南,但它仍然是一个共识建议和为患者量身定做的决定。大小的评估最好应用直接检眼镜,而检影镜用来检查视网膜反射是否变形。对于这个重要的大小阈值设定,需要满足检影镜检查在不透明度之外没有中断的假设。如果检影镜发现红光反射的明显变形区超出了中央不透明区,则包括变形区域在内的大小应视为白内障的真实大小。尽量确定检影镜反射畸变是来自晶状体而不是角膜。

有些儿童的晶状体混浊可能是偏心性的,通常发生在玻璃体血管先前附着的区域(稍偏鼻侧且低于视轴),因此对检影镜的影响较小。这可能需要在随后的随访中进行复查,以确认中轴是否确实有晶状体异常。随访的时间将取决于人们的总体关注程度。使用手电筒检查眼睛在某些情况下可能会产生误导,因为明亮的光线会使瞳孔收缩,所以患儿似乎无法透过混浊区看清物体。对于此评估,通常在暗处使用检影镜可能非常有用。

裂隙灯主要用来测定白内障的程度。裂隙灯也会导致瞳孔的收缩。与前囊和前极病变相比,后囊和后囊膜下病变更容易成为视力发育的问题。在许多情况下,这是因为它们不会使检影畸变,因此图像看起来像后部病变。

视力应尽可能应用验光仪测量,以指导治疗。Lea 图形与 HOTV 字母视力表可在两岁或三岁时使用。对不能进行视力表操作的儿童进行优先注视或注视偏好评估。它们只对敏锐度的巨大差异敏感。如果有可能,一个患有晶状体混浊症的患儿应该进行第二次视力测试,以确定他们在第一次测试时理解了这个测试,并给出了他们的最佳表现,而不能将其看作仅仅是一个简单的测试。对于那些单眼部分混浊性白内障的儿童来说,这通常是很容易做到的,如果在做手术之前有一个开放的光路,他们将尝试一个疗程的弱视治疗(例如,遮盖)。

修正因子

与单眼白内障相比,双眼白内障导致弱视的可能性要低得多,从而留给外科医生等待手术的时间也非常充足。双眼白内障并不总是对称的,所以外科医生应该仔细考虑双眼是否受到明显的影响,是否都需要手术。视力敏锐度阈值的指导原则应考虑以患者为基础,并须进行个性化决策。对于单眼手术,较年幼的儿童的预后比较大儿童的预后差得多,而对于患有双眼白内障的儿童则更差。因此,对于患有单眼白内障且可测量准确视力大于 20/80 的儿童,最好进行监测。对于年龄较大的儿童,进行手术的阈值可能是 20/50 或更低,或者如果混浊被判断为至少会导致三行的视力受损。对于双眼白内障的患儿,通常会监测到视力为 20/60 或更高,直到患儿长大或开始有功能障碍。随着儿童年龄的增长,视觉需求可能会变得更高,手术也可能成为必要。对于混浊位于中央和板层的白内障儿童,这是非常普遍的情况。

对于不能进行视力检查的儿童来说,决定治疗时机十分困难。对于这些患儿来说,决定是否接受治疗,主要取决于在未受影响的眼睛上佩戴封闭性眼罩时视力有多差,以及临床对不透明严重程度的判断。

中央或后极性白内障通常比前极性白内障普遍。板层白内障通常也与更好的视力有关,而且常常是双侧的,这使得手术可以推迟到引起明显的视功能发育障碍前。板层白内障看上去远比它们实际对视力的影响要严重得多。

家族史变得越来越重要。在发达国家,白内障越来越多地是家族性或遗传性的(与传染病有关的数量减少)。因此,这个家庭通常会对父母和兄弟姐妹的经历有特别的担忧,这会影响手术时机的讨论。

患儿的预期发育也具有一定的作用。如果发育迟缓,但白内障明显,应如同没有发育迟缓的儿童一样,尽快进行手术。但是,如果白内障是轻度并且患儿能够实现日常目标,则延迟治疗是合理的。

白内障的治疗

如果患者的屈光不正可以被充分校正,并且决定不进行手术就可以进行初步治疗,则可以矫正屈光不正,并使患儿习惯全时佩戴眼镜。这通常是治疗中最重要的部分。患儿应在几周后复查以重新评估视力。如果仍然存在障碍,并且视轴正常,那么父母可以使患儿每天尝试进行长达数小时的遮挡治疗。遮盖时长可为清醒时间的一半,是一个有用的指导,可以最大限度地提高改善视力的机会。在某些情况下,可对单眼白内障患者进行阿托品点眼,但没有数据证实其疗效。

瞳孔散大也可用于非中心的混浊,并具有良好的周边清晰度和正常检影。2.5%局部去氧肾上腺素滴眼液通常是局部混浊的首选,但外科医生需要验证瞳孔扩张的适当性,以实现提供光路的目的。在某些情况下,可以对患眼使用1.0%阿托品局部用药,以增强其散瞳作用,但患者需要佩戴适当的眼镜以修正睫状肌麻痹作用。对于30个月以下的儿童,中距离的单眼视结合遮挡治疗效果很好,而对于较大的儿童,则需要双焦眼镜。

对于某些白内障患者来说,由于手术本身存在的相对优缺点,将会终身延迟手术。然而,在许多情况下,只是简单地将手术推迟到患儿长大。延迟手术的优势包括更好地测量IOL屈光度,更容易进行后囊管理,可能降低青光眼的风险,并且也许将来有更好的技术用于手术、植入和后续护理。

案例 1

1名32个月大的男孩被儿科医生发现有中心晶状体混浊。双眼视力均为20/40,屈光度为+2.50D,无斜视。没有处方和6个月的随访检查计划,这种状态持续了13年。在这段时间里,核性白内障保持不变,检影清晰,远视减少。在最近的一次考试中,患者发现自己在教室的前半部分座位时,可以看见黑板,但在室外时会有炫光。双眼视力均为20/40−2,立体视正常,并具有低度数的远视屈光不正。家长对其驾驶和眩光有一些担忧,重申了随访计划(图2.1)。

评论:在这种情况下,患儿在很小的时候就有了视力,再加上清晰而对称的检影镜检查,从而促使对其推迟手术。此外,教室的座位和其在学校的优异成绩可能减轻了家长的顾虑。驾驶问题很重要,因为这个问题,特别是对于核性白内障和板层白内障,是青少年接受手术的动力。

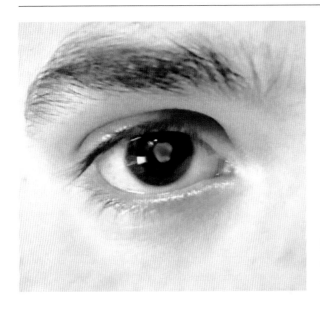

图 2.1　中央核性白内障。中央不透明,并且多年来没有改变。通过晶状体混浊周围检影正常,并且检影反射清晰。

案例 2

1 名 33 个月大的女孩被发现有双眼不对称性白内障病史。她在婴儿时期做过左眼晶状体摘除术,随后接受了长期佩戴角膜接触镜的治疗。右眼为轻度前极性白内障(图 2.2)。在 16 个月大时曾行左眼二次人工晶状体植入术,产生了 +1.50D 的屈光度误差。弱视是通过将远视的、有晶状体的右眼(+4.50D)进行阿托品点眼治疗。在 33 个月大时,其右眼视力为 20/25,左眼视力为 20/20。右眼白内障为 2mm 的前极混浊,检影无中断。左眼光轴清晰。立体视及斜视检查无阳性反应。4 个月复诊,每年约有两次随访。

10 岁时,其视力为右眼 20/25 和左眼 20/20,立体视正常,无斜视。屈光不正仍为右眼 +4.50D 和左眼 −0.50D(IOL 眼),但 25 岁时的左眼眼压高于 20 岁时的左眼眼压,右眼眼压正常。

评论:对于经常去看眼科的患儿来说,在很小的时候就能够进行视力检查是很常见的,从而可以简化决策。对于儿童患者,检影镜和直接检眼镜很难将极性白内障定位到晶状体

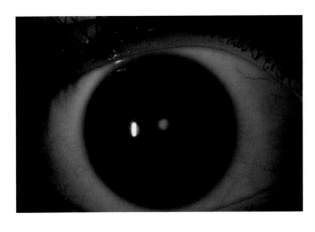

图 2.2　前极性白内障的直径约为 1.5mm,视力良好,不影响视轴和检影。

的前表面或后表面，但如果没有检影镜畸变，则提示为前囊。这种前极性白内障的非手术治疗效果非常好，但对于双眼白内障患者来说，在早期做手术是一个艰难的决定。众所周知，早期手术与在 25 岁左右持续增高的眼压有关，这是这个患儿未来需要日益关注的问题。最后，双眼白内障并不总是需要双眼手术。这个决定必须考虑到每只眼睛的白内障性质和对视力的影响。

（徐艳雪 译　王勇 校）

参考文献

1. Beck AD, Freedman SF, Lynn MJ, et al. Glaucoma-related adverse events in the infant Aphakia treatment study: 1-year results. Arch Ophthalmol. 2012;130:300–5.
2. Writing Committee for the Pediatric Eye Disease Investigator Group (PEDIG), Repka MX, Dean TW, et al. Visual acuity and ophthalmic outcomes in the year after cataract surgery among children younger than 13 years. JAMA Ophthalmol. 2019;137(7):817–24.
3. Anesthesia and Brain Development in Your Child. 2019. Accessed 2 June, 2019, at https://www.pedsanesthesia.org/risks-anesthetic-exposure/.

第 3 章

单眼先天性白内障

Crystal S. Y. Cheung, Bharti R. Nihalani

单眼先天性白内障在诊断和治疗上都面临着罕见的挑战。由于未受影响的另外一只眼睛视力良好,因此可能会延迟单眼先天性白内障诊断的年龄。大多单眼白内障患者在被诊断时都伴有形觉剥夺性弱视,由于与占主导地位的正常眼睛的长期竞争,单眼白内障患者视力发育的关键期比双眼白内障患者视力发育的关键期短,所以单眼白内障的早期诊断和治疗是必要的。弱视治疗在单眼白内障的治疗中起关键作用。单眼白内障治疗后的视觉效果视诊断年龄、视力矫正依从性和弱视治疗效果而定。

单眼先天性白内障的流行病学

儿童白内障的总发生率为 0.01%~0.15%[1],单眼白内障比双眼白内障更少见。在丹麦的一项针对 1027 例先天性白内障患者的全国性研究中,有 36% 为单眼白内障,而有 64% 为双眼白内障[2]。相比之下,一项由美国 12 所大学医学中心联合进行的合作研究显示,单眼白内障的发生率为 7.1/10 000,而双眼白内障的发生率为 6.5/10 000[3]。

单眼先天性白内障被认为是眼局限性发育不全导致的结果。80%~90%的单眼白内障为先天性的[2,4]。英国先天性白内障研究组发现,6%的单眼白内障患者是由遗传病引起的,相比之下,双眼白内障患者由遗传病引起的比例为 56%[4]。由产前感染引起的单眼白内障在总的单眼白内障病例中占 2%,而在总的双眼病例中占 6%[4]。引起单眼白内障的最常见原因是小眼球和永存胚胎血管[4]。

单眼先天性白内障的形态学

核性白内障

核性白内障是儿童单眼白内障中最常见的形态。在丹麦的一项研究中,显示在所有主要的民族群体中,单眼白内障中的核性白内障的比例为 34%[2]。这与婴儿无晶状体治疗研究(IATS)报道的结果相似,在该研究中,核性白内障占 54%[5]。

皮质性白内障

在 IATS 中发现，有 25% 的眼出现不累及核的前、后皮质性白内障[5]。

后囊斑块

在 IATS 中发现，88% 的眼出现后囊斑块，其中有 7.2% 为单独的后囊斑块，这种斑块在所有核性白内障中均可见[5]。后囊斑块在所有白内障类型中也是常见的[6]（图 3.1）。

后圆锥形晶状体

后圆锥形晶状体在 5%~7% 的单眼儿童白内障中被发现[2,5]。后圆锥形晶状体发展到皮质或者核性白内障的过程是多样的。在婴儿期，后圆锥形晶状体导致视力丧失的原因可能是屈光参差、油滴阶段引起的光学畸变[7]或弱视[8,9]（图 3.2）。

先天性后囊膜缺损（PCD）

PCD 被认为是由后圆锥形晶状体的进展引起的。PCD 的患病率为 2.2%~6.75%[6,10]。一旦

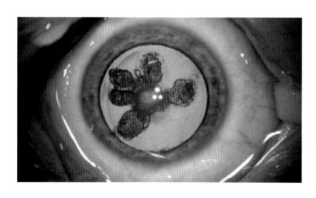

图 3.1　同时具有核性和皮质性白内障的单眼白内障，并伴有中心性后囊斑块。

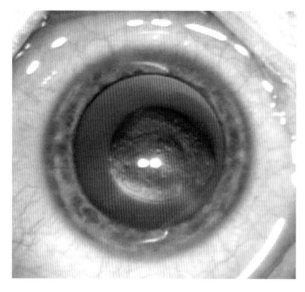

图 3.2　后圆锥形晶状体。（Image courtesy: Dr. Deborah VanderVeen）

发病,PCD 会迅速发展成白内障。在一个典型的病例中,通过正常大小的瞳孔观察,PCD 隐藏在全白色的白内障后。在瞳孔最大扩张的情况下,对该例白内障患者的术前评估发现了重要的诊断特征,如边界清晰的厚缺陷边缘、后囊的白点(图 3.3),在前玻璃体中的白点会随着退化的玻璃体一起移动,像一条鱼尾巴一样(鱼尾标志)[6]。

永存胚胎血管(PFV)

PFV 占单眼先天性白内障的 15%~30%[2,5]。PFV 普遍存在于单眼先天性白内障中,但双眼先天性白内障中也发现了 10%~15% 的比例[11]。持久性的部分或大部分胎儿血管会导致 PFV 的一些广泛的临床表现,从虹膜透明血管、晶状体的透明血管鞘(网膜)、永存玻璃体动脉、Bergmeister 视盘到严重的视网膜皱褶或脱离。PFV 经常与小眼球相关联[11]。与双眼先天性白内障中的 PFV 相比,单眼先天性白内障的前段血管残留较少见[12]。

最常见的临床表现是残留在 Cloquet 管中的微小血管,附着在晶状体后囊上。一个罕见表现是从视神经到晶状体后表面的整个玻璃体动脉在不同灌注量下的持久性。少数情况下,它也可以附着在视神经上,其前端自由浮动[13]。Bergmeister 视盘代表玻璃体后部的残余动脉,导致视神经头部原发性先天性畸形。图 3.4 显示了一只带有晶状体后血管鞘的成熟白内障眼。

前极性白内障

前极性白内障可能产生高度弱视,但并不是因为它遮住了视轴,而是因为诱导性屈光不正,最常见的屈光不正是远视屈光参差和散光。它们可能与减少轴向长度有关[14]。

单眼先天性白内障的研究

建议对双眼进行彻底的眼科检查。评估应该包括适合年龄的视力评估;注意是否出现斜视、眼球震颤、微小角膜、眼压、屈光等情况,眼睛后部的评估需要在充分扩瞳的情况下寻

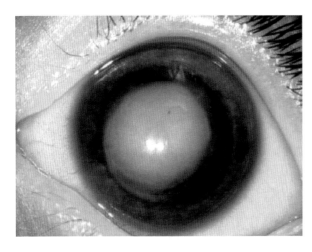

图 3.3　白色白内障合并先天性后囊膜缺损,后囊膜缺损在这只眼睛的 6 点到 8 点钟方位。
(Image courtesy: Dr. Deborah VanderVeen)

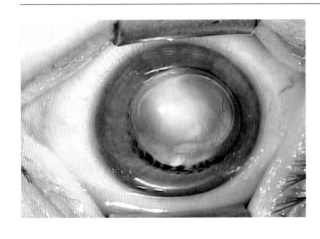

图 3.4   永存胚胎血管——具有可见血管的后纤维血管膜的成熟白内障，并伴有睫状突突起。(Image courtesy: Dr. Deborah VanderVeen)

找 PFV 或者 PCD。如果眼后段视野不佳,应进行眼部 B 超检查。一般不推荐对单眼白内障患者进行全身检查。

单眼先天性白内障往往有更厚的中央角膜厚度、更高的平均角膜曲率值以及更小的角膜直径[15]。

儿童单眼白内障的结果

IATS 是婴幼儿先天性白内障治疗的里程碑式研究。IATS 将在美国 12 个地方做了人工晶状体植入手术和未做人工晶状体植入手术的 1~7 个月大的婴儿单眼白内障患者进行随机分组[19]。该研究结果不仅适用于单眼先天性白内障手术,也适用于双眼先天性白内障手术。视敏度、斜视、立体视功能以及青光眼检测的数据结果在人工晶状体(IOL)组和接触镜(CL)组都是一样的。接受人工晶状体植入术的婴儿的情况更为复杂,包括更高的眼内手术发生率(72%)和不良事件,如晶状体细胞向视轴增生(40%)、瞳孔膜增生(28%)、瞳孔异位(28%)、青光眼(19%)和疑似青光眼(9%)[20]。在 5 年随访结束时,该研究并没有显示出 7 个月以下婴儿单眼白内障进行人工晶状体植入手术有任何的视觉获益[21]。由于剥夺性弱视,两组接受治疗的眼睛中约有 50%的视力达到 20/200 或更差[23]。这个数据使得作者得出一个结论,即对 7 个月以下的婴儿进行人工晶状体植入手术的时间应该被推迟[19-24]。

尽管已将白内障手术推迟到出生 4 周以后,但是手术年龄小仍然是青光眼发展的一个危险因素。先天性白内障手术后有 15%~25%的概率发生青光眼[23-25]。

早期白内障摘除和成功的白内障光学康复对于治疗先天性白内障儿童视觉剥夺是非常重要的,可以降低斜视和眼球震颤的发生率[18,26]。随着时间的推移,出现斜视的比例从基线时的 24.6%增加到了白内障术后 12 个月时的 70.4%[27]。

同一研究期间,IATS 网站的同一位外科医生评估了 56 名 7~24 个月的婴幼儿单眼白内障手术的结果。这一组有 92%的患者都接受了人工晶状体植入术[26,27]。并发症、再次手术以及青光眼的低发生率支持 7 个月以上的儿童植入人工晶状体是相对安全的结论[28]。在这个队列研究中,视力是 20/40 或更好的眼睛只有 11%,而由于先天性弱视,44% 的眼睛在 5 岁时视力为 20/200 或更差[28]。

由于与小眼球和终身患青光眼、视网膜脱离的风险关系密切,前部 PFV 又具有了额外挑战[11,29-31]。

病例 1

1 名 6 天大的女婴因左眼红光反射缺失而被送往急诊科。除此之外,她是健康的,足月并通过阴道分娩而出生。无儿童白内障家族病史。测试时,她两只眼睛的视力都在逐渐恢复。检影镜检查显示右眼球镜度数为 +4.00D、散光轴向为 90 度时的柱镜度数为 +0.50D,但左眼因无检影镜反射而不能进行。角膜光线反射以克瑞姆斯基为中心。她的右眼前段检查结果无明显异常,值得注意的是左眼对称的角膜直径和不透明的晶状体。眼压分别为 7mmHg 和 8mmHg(1mmHg=0.133kPa)。眼底检查结果为右眼正常,而左眼由于晶状体混浊而无法正常检查眼底情况。不过眼部 B 超检查并无异常情况。

这个女孩在其 4 周大的时候做过一次普通的白内障手术,手术后左眼为无晶状体状态。术后第 6 天开始眼镜矫正及遮盖治疗。在 5 年随访时,女孩左眼矫正视力为 20/125,而右眼矫正视力为 20/20。她有 30~35 棱镜度数的外斜视。她在写作时,接触镜可以满足其需求,但如果她尢法接受佩戴接触镜或想要不需要矫正的功能性视力,则可以考虑进行二次人工晶状体植入手术。最后她可能还需要做斜视矫正手术。

评论:这个病例是单眼先天性白内障的典型表现。早期诊断单眼白内障至关重要。由于与对侧健康眼的竞争,单眼白内障的眼睛从出生第一天起就存在弱视。相比双眼白内障手术的关键时期为 12~14 周,单眼先天性白内障手术的关键时期是 6 周以前[16,17]。对于 4 周前的白内障手术,继发性膜形成与青光眼的发生率会更高[16]。这个患儿应该在 4~6 周大的时候做手术,最好是 4 周大的时候。

最重要的是,要告诉其家人白内障手术其实只是治疗的开始。在患儿家长进行术前咨询时,医生应强调全过程矫正视力和术后弱视管理的重要性。即便是单眼白内障,在生命的前 7 个月也不建议进行人工晶状体的植入。人工晶状体植入手术可以在儿童超过 7 个月时进行。当儿童在初次手术失去晶状体时,接触镜应该在手术后的第 1 周内佩戴。这个年龄段的患者更喜欢长时间佩戴硅胶接触镜(Silsoft,Bausch and Lomb,Bridgewater,NJ)。需要重点记住的是,如果无晶状体的婴儿无法适应,那么应该将角膜接触镜过矫 +2D 或者 +3D 以便婴儿可以将视线聚集在一个新的近的观察点。建议家长每周至少将接触镜取下一次。同时,家长应该尝试每 2~3 天调整一下接触镜,以便家长和患儿都可以适应接触镜的调整。单眼白内障患者使用框架眼镜矫正视力的效果较差,经常会产生很大的屈光参差。因此在术后第 1 周内,当患儿已经适应佩戴角膜接触镜后,弱视治疗应立即开始。

对于有单眼先天性白内障患儿的家庭,需要提醒的是,单眼先天性白内障患者的眼睛在早期接受手术治疗后,仍会有一定程度的剥夺性弱视,因此后期还需要全程视力矫正以及弱视治疗。在术前评估中发现斜视或眼球震颤暗示着严重的剥夺性弱视,同时剥夺性弱视在诊断较晚的儿童中更为常见[18]。

病例 2

1 名 7 岁女孩在年度体检中发现左眼有单眼白内障。她向一位眼科医生寻求诊疗帮助,医生给她戴镜矫正视力以满足其日常生活需要。在 8 周后的随访中,医生建议她接受左眼白内障手术。她的父母很保守,只有在必要的情况下才愿意做手术,所以他们想寻求另一种治疗选择。除了哮喘,她其他方面都很健康,平时需要使用喷雾器。无儿童白内障家族史。

检查时右眼视力为 20/20,经矫正左眼视力为 20/40+1。她现在的眼镜是右眼+0.75D 和左眼+1.25D。睫状体麻痹屈光表现为远视,右眼+3.25D,左眼+4.00D。感觉运动测试中没有显示出任何斜视或眼球震颤。她有 60 弧秒的立体视力。

右眼的前段检查无明显异常;左眼有 2mm 后囊斑块白内障,颞部到中轴有一个清晰的区域,在鼻上和鼻下可进行屈光和眼底检查。双眼眼底检查无明显差异。

这个女孩可能有先天性或发展中的单眼白内障,但在她 7 岁时才诊断出来,已经太晚了。由于存在白内障和屈光参差,她的左眼出现了剥夺性弱视,这种弱视已经形成多年,尽管弱视程度还是很轻微。左眼矫正视力为 20/40,但有良好的立体视,没有斜视。因为她已经存在剥夺性弱视,所以白内障手术可能对她没有明显作用。她的白内障并没有引起斜视,并可以进行屈光矫正和眼底评估,从而表明视觉效果并没有受到明显影响。医生决定密切监测该患者的白内障进展情况。她做了 6 个月的遮盖治疗(每天遮盖 2~4 小时),但这并没有改善其视力。她的白内障和视力稳定了 1.5 年,直到最后一次随访也没有手术干预(图3.5)。

评论:本病例表明,视力没有被显著影响、无进展的单眼白内障是可以被安全监测的,并可以通过瞳孔扩张、屈光矫正和早期遮盖来治疗,以促进视力发育。

对于视力显著下降的单眼先天性白内障, 早期诊断和及时治疗是改善视力的重要因素。光学校正的依从性和接触镜矫正的成本仍然是对 7 个月大的患儿进行单眼先天性白内障手术所面临的一个挑战。对于年龄较大的儿童来说,人工晶状体植入手术是一种安全的选择。弱视的治疗是改善视力的关键。对于单眼先天性白内障患者,术后视觉效果受限于早发的剥夺性弱视。

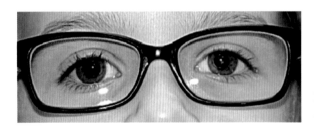

图 3.5　这例 9 岁的患者佩戴眼镜可以取得良好的视觉效果,其左眼晶状体混浊,但是没有接受过任何的手术。

（李黄恩　译　王勇　校）

参考文献

1. Foster A, Gilbert C, Rahi J. Epidemiology of cataract in childhood: a global perspective. J Cataract Refract Surg. 1997;23:601–4.
2. Haargaard B, Wohlfahrt J, Fledelius HC, et al. A nationwide Danish study of 1027 cases of congenital/infantile cataracts: etiological and clinical classifications. Ophthalmology. 2004;111:2292–8.
3. SanGiovanni JP, Chew EY, Reed GF, et al. Infantile cataract in the collaborative perinatal project: prevalence and risk factors. Arch Ophthalmol. 2002;120:1559–65.
4. Rahi JS, Dezateux C. Congenital and infantile cataract in the United Kingdom: underlying or associated factors: British Congenital Cataract Interest Group. Invest Ophthalmol Vis Sci. 2000;41:2108–14.
5. Wilson ME, Trivedi RH, Morrison DG, et al. The Infant Aphakia Treatment Study: evaluation of cataract morphology in eyes with monocular cataracts. J AAPOS. 2011;15:421–6.
6. Vasavada AR, Praveen MR, Nath V, et al. Diagnosis and management of congenital cataract with preexisting posterior capsular defect. J Cataract Refract Surg. 2004;30:403–8.
7. Cheng KP, Hiles DA, Biglan AW, Pettapiece MC. Management of posterior lenticonus. J Pediatr Ophthalmol Strabismus. 1991;28:143–9.
8. Kushner BJ. Functional amblyopia associated with abnormalities of the optic nerve. Arch Ophthalmol. 1984;102:683–5.
9. Bradford GM, Kutschker PJ, Scott WE. Results of amblyopia therapy in eyes with unilateral structural abnormalities. Ophthalmology. 1992;99:1616–21.
10. Wilson ME, Trivedi RH. Intraocular lens implantation in pediatric eyes with posterior lentiglobus. Trans Am Ophthalmol Soc. 2006;104:176–82.
11. Goldberg M. Persistent fetal vasculature (PFV): an integrated interpretation of signs and symptoms associated with persistent hyperplastic primary vitreous (PHPV). LIV Edward Jackson Memorial Lecture. Am J Ophthalmol. 1997;124:587–626.
12. Solebo AL, Russell-Eggitt I, Cumberland P, Rahi JS. Congenital cataract associated with persistent fetal vasculature: findings from IoLunder2. Eye. 2016;30:1204–9.
13. Hittner HM, Hirsch NJ, Rudolph HJ. Assessment of gestational age by examination of the anterior vascular capsule of the lens. J Pediatr. 1977;91:455–8.
14. Rasul A, Kessel L. Prevalence of anterior polar cataracts in children and risk factors for amblyopia. Acta Ophthalmol. 2018; https://doi.org/10.1111/aos.13966.
15. Kun L, Szigeti A, Bausz M, et al. Preoperative biometry data of eyes with unilateral congenital cataract. J Cataract Refract Surg. 2018;44:1198–202.
16. Birch EE, Cheng C, Stager DR Jr, et al. The critical period for surgical treatment of dense congenital bilateral cataracts. J AAPOS. 2009;13:67–71.
17. Birch EE, Stager DR. The critical period for surgical treatment of dense congenital unilateral cataract. Invest Ophthalmol Vis Sci. 1996;37:1532–8.
18. Felius J, Busettini C, Lynn MJ, Infant Aphakia Treatment Study Group, et al. Nystagmus and related fixation instabilities following extraction of unilateral infantile cataract in the Infant Aphakia Treatment Study (IATS). Invest Ophthalmol Vis Sci. 2014;55:5332–7.
19. The Infant Aphakia Treatment Study Group. The Infant Aphakia Treatment Study: design and clinical measures at enrollment. Arch Ophthalmol. 2010;128:21–7.
20. Plager DA, Lynn MJ, Buckley EG, Infant Aphakia Treatment Study Group, et al. Complications in the first 5 years following cataract surgery in infants with and without intraocular lens implantation in the Infant Aphakia Treatment Study. Am J Ophthalmol. 2014;158:892–8.
21. Lambert SR, Lynn MJ, Hartmann EE, The Infant Aphakia Treatment Study Group. Comparison of contact lens and intraocular lens correction of monocular Aphakia during infancy. A randomized clinical trial of HOTV optotype acuity at age 4.5 years and clinical findings at age 5 years. JAMA Ophthalmol. 2014;132:676–82.
22. Freedman SF, Lynn MJ, Beck AD, Infant Aphakia Treatment Study Group, et al. Glaucoma-related adverse events in the first 5 years after unilateral cataract removal in the Infant Aphakia Treatment Study. JAMA Ophthalmol. 2015;133:907–14.
23. Rabiah PK. Frequency and predictors of glaucoma after pediatric cataract surgery. Am J Ophthalmol. 2004;137:30–7.
24. Nihalani BR. Congenital cataract lessons learned from Infant Aphakia Treatment Study. Adv Ophthalmol Optom. 2016;1:211–29.
25. Wong IB, Sukthankar VD, Cortina-Borja M, et al. Incidence of early onset glaucoma after infant cataract extraction with and without intraocular lens implantation. Br J Ophthalmol. 2009;93:1200–3.

26. Bothun ED, Lynn MJ, Christiansen SP, Infant Aphakia Treatment Study, et al. Sensorimotor outcomes by age 5 years after monocular cataract surgery in the Infant Aphakia Treatment Study (IATS). J AAPOS. 2016;20:49–53.
27. Bothun ED, Cleveland J, Lynn MJ, et al. One-year strabismus outcomes in the Infant Aphakia Treatment Study. Ophthalmology. 2013;120:1227–31.
28. Bothun ED, Wilson ME, Traboulsi EI, et al. Outcomes of unilateral cataracts in infants and toddlers 7 to 24 months of age. Toddler Aphakia and Pseudophakia Study Group (TAPS). Ophthalmology. 2019;126(8):1189–95.
29. Mittra RA, Huynh LT, Ruttum MS, et al. Visual outcomes following lensectomy and vitrectomy for combined anterior and posterior persistent hyperplastic primary vitreous. Arch Ophthalmol. 1998;116:1190–4.
30. Vasavada AR, Vasavada SA, Bobrova N, Praveen MR, Shah SK, Vasavada VA, Pardo AJV, Raj SM, Trivedi RH. Outcomes of pediatric cataract surgery in anterior persistent fetal vasculature. J Cataract Refract Surg. 2012;38:849–57.
31. Warren N, Trivedi RH, Wilson ME. Persistent fetal vasculature with elongated ciliary processes in children. Am J Ophthalmol. 2019;198:25–9.

第 **4** 章

双眼先天性白内障

Anna G. Escuder，Deborah K. VanderVeen

先天性白内障是可预防性儿童失明的主要原因[1]。在发达国家,先天性白内障的发生率为每 1 万例活胎中有 1~6 例[2],而在发展中国家每 1 万例活胎中有 5~15 例[3]。据推测,全球有 20 万名儿童因白内障而双眼失明[4]。由于完全性或中心性晶状体混浊会造成视觉剥夺,双眼白内障视觉发育的关键期为发病后 4 个月左右,单眼白内障为 2 个月左右[5],因此成功的白内障疾病管理在于对疾病的早发现和早治疗。对于双眼先天性白内障,最佳的视力预后通常与 14 周前手术有关。在这段时间内,越早手术,视力越好[6]。关于分类和治疗,儿童白内障通常分为双眼或单眼,并可分为以下几组:

- 单纯性先天性白内障(遗传性或散发性)。
- 与眼球发育异常相关的白内障。
- 遗传性或代谢性的多系统疾病中的白内障表现[7]。

检查

在检查之前,应获得详细的产前史、出生史、药物史和家族史。全面的眼部检查是先天性白内障诊断检查中的重要组成部分。对婴儿进行视力测试通常是不可能的,他们可能只表现出对光的反应。大一点婴儿的每一只眼睛应该都可以居中、稳定、持续地固视和追物,不伴有眼球震颤。应记录下外貌体征是典型的还是畸形的。便携式裂隙灯可用于评估婴儿的角膜混浊、虹膜异常血管、未散瞳的瞳孔大小和形状以及白内障形态。应在散瞳前评估患儿的红光反射和眼底。应使用间接检眼镜检查眼底,并特别注意是否有永存性胚胎血管、视神经和其他视网膜异常。如果白内障密度太大,无法看到后极部,可以进行 B 超扫描。最后,回顾年龄较大婴儿的家庭照片可能有助于确定白内障发病的时间。对家庭成员的检查可以帮助确定家族病因。直径>3mm 的中央性白内障通常是肉眼可见的。

白内障形态学分类有时可有助于提示可识别的遗传或基因定位。中央性白内障的形态学分类包括核性、绕核性(板层性)、皮质性、缝状、粉尘状和蓝色。详细的形态学概述可以查看 Trumler 和 Krishnamurthy 的综述[8,9]。极性白内障可以是前极的(前极性、前圆锥性、前囊

33

下性)，也可以是后极的(后囊下性、后圆锥性晶状体、永存性胚胎血管)[10]。核性白内障中高达 80% 的病例是双侧的，而且许多受累的眼睛是小眼球[11]。双眼核性白内障是常染色体显性遗传性白内障中最常见的类型。表现型偶尔可以提示一种特殊的遗传原因，但是在大多数情况下，白内障的形态结构不足以预测特定基因的突变，因为一个基因中不同位点的突变会导致不同的表现型，而且不同的基因突变也会导致相似的表现型[12]。

遗传性双眼白内障

遗传性白内障通常是单纯性的，以高外显率的常染色体显性遗传模式遗传[10]。确定先天性白内障的家族史在病史采集中非常重要，因为通常会有几个家庭成员有相似的情况，可以对患病婴儿的父母和(或)兄弟姐妹进行检查。大多数突变发生在表达晶状体蛋白和连接子蛋白的基因中[13]。常染色体隐性和伴 X 染色体的遗传模式也有被报道，但这些情况并不常见。遗传性白内障占所有先天性白内障的 12%~30%[14,15-17]。基因组套检测不仅可以识别一个特定家族的基因突变，还可以识别散发性双眼先天性白内障的致病基因突变，其中一些可能会遗传给后代。

非遗传性双眼白内障

对于没有已知家族史的患者，确定是否为单纯性白内障是很重要的。如果不是，则需确定可识别的病因。单纯性白内障可能是由于散在的基因突变，但也可能与其他眼部异常或其他系统性及代谢性综合征有关。对于一个患有双眼白内障的婴儿，请在病史中注明是否曾使用激光治疗早产儿视网膜病变，是否有辐射暴露史、类固醇药物史或外伤史，这些都是白内障的继发原因。如果排除了其他原因，那么就只能认为是"特发性"的白内障。据较早的研究估计，特发性白内障约占先天性或婴儿期白内障的 50%[14,15]。

伴有眼部异常的白内障可发生在小角膜或小眼球、无虹膜症(需与 Wilms 肿瘤鉴别，特别是散发的无虹膜症)、Peters 异常，或其他类型的眼前节发育不良。排除眼内肿瘤也是至关重要的。这些异常在眼科检查时很明显，若窥不清眼后段，则应做超声检查。某些与遗传因素有关的伴有白内障的眼前节发育不良(如 PAX6 突变)，大多数仅限于眼睛受累。然而，其他基因突变可能还会有系统性的影响(如 B3GLCT 基因突变：Peters 综合征伴唇腭裂、矮小症、耳部异常和智力迟钝)[18,19]。

对患儿进行仔细的体格检查，可以为与先天性白内障相关的遗传性或全身性疾病提供线索，同时也可以进行针对性的系统检查。异常的面部和眼眶特征以及皮肤、毛发、骨骼、泌尿生殖系统和消化系统(发育不良或呕吐)等异常可能与此相关，需引起医生的注意。在儿科医生或遗传学家的帮助下，记录头围(是否有脑积水或脑膨出)、耳貌、听力受损、并指或多指、鼻貌、唇/腭裂或牙齿异常，如果这些与白内障同时出现，则是很有价值的。在 Trumler 2011 年的综述中，我们可以看到一个非常广泛的列表，这是与综合征性白内障相关的多系统关联[9]。丹麦的一项大型观察性研究表明,伴有系统性异常的白内障中有 89% 的病例是双眼发病的[14]。唐氏综合征约占 1/3 的病例,其中大多数患儿有双眼白内障[72.2%(13/18)]。Patau 综合征(13-三体综合征)和 Edwards 综合征(18-三体综合征)通常也有白内障的表现[5]。这些综合征通常通过典型的表型特征进行诊断并通过染色体组型测试确诊。

全面的系统性评估不可能对每一个非遗传性双眼白内障的患儿都进行,而且对一个无其他症状、无畸形的婴儿进行评估很难得出异常结果[20]。在澳大利亚的一项有关 421 例儿童白内障的回顾性研究中,除白内障外其余正常的患儿在进一步的调查中并没有发现患有相关的综合征[21]。然而,当考虑到有需要进行进一步的代谢及基因检测时,要积极地寻求儿科医生的帮助,以根据患儿的医疗史和发育史进行针对性地检查。在美国,新生儿常规筛查通常包括感染性暴露和某些代谢状况的评估。美国卫生与公众服务部提出了核心引导建议:每个州或许应将新生儿筛查基因检测套组纳入常规检查,并且这些信息可以在网上获取或者可以在患儿的健康记录中确认[22]。

在未对新生儿进行实验室检测的情况下,查明是否有宫内感染或宫内暴露史是至关重要的。应对双眼白内障患儿进行常规的传染病检查(弓形体病、风疹、巨细胞病毒、单纯疱疹和梅毒)。如果妊娠期女性有发热或出疹史,或患儿全身的临床指征如小头畸形、听力丧失、发育迟缓、血小板减少、肝脾大或皮肤异常,应提醒临床医生警惕可能的感染性病因[9]。母体和胎儿感染风疹通常发生在妊娠的前 3 个月,可表现为生长迟缓、小头畸形、心脏异常、耳聋和眼部表现(白内障、青光眼、视网膜病变)[5]。

双眼白内障患儿可出现尚未表现出全身症状的代谢紊乱,可以检查尿氨基酸和血清电解质,尤其是对于患有白内障、肌张力减退、体重增加缓慢和智力迟钝的男性患儿,需留意是否患有 Lowe 眼脑肾综合征[10]。Lowe 综合征是一种 X 染色体隐性遗传综合征,常与青光眼和角膜瘢痕相关[7]。半乳糖血症是由半乳糖激酶(GALK1)、半乳糖-1-磷酸尿苷转移酶(GALT)或尿苷二磷酸-半乳糖-4-表异构酶(GALE)突变引起的常染色体隐性遗传病,导致高血清半乳糖(可通过尿液半乳糖醇进行测定)。在较常见的 GALT 缺乏症中,可表现为呕吐、发育不良、肝脏疾病和嗜睡,症状可能在儿童开始饮用全脂牛奶时变得明显[23,9,5]。一般来说,这些患者在发展为白内障之前就已经有了全身症状。这些患者应该接受尿还原性物质的筛查。红细胞半乳糖激酶也能识别较不常见的 GALK1 缺乏症[5]。Sengers 综合征是一种与心肌病相关的代谢紊乱(酰基甘油激酶 AGK 基因突变,染色体 7q34),无症状和未确诊的病例可通过胸部 X 线发现心脏扩大。轮辐状皮质性白内障也可在溶酶体贮积症(甘露糖苷贮积症和伴 X 染色体遗传 Fabry 病)中看到,虽然这些通常在婴儿身上看不到。

Cat-Map(http://cat-map.wustl.edu/)是一个在线染色体图谱和参考数据库,用于研究人类和其他特定动物的遗传性和年龄相关性白内障[24]。Hejtmancik 还详细总结了与先天性白内障相关的不同类型的基因[13]。在将来,有可能利用新一代测序技术发现更多有关散发性白内障的遗传原因[20]。

病例 1

1 名出生 11 天的足月女婴在接受新生儿筛检时双眼出现异常红光反射,经儿科医生转诊至小儿眼科医生。她的姐姐、父亲和奶奶都有先天性白内障的病史,并且他们在很小时就接受了手术。患儿全身及眼部外观无明显异常,双眼能自发睁眼,对光眨眼反射正常。眼部检查:双眼角膜透明,直径正常(约 10mm)。结膜白色,无充血。瞳孔对光反射正常,无传入障碍。虹膜呈蓝色,瞳孔圆,无虹膜粘连或永存性虹膜胚胎血管。便携式裂隙灯检查眼前段显示双眼中央核性白内障,直径 4mm(图 4.1),周边晶状体透明。指压法测量眼内压,双眼触诊柔软。眼底散瞳检查显示视神经正常,无永存性胚胎血管,黄斑、眼底血管和周边网膜正常。

因为患儿无其他症状并有明确的遗传性白内障家族病史,所以没有做额外的检查。患儿在出生第 4 周行双眼 23G 白内障摘除术及后囊连续环形撕囊术和前段玻璃体切割术。手术顺利,患儿未植入人工晶状体。在术后第 5 天,患儿佩戴了无晶状体软性角膜接触镜(Silsoft 基弧 7.5,直径 11.3mm,每眼度数为+29.00D)。

评论:在这个病例中,患儿的儿科医生早期诊断出其双眼白内障并将其及时转诊,可能是由于患儿有很强的家族病史。对于有明确家族史的患儿没有必要行更多的检查,但如果有需要可以进行基因检测。

病例 2

1 名 13 天大的足月女婴在眼科检查白瞳症后发现患有先天性白内障。其父母表述,她出生后双眼都有"白色瞳孔",但对光有反应。没有儿童白内障的家族史。

母亲妊娠期间无宫内感染史。患儿在其他医院经阴道自然分娩,分娩期间其出现心率

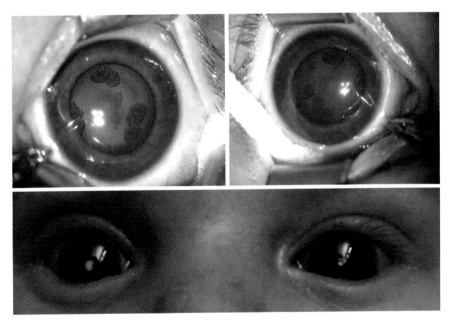

图 4.1　病例 1 双眼遗传性白内障的术中照片,右眼和左眼可见中央核性混浊伴有周围空泡。

减慢、缺氧性脑病并接受了亚低温治疗(排除败血症),心电图提示室上性心动过速(SVT),经索他洛尔治疗得以成功控制,并于出生后第 4 天行超声心动图,提示卵圆孔未闭,但心脏解剖和收缩功能正常。查体:面部容貌正常,无畸形,双侧对称。眼部体征:双眼对光眨眼反射不可靠,瞳孔很小,对光反应微弱,双眼红光反射未见。手电筒检查显示双眼角膜透明(9mm)和前房正常,伴有中央致密白色白内障和瞳孔扩张不良(图 4.2)。后极部窥不入;B 超显示视网膜有附着物,玻璃体透明,未见肿块。由于缺乏儿童白内障的家族史,我们对其进行了全身的感染、代谢和遗传检查。

遗传学和新陈代谢专家组对患儿进行了基因和代谢相关产物检查,包括非常规代谢相关评估,如半乳糖血症(尿半乳糖醇)和 Lowe 综合征(尿和血氨基酸、血清电解质)。在马萨诸塞州要求的新生儿筛查中包含 32 种异常,详情可见新英格兰新生儿筛查计划[25]。专家组没有发现任何额外的畸形现象,并要求进行白内障基因检测套组检查(GeneDx, https://www.genedx.com/test-catalog/available-tests/cataract-panel/)。该专家组使用的检测套组预计能检测出已知与白内障有关的大多数基因覆盖区域中 99% 以上的基因序列变异。该患儿的主要内在蛋白(MIP)基因发生了杂合突变,被报告为“可能的致病变异——与常染色体显性 MIP 相关白内障的诊断最可能一致。” MIP 基因编码了晶状体纤维膜的主要内在蛋白,也被称为水通道蛋白-0(AQP0)。MIP 属于水通道中的水通道蛋白家族。它与晶状体皮质纤维细胞膜的水分子跨膜运输有关,并可能参与纤维-纤维间的黏合,这些功能对保持晶状体透明很重要[26]。遗传学专家组确定,这种突变最有可能是患儿白内障的病因,但并不能作为患儿室上性

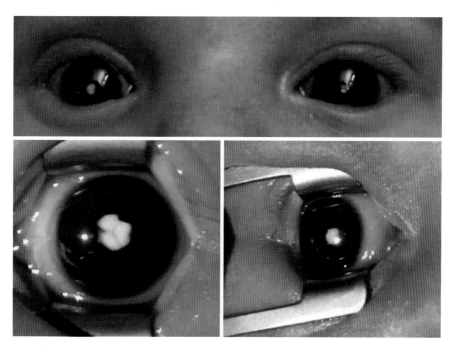

图 4.2　上方照片显示病例 2 患者术前瞳孔缩小伴致密白色中央性白内障。下方照片显示同一患者的术中致密的白色白内障,左侧大于右侧,瞳孔扩张不良。

心动过速和需要压低温治疗的围生期应激病史的统一诊断。专家组建议监测患儿头围,如果患儿出现不均衡的生长或颅缝早闭,他们会重新评估导致患儿一系列症状的其他遗传原因。

在出生 34 天时,该患儿接受了双眼 20G 白内障摘除术及后囊连续环形撕囊术和前段玻璃体切割术。患儿未植入人工晶状体,并在接下来的 1 周,患儿每只眼睛都被要求佩戴无晶状体角膜接触镜(Silsoft 基弧 7.5,直径 11.3mm,每眼度数为+32.00D)。

评论:一旦婴儿被诊断为双眼非家族性白内障,在进行手术之前,我们建议先由儿科医生确认这个患儿无其他全身症状,无畸形。如果有任何综合征性或代谢性白内障诊断的考虑,建议转诊至遗传学家并对其进行进一步的针对性检查。如果婴儿无其他问题,也应确认新生儿筛查测试是否已经排除了那些可能需要干预的或增加麻醉和手术风险的情况。表 4.1 列出了可以在这些患者中鉴别出的典型的和较常见的疾病。

儿童白内障的发生率为 0.01%~0.15%,其中 60% 为双眼发病[9]。详细的家族史(可能需要对家族成员进行检查)、产前病史和当前的健康史是很重要的。与儿科医生合作,以确定是否需要进一步检测代谢性、遗传性或综合征性疾病,这对成功的疾病管理至关重要。一个全面的眼科检查和体格检查的完成,可以为白内障病因的确定和针对性检查提供有用的线索。当出现潜在的系统性疾病时,需要注意识别和治疗。可以使用基因检测,或许可以帮助

表 4.1 双眼婴儿期白内障的辅助检查分步过程

病史	询问产前或产后暴露、感染、创伤的情况	
	检查父母和兄弟姐妹以确定遗传病因	
	与儿科医生沟通,了解在新生儿筛查中做了哪些检查,以及如果对于任何相关的医疗问题有疑问时	
体格检查和系统关联	畸形面容或其他器官系统	
	发育不良	
	发育迟缓	
实验室检查[a]	传染性	弓形虫病、风疹、巨细胞病毒、单纯疱疹、梅毒(VDRL)的抗体滴度
	代谢性	半乳糖血症:尿还原性物质;红细胞半乳糖激酶(GALK1 缺乏较少见)
		Lowe 综合征:尿和血氨基酸;血清电解质
		其他:葡萄糖、钙、磷
		胸片:心肌病(Sengers 综合征)
基因检测	二代测序技术[b]	
	GeneDX 白内障基因检查套组	

转载自 Vanderveen[5],已得到 Elsevier 的许可。

[a] 不包括在新生儿筛查中。

[b] Musleh 等[20]。

确定"特发性"病例的原因。

（梁健恒 译　王勇 校）

参考文献

1. Gilbert C, Foster A. Childhood blindness in the context of VISION 2020: the right to sight. Bull World Health Organ. 2001;79:227–32.
2. Lambert SA. Infantile cataracts. Surv Ophthalmol. 1996;40(6):427–58.
3. Apple DJ, Ram J, Foster A, Peng Q. Elimination of cataract blindness: a global perspective entering the new millennium. Surv Ophthalmol. 2000;45(Suppl 1):S1–196.
4. Trivedi RH, Wilson ME. Epidemiology of pediatric cataracts and associated blindness. In: Pediatric cataract surgery techniques, complications and management. Philadelphia: Lippincott Williams and Wilkins; 2005. p. 18.
5. Vanderveen D. Congenital and childhood cataracts. In: Miller J, Albert DM, editors. Albert and Jacobiec's principles and practice of ophthalmology. 3rd ed. Philadelphia: Saunders Elsevier; 2008. p. 4213–23.
6. Birch EE, Cheng C, Stager DR Jr, Weakley DR Jr, Stager DR Sr. The critical period for surgical treatment of dense congenital bilateral cataracts. J AAPOS. 2009;13(1):67–71.
7. Nihalani B. Pediatric genetic disorders of lens. J Pediatr Genet. 2014;3(4):219–27.
8. Krishnamurthy R, VanderVeen DK. Infantile cataracts. Int Ophthalmol Clin. 2008;48(2):175–92.
9. Trumler A. Evaluation of pediatric cataracts and systemic disorders. Curr Opin Ophthalmol. 2011;22(5):365–79.
10. Lambert S. Childhood cataracts. In: Hoyt CT, editor. Pediatric ophthalmology and strabismus. 4th ed. Edinburgh: Elsevier; 2012. p. 339–52.
11. Johnson DA, Parks MM. Cataracts in childhood: prognosis and complications. Semin Ophthalmol. 1991;6(4):201–11.
12. Messina-Baas O, Cuevas-Covarrubias SA. Inherited Congenital Cataract: A Guide to Suspect the Genetic Etiology in the Cataract Genesis. Mol Syndromol. 2017;8(2):58–78.
13. Hejtmancik J. Congenital cataracts and their molecular genetics. Semin Cell Dev Biol. 2008;19(2):134–49.
14. Haargaard B, Wohlfahrt J, Fledelius HC, Rosenberg T, Melbye M. A nationwide Danish study of 1027 cases of congenital/infantile cataracts: etiological and clinical classifications. Fortschr Ophthalmol. 2004;111(12):2292–8.
15. Lim Z, Rubab S, Chan YH, Levin AV. Pediatric cataract: the Toronto experience-etiology. Am J Ophthalmol. 2010;149(6):887–92.
16. Ma A. Sporadic and familial congenital cataracts: mutational spectrum and new diagnoses using next-generation sequencing. Hum Mutat. 2016;37(4):371–84.
17. Merin S, Crawford JS. The etiology of congenital cataracts: a survey of 386 cases. Can J Ophthalmol. 1971;6(3):178–82.
18. Bhandari R, Ferri S, Whittaker B, Liu M, Lazzaro DR. Peters anomaly: review of the literature. Cornea. 2011;30(8):939–44.
19. Reis LM, Tyler RC, Abdul-Rahman O, Trapane P, Wallerstein R, Broome D, Hoffman J, Khan A, Paradiso C, Ron N, Bergner A. Mutation analysis of B3GALTL in Peters plus syndrome. Am J Med Genet A. 2008;146A:2603–10.
20. Musleh M, Hall G, Lloyd IC, Gillespie RL, Waller S, Douzgou S, Clayton-Smith J, Kehdi E, Black GC, Ashworth J. Diagnosing the cause of bilateral paediatric cataracts: comparison of standard testing with a next-generation sequencing approach. Eye (Lond). 2016;30:1175–81.
21. Wirth MG, Russell-Eggitt IM, Craig JE, Elder JE, Mackey DA. Aetiology of congenital and paediatric cataract in an Australian population. Br J Ophthalmol. 2002;86(7):782–6.
22. GHR. What disorders are included in newborn screening? Retrieved from genetics home reference 2019. https://ghr.nlm.nih.gov/primer/newbornscreening/nbsdisorders.
23. Cordes F. Galactosemia cataract: a review. Am J Ophthalmol. 1960;50:1151.
24. Shiels A, Bennett TM, Hejtmancik JF. Cat-Map: putting cataract on the map. Mol Vis. 2010;16:2007–15.
25. NENSP. Required disorders. Retrieved from New England Newborn Screening Program. n.d. https://nensp.umassmed.edu/node/6.
26. Shentu XQ. Identification and functional analysis of a novel MIP gene mutation associated with congenital cataract in a Chinese family. PLoS One. 2015;10(5):e0126679.

第 **5** 章

后天性白内障

David George Morrison, Allison Carol Umfress

后天性白内障的一般检查

白内障是引起全世界儿童可治疗性视力障碍最常见的病因,在美国,每年约有 500 名儿童患白内障。据报道,儿童白内障的患病率为 1/10 000~15/10 000[1]。在评估儿童后天性白内障时,需要考虑几个因素。其中一个因素是,和所有疾病一样,病史询问至关重要。白内障可以遗传,可以继发于其他疾病,也可以是先天性的。尽管许多遗传性白内障在出生时就存在,但如后锥形晶状体混浊和晶状体板层混浊等在出生时视轴区域相对清晰,直到儿童后期白内障加重才能得以诊断。对于这类晶状体混浊,注重询问家族史能够帮助临床医生在诊疗过程中进行针对性的检查。

一些综合征性疾病,如 21-三体综合征、Lowe 综合征和强直性肌营养不良都可能导致后天性白内障的形成。因此,在评估儿童后天性白内障时,仔细的病史询问和对全身综合征性疾病的评估非常重要。

许多全身性疾病都与白内障的发生有关,其中半乳糖血症是与白内障发生相关的典型全身性疾病:由于缺乏半乳糖分子代谢所需的酶,代谢物聚集在晶状体中,形成"油滴状"白内障。虽然半乳糖血症是正常新生儿保育检查的一部分,但如果在出院前婴幼儿没有接受足够的母乳喂养,则可能会导致漏诊。另外,1 型糖尿病(T1DM)也可导致后天性白内障。

对于不明原因的双眼后天性白内障需要进行代谢相关检查,如包括随机血糖和红细胞半乳糖-1-磷酸在内的血生化全项检查。根据其他可疑诊断补充额外的实验室检查,如脂肪酸和过氧化物酶体、极长链脂肪酸(VLCFA)、血浆氨基酸谱、血浆和血清胆固醇水平,甚至进行基因检测。罕见的过氧化物酶体代谢紊乱,包括 Zellweger 综合征、Refsum 病或伴 X 染色体遗传肾上腺脑白质营养不良,可通过血清 VLCFA 水平升高辅助诊断。Refsum 病是一种由植酸的 α 氧化降解不足而导致植烷酸在过氧化物酶体中代谢障碍,从而在全身组织(包括晶状体、视网膜和玻璃体)中贮积的进行性神经系统疾病,可通过血清中植酸水平的升高进行辅助诊断。上述综合征性疾病的重症病例可表现为智力障碍、肌张力减退和癫痫发作,但在疾病早期可能仅出现白内障、软骨发育不良或颅面畸形等细微的表现。Lowe 综合征(眼脑肾综合征)是一种罕见的伴 X 染色体隐性遗传疾病,可表现为白内障、肌张力减退、智力障碍、近端肾小管酸中毒、氨基酸尿和蛋白尿,可通过检查尿液或血浆氨基酸水平来辅助诊断。

最后,许多后天性白内障还可能继发于其他眼科疾病,医生在检查过程中应注意患儿是否有其他的眼前段或眼后段病变,这对确定白内障的病因和进一步治疗方案的制订至关重要。葡萄膜炎合并青少年特发性关节炎(JIA)是与眼前段炎症相关的白内障形成的最常见病因。不过,任何形式的感染性或非感染性眼部炎症都可能导致白内障的形成。同时,治疗此类炎症性疾病的药物,特别是全身使用类固醇激素,很可能会导致后囊下白内障。

伴有眼前节异常的白内障

当考虑患儿为后天性白内障时,应仔细检查其眼前节情况以协助了解白内障的病因。在眼前节疾病中,最容易继发白内障的疾病为 JIA 继发的眼内炎症。慢性葡萄膜炎患儿的白内障发生率高达 70%[2],对于患有葡萄膜炎的儿童,白内障可能继发于炎症本身,也可能继发于使用类固醇进行治疗而诱发的医源性白内障,又或者两者兼有。然而,随着类固醇替代药物的普及,通过对 JIA 患儿常规的葡萄膜炎筛查提高早期诊断率,此类患者后天性白内障的发生率和严重程度得到了降低。

由类固醇引起的白内障通常表现为后囊下型白内障。角膜后沉着物、前房细胞和闪辉、虹膜后粘连、虹膜萎缩、玻璃体细胞或薄雾、玻璃体雪球或雪堆样混浊、血管炎或脉络膜视网膜病变等眼部体征均提示有炎症病史。对于此类患者,一方面,相关的眼部炎症表现使白内障手术操作更具挑战性,多需行白内障摘除术联合虹膜粘连分离术。另一方面,患者发生术后并发症,如眼内炎、青光眼、视网膜脱离等的风险也更高[3-6]。

外伤是导致儿童单侧视力丧失最常见的原因。与女童相比,男童更容易受外伤。外伤通常发生在体育活动中,其次是社会环境导致的外伤,如鞭炮炸伤、玩具枪弹弹伤、交通事故中汽车安全气囊撞伤和玻璃扎伤。眼球的钝挫伤和穿透伤都会导致白内障的形成。典型的钝挫伤导致的白内障表现为晶状体后部稳定性或进展性放射状混浊;眼球穿透伤则会导致更多维度的晶状体改变,在晶状体囊破裂的情况下晶状体会迅速混浊。眼部外伤的表现为角膜或巩膜裂伤、悬韧带离断、房角后退、前房积血、角膜血染和虹膜周边前粘连(图5.1)。接诊时通过对患儿仔细的眼部检查可以帮助发现残留的眼部或眼眶异物以及眼球的开放性损伤。

儿童外伤性白内障的治疗取决于受伤的年龄、弱视的进展、白内障持续的时间、相关眼外伤的情况、晶状体后囊的完整性、前房角的结构和悬韧带的状态等。

少数儿童的后天性白内障可能继发于隐匿性的眼病, 如眼内肿瘤或慢性视网膜脱离,以及在病程后期才出现晶状体混浊的先天性疾病。2 型神经纤维瘤病通常与后囊下型白内障有关,Lisch 结节或 café au lait 斑可以帮助诊断。Wilson 病可表现为"向日葵样"白内障和

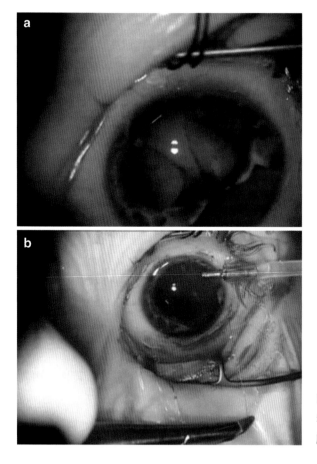

图 5.1　外伤性白内障虹膜根部离断术前(a)和术后(b)行晶状体摘除术联合 McCannel 虹膜根部离断修复术。

Kayser–Fleischer 环。特应性皮炎可伴有典型的前囊膜下盾牌状白内障、眼周皮炎、结膜炎和角膜炎。放射性白内障的患儿通常因存在严重的眼表疾病而不太耐受角膜接触镜，因此应更多考虑行人工晶状体植入术。

病例 1

患儿女，11 岁，因双眼白内障而从眼底科转诊。患儿有 HLA–B27 相关的双眼慢性前葡萄膜炎病史。既往使用局部皮质类固醇滴眼液、口服泼尼松和右眼玻璃体腔注射类固醇治疗，现口服免疫抑制剂甲氨蝶呤和阿达木单抗控制炎症。在眼内炎症控制了 6 个月后发现白内障，其他方面无特殊病史。风湿免疫学检查均为阴性。

视力：右眼 20/200，左眼 20/20。眼球运动良好，双侧瞳孔等大、等圆，对光反射灵敏。眼前段检查显示双眼前房深而清亮，双眼虹膜后粘连，核性白内障，右眼较左眼明显(图 5.2)。

接着对患儿进行了右眼白内障摘除术联合人工晶状体植入术，并在手术当天进行了口服泼尼松、静脉注射地塞米松的治疗。人工晶状体被植入囊袋内，手术顺利而无并发症。术后患儿恢复良好，但术后 6 个月出现了后囊下混浊，并行 YAG 激光后囊切开，在术后的随访中患儿的视力恢复到了 20/25。

评论：本病例描述了儿童最常见的后天性白内障类型——由葡萄膜炎继发的白内障，

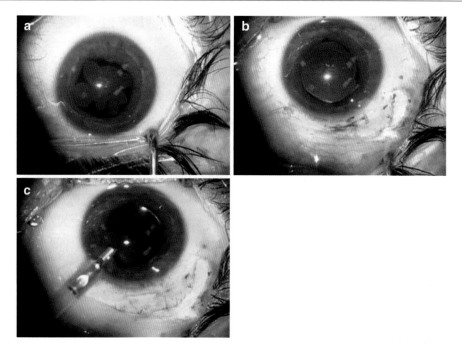

图 5.2　(a)散瞳后见虹膜后粘连。(b)粘连松解及撕囊后。(c)人工晶状体植入术后。

其通常与 JIA、中间葡萄膜炎或后葡萄膜炎有关。若患儿存在葡萄膜炎并发白内障的情况，建议白内障的手术时机推迟至控制葡萄膜炎至少 3 个月后，并在围术期使用类固醇类药物[3,7]。在上述病例中，患儿的手术是在控制葡萄膜炎 6 个多月后进行的。

　　一些研究表明，在白内障围术期内使用皮质类固醇和免疫抑制剂，能够在降低并发症发生率的同时改善术后视力[8,9]。研究者阐述了类固醇在围术期的用法：术前 2~4 天口服泼尼松，术后 1~4 周减量服用[10-15]。在传统意义上，因有形成炎性假膜的风险，葡萄膜炎患者不宜进行人工晶状体植入[16]。然而，随着围术期炎症控制的进展，目前已成功开展葡萄膜炎患者人工晶状体的植入(更多信息请参阅第 21 章)[8,9,13,17-19]。在随访的 5 年时间内，该患者进行了睫状体平坦部玻璃体切割术，以清除玻璃体混浊和致密后囊混浊(PCO)，最佳矫正视力仍保持在 20/25，也没有出现人工晶状体植入相关的并发症。

病例 2

　　患儿男，3 岁，平素身体健康，家长主诉近几个月来，与其他家庭成员相比，患儿看电视模糊不清，前往视光师处就诊，因双眼晶状体混浊，视光师转诊行双眼白内障评估。

　　右眼中心稳定注视，但不能维持，左眼中心稳定固视。未见两眼底红光反射。裂隙灯检查：双眼晶状体后部白色混浊，右侧较左侧更明显。B 超显示双眼视网膜平伏，未见明显肿块。

　　进一步治疗方案拟于 1 个月后行白内障摘除术，术中摘除晶状体后发现患儿玻璃体有致密混浊并遮盖眼底红光反射。因此，对患儿进行了全血计数、血生化、弓形虫滴度、弓蛔虫滴度、梅毒、莱姆病滴度、Quantiferon Gold 检测和胸部 X 线片检查,上述检查结果均为阴性。患儿术后恢复良好,进一步眼底科诊疗。

上述病例中,患儿完善了各项检查仍未找到白内障的病因,最终诊断为双眼慢性全葡萄膜炎。随后患儿进行了右眼玻璃体切割术,左眼白内障摘除术,并在眼底科和风湿免疫科专家的指导下开始使用甲氨蝶呤控制眼内炎症。

评论:在这个病例中,白内障为眼内炎症首要表现出来的症状,并且在前期并未被诊断出来。对于后天性白内障的患儿,需要通过详细的病史询问和裂隙灯检查来进行葡萄膜炎的排查。JIA 是儿童最常见的慢性葡萄膜炎,通常表现为前葡萄膜炎。然而,后葡萄膜炎在儿童葡萄膜炎病例中所占比例明显高于成人[20],尤其在幼儿中后葡萄膜炎更为常见[21]。在非典型白内障病例中,应考虑包括弓形虫病、弓蛔虫病、结节病、肺结核、肾小管间质性肾炎和葡萄膜炎、梅毒和单纯疱疹等能引起眼部炎症的疾病。尤其是结节病,是儿童眼部炎症的一个更常见原因,通常也表现为前葡萄膜炎[22]。

无眼前节异常的白内障

未合并眼部异常的后天性白内障较为少见,所以临床病史的询问和全身性疾病的排查对明确白内障的病因有重要意义。

必须考虑儿童后天性白内障是否为全身代谢性疾病所致,糖尿病是儿童后天性白内障最常见的代谢性疾病之一,其他较少见的代谢性疾病也应注意鉴别。若相关的全身代谢紊乱疾病,如脂质紊乱、过氧化物酶代谢障碍、Lowe 综合征和 Hallermann–Streiff 综合征的表现和体征不典型,可以通过二代测序技术来明确诊断。

其他后天性白内障可能为医源性的,如使用全身性类固醇激素后的白内障或继发于玻璃体切割术的白内障。虽然全身性类固醇激素的使用一般很少导致儿童白内障的发生,但在大剂量口服皮质类固醇来治疗葡萄膜炎或自身免疫性疾病的情况下,白内障的发生率较高,而使用吸入性皮质类固醇治疗小儿哮喘与白内障的发生无关[23]。其他全身性用药物,如局部抗胆碱酯酶药物和全身使用的吩噻嗪类药物与儿童白内障的发生关系不大。玻璃体切割术后白内障的发生率高达 60%。

病例 3

患儿女,3 岁,2~3 周前因发现右眼底异常红光反射而由其儿科医生转诊。既往有感音神经性聋和先天性肌张力减退病史,曾行人工耳蜗植入术。遗传学检查阴性。

视力:右眼追光,不存在固视或跟随运动;左眼中心稳定固视,保持良好的固视和跟随运动。裂隙灯检查:双眼晶状体混浊,右眼较左眼明显。右眼眼底检查无法进行,左眼视神经和眼底检查正常。B 超显示双眼视网膜平伏,无明显肿块。

接着患儿进行了右眼白内障摘除术联合人工晶状体植入术,术中快速实验室检查包括血生化(CMP)、红细胞半乳糖-1-磷酸、过氧化物酶体、脂肪酸、VLCFA 和植酸、血浆氨基酸和血浆酰基胆碱酯酶,其结果均为阴性。然而,其 CMP 快速血糖为 203,被诊断为 1 型糖尿病。由此可推测,患儿的白内障是由糖尿病高渗导致的晶状体液化而形成的。

评论:在这个病例中,白内障继发于 1 型糖尿病并表现为首发症状。全世界大约有 50 万儿童受到 1 型糖尿病(T1DM)的影响[25]。0.7%~3.4% 的糖尿病患儿会继发白内障,典型的混浊表现为双眼皮质雪花状沉积物[25,26]。在大多数 T1DM 的儿童患者中,要么已经存在糖尿病性白内障,要么在 T1DM 确诊的 6 个月内出现糖尿病性白内障[25]。这与糖尿病相关的其他眼部表现(如糖尿病视网膜病变)正好相反:糖尿病视网膜病变一般在青春期前不会出现,因此不建议在 10 岁前对其进行筛查[27,28]。

病例 4

患儿男,5 岁,白血病患者,其母亲主诉近 2 个月来发现患儿右眼出现了内斜视。既往无相关眼部疾病史,并且患儿通过了在学校的视力筛查,但当地的验光师考虑其疑似双眼白内障,并将其转诊以进行疾病评估。

视力:右眼手动,左眼 20/60,存在可变小角度右眼内斜视。裂隙灯检查:右眼致密白色皮质性白内障。左眼轻微皮质混浊,中央透明。右眼底红色反射消失,眼底窥不清。B 超显示视网膜平伏,无肿块。左侧散瞳后眼底无明显异常。

患儿进行了右眼白内障摘除术联合人工晶状体植入术。术后恢复良好,随访 6 个月,右眼视力提高到 20/60,左眼视力为 20/40,并进一步行弱视训练。8 岁时,左眼视力下降到 20/250,并伴有白内障加重,随即进行左眼白内障摘除术。术中发现左眼为后锥形晶状体伴皮质、后囊膜混浊及瘢痕(图 5.3)。

评论:后锥形晶状体是一种罕见的由晶状体后囊突出引起的疾病,发生率约为 1/100 000[29-31],通常表现为单眼发病,但散发性、家族性和双侧性的病例均有报道[32]。最初,后锥形晶状体在视网膜检影上可看到油滴反射,晶状体中心区域的异常突出导致极度近视的焦点。白内障在出生时通常并不存在,但随着年龄的增长,晶状体内压力增加导致白内障进展。白内障进展较缓慢,并且晶状体相对透明,从而患儿无明显症状。部分患者会出现自发性晶状体囊破裂而导致全晶状体快速混浊。对于这种短时间全晶状体混浊的病例,可能直到手术时才能确定病因。

先天性白内障在出生时就存在。后天性白内障可继发于药物或毒物暴露、其他眼部疾病、眼部外伤,或继发于以晶状体混浊为表现的全身性疾病。对于后天性白内障的治疗,应首先注重对潜在病因的排查,眼前节相关体征可以协助诊断。在其他眼科检查正常的情况下,临床病史、既往病史、用药史和中毒史对明确诊断至关重要。对于大多数 1 岁以上的儿童来说,行白内障摘除术时都应尽可能地植入人工晶状体,通过及时的手术干预配合后续的弱视治疗能够提高后天性白内障患儿的视力。

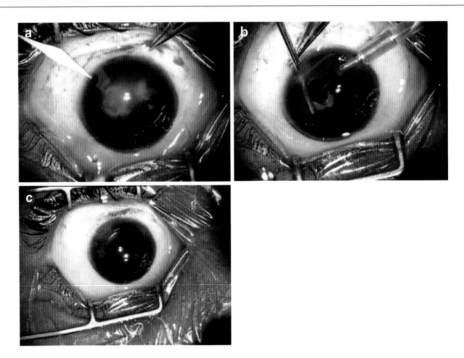

图 5.3 （a）继发性白内障的术前。（b）摘除晶状体，显示后囊缺损。（c）后囊切开，睫状沟植入三片式人工晶状体。

（冯希 译 王勇 校）

参考文献

1. Foster A, Gilbert C, Rahi J. Epidemiology of cataract in childhood: a global perspective. J Cataract Refract Surg. 1997;23(Suppl 1):601–4.
2. Kump LI, Cervantes-Castaneda RA, Androudi SN, Foster CS. Analysis of pediatric uveitis cases at a tertiary referral center. Ophthalmology. 2005;112(7):1287–92.
3. Foster CS, Fong LP, Singh G. Cataract surgery and intraocular lens implantation in patients with uveitis. Ophthalmology. 1989;96(3):281–8.
4. Flynn HW Jr, Davis JL, Culbertson WW. Pars plana lensectomy and vitrectomy for complicated cataracts in juvenile rheumatoid arthritis. Ophthalmology. 1988;95(8):1114–9.
5. Kanski JJ, Shun-Shin GA. Systemic uveitis syndromes in childhood: an analysis of 340 cases. Ophthalmology. 1984;91(10):1247–52.
6. Quinones K, Cervantes-Castaneda RA, Hynes AY, Daoud YJ, Foster CS. Outcomes of cataract surgery in children with chronic uveitis. J Cataract Refract Surg. 2009;35(4):725–31.
7. Foster CS, Rashid S. Management of coincident cataract and uveitis. Curr Opin Ophthalmol. 2003;14(1):1–6.
8. Lundvall A, Zetterstrom C. Cataract extraction and intraocular lens implantation in children with uveitis. Br J Ophthalmol. 2000;84(7):791–3.
9. Lam LA, Lowder CY, Baerveldt G, Smith SD, Traboulsi EI. Surgical management of cataracts in children with juvenile rheumatoid arthritis-associated uveitis. Am J Ophthalmol. 2003;135(6):772–8.
10. Diamond JG, Kaplan HJ. Lensectomy and vitrectomy for complicated cataract secondary to uveitis. Arch Ophthalmol. 1978;96(10):1798–804.
11. Pezzi PP, Moncada A, Torce MC, Santillo C. Causes of reduced visual acuity on long-term follow-up after cataract extraction in patients with uveitis and juvenile rheumatoid arthritis. Am J Ophthalmol. 1993;115(6):826–7.
12. Foster CS, Barrett F. Cataract development and cataract surgery in patients with juvenile rheumatoid arthritis-associated iridocyclitis. Ophthalmology. 1993;100(6):809–17.
13. Probst LE, Holland EJ. Intraocular lens implantation in patients with juvenile rheumatoid arthritis. Am J Ophthalmol. 1996;122(2):161–70.

14. Gombos K, Jakubovits E, Kolos A, Salacz G, Nemeth J. Cataract surgery anaesthesia: is topical anaesthesia really better than retrobulbar? Acta Ophthalmol Scand. 2007;85(3):309–16.
15. Paikos P, Fotopoulou M, Papathanassiou M, Choreftaki P, Spyropoulos G. Cataract surgery in children with uveitis. J Pediatr Ophthalmol Strabismus. 2001;38(1):16–20.
16. Friling R, Kramer M, Snir M, Axer-Siegel R, Weinberger D, Mukamel M. Clinical course and outcome of uveitis in children. J AAPOS. 2005;9(4):379–82.
17. BenEzra D, Cohen E. Cataract surgery in children with chronic uveitis. Ophthalmology. 2000;107(7):1255–60.
18. Nemet AY, Raz J, Sachs D, et al. Primary intraocular lens implantation in pediatric uveitis: a comparison of 2 populations. Arch Ophthalmol. 2007;125(3):354–60.
19. Petric I, Loncar VL, Vatavuk Z, Ivekovic R, Sesar I, Mandic Z. Cataract surgery and intraocular lens implantation in children with juvenile rheumatoid arthritis associated uveitis. Coll Antropol. 2005;29(Suppl 1):59–62.
20. Holland GN, Stiehm ER. Special considerations in the evaluation and management of uveitis in children. Am J Ophthalmol. 2003;135(6):867–78.
21. Kimura SJ, Hogan MJ. Uveitis in children: analysis of 274 cases. Trans Am Ophthalmol Soc. 1964;62:173–92.
22. Hoover DL, Khan JA, Giangiacomo J. Pediatric ocular sarcoidosis. Surv Ophthalmol. 1986;30(4):215–28.
23. Childhood Asthma Management Program Research Group. The Childhood Asthma Management Program (CAMP): design, rationale, and methods. Control Clin Trials. 1999;20(1):91–120.
24. Blodi BA, Paluska SA. Cataract after vitrectomy in young patients. Ophthalmology. 1997;104(7):1092–5.
25. Simunovic M, Paradzik M, Skrabic R, Unic I, Bucan K, Skrabic V. Cataract as early ocular complication in children and adolescents with type 1 diabetes mellitus. Int J Endocrinol. 2018;2018:6.
26. Falck A, Laatikainen L. Diabetic cataract in children. Acta Ophthalmol Scand. 1998;76(2):238–40.
27. Hietala K, Harjutsalo V, Forsblom C, Summanen P, Groop PH, Flnndlane Study Group. Age at onset and the risk of proliferative retinopathy in type 1 diabetes. Diabetes Care. 2010;33(6):1315–9.
28. Donaghue KC, Wadwa RP, Dimeglio LA, ISPAD Clinical Practice Consensus Guidelines 2014, et al. Microvascular and macrovascular complications in children and adolescents. Pediatr Diabetes. 2014;15 Suppl 20:257–69.
29. Meyer F. Lenticonus posterior. Abl Augent. 1888;12:41.
30. Gibbs ML, Jacobs M, Wilkie AO, Taylor D. Posterior lenticonus: clinical patterns and genetics. J Pediatr Ophthalmol Strabismus. 1993;30(3):171–5.
31. Cheng KP, Hiles DA, Biglan AW, Pettapiece MC. Management of posterior lenticonus. J Pediatr Ophthalmol Strabismus. 1991;28(3):143–9. discussion 150.
32. Franceschetti A, Rickli H. Posterior (eccentric) lenticonus; report of first case with clinical and histological findings. AMA Arch Ophthalmol. 1954;51(4):499–508.

第 6 章

术前检查

Brita S. Rook，Scott A. Davis

适当的术前咨询、规划和管理策略需要关注围绕儿童白内障患者的诸多因素。对这些患者而言，周全的治疗要考虑到患者所有可能的医疗和手术需求。手术的时机、手术规划的讨论、术前生物测量以及解决术后预期(无晶状体眼角膜接触镜相较于眼镜)都是需要考虑的重要因素。这一切都从术前访问开始。

历史

首先，获得一份完整的病史对于了解白内障可能的病因和视力影响是至关重要的。病史的相关信息包括产前和围生期病史、种族、性别、母亲感染史(TORCH 感染)、眼外伤史和儿童白内障家族史。JIA 的病史可提示白内障继发于葡萄膜炎和(或)长期使用糖皮质激素。此外，应明确出现视觉症状的年龄和既往眼科检查的变化。询问父母关于患儿的视觉感知十分重要，因为这可以提供关于白内障持续时间和视觉上显著性的线索。约 1/3 的白内障是遗传的，因此检查父母的眼部情况对于诊断是有益的，可以避免不必要的检查[1]。

检查

一进入儿童患者的病房，就可以开始收集关于视觉行为和眼位的信息。这些观察很容易实现，甚至不需要接近患者。

使用直接检眼镜来观察红光反射是其中一个有用的技巧。这是一种非常快速地检测，这种检测不需要患者太多的配合，但可以提供很多有关屈光间质混浊的信息。布鲁克纳试验可用于比较两种反射，从而可以使检查者能够估计由白内障产生的视觉影响。在观察红光反射时，还可以判断白内障的位置以及它是否位于视轴上。

虽然红光反射检查可以快速提示晶状体混浊的存在，但仍需要进一步的检查来确定白内障的视觉影响。对幼童的视觉功能进行精准的评估是一个很大的挑战。通常情况下，患者年龄越大，配合度越高，医生越有可能获得准确的视力。即使是一个挑战，但并非在幼儿或婴儿中不能获得良好的检查。应允许儿童参加检查。使用玩具和其他吸引注意力的道具,比如"会叫的狗",来帮助评估视觉功能。来自医生和家庭成员的鼓励可以促进患儿更好的配合,从而得到更好的检查结果。在解释检查结果时,应注意患者对检查的参与度也是一个重要的考虑因素。

为了评估语言前儿童的视觉功能,应检查每只眼的固视状态和跟随行为。在检查中,如果使用眼罩遮盖优势眼后,可能会引起患儿强烈的负面反应,则表明这只眼视力不佳。当然,这是假设对非优势眼遮挡的反对最小。诱导斜视试验对非斜视患者也很有用。通过在一只眼的前面放置一个 20 棱镜度的底朝下的棱镜,一次一个,允许几秒钟来确定儿童是否注视第二影像。棱镜的数量足以为儿童提供两个像以及两个角膜反光点,以便检查者确定哪只眼用于固视[2]。在斜视患者中,固视偏好可以通过定量非优势眼维持固视的时间来确定。这意味着,当遮盖被打开时,固视将立即从非优势眼转换回优势眼,这表明了非常强烈的固视偏好。有时,非优势眼可以在取下眼罩后持续固视几秒钟,或者持续固视到眨眼,仍然显示出对另一眼的偏好,但并未完全失去固视。在这一年龄段,使用优先观看技术,比如 Teller 视力卡,也具有良好的可靠性。

在语言儿童中,进行视力测试可以使用 HOTV 匹配、LEA 符号或 Snellen 视力测试。每只眼都应使用眼罩遮挡,并用上述一种模式分别进行远视力测试。如果一只眼的视力优于另一只,而你不确定该结果的可靠性,那么在复诊时应该先检查较弱的眼。眩光测试也可用于确定白内障的视觉影响。

如前所述,评估眼位可以帮助确定单眼白内障的弱视效果。斜视的出现通常表明白内障是长期存在的。眼球震颤的出现预示较差的视力结果,因为它表明从婴儿期开始的双眼白内障所致的视觉剥夺。感觉性眼球震颤通常发生在 3 个月左右的幼儿,继发于通常在这个年龄形成的注视反射的发展抑制[3]。即使行白内障摘除术,这些眼的视力也不会超过 20/100[1]。

为了测试眼位,可以从 Hirschberg 测试开始,它通过评估角膜反光点的位置来完成。在评估眼位和斜视偏差程度方面,远近距离进行遮盖–去遮盖和交替遮盖测试具有优势。总的来说,收集存在斜视或眼球震颤的信息有助于为父母提供关于潜在视力的预测信息[3]。重要的是,告知父母白内障手术后眼球震颤可能仍会持续。

在评估视觉功能和眼运动后进行眼前节检查。使用笔筒灯或便携式裂隙灯对眼前节结构进行检查,包括眼睑、睫毛、结膜、巩膜、角膜、前房和虹膜。如果发现异常,如睑缘炎或鼻泪管阻塞,应在白内障手术前进行治疗。在可能的情况下,应评估角膜直径。瞳孔检查在扩瞳前后都是十分重要的,可以提供进一步的预后指标。应注意先天性无虹膜症,因为其与婴儿白内障和青光眼有已知的相关性。瞳孔扩张不良可能反映了眼前节的未成熟,并增加了白内障手术后患青光眼的风险[1]。

裂隙灯检查对进一步分类白内障的形态、位置和可能的病因很重要。应评估前房深度。一些炎症的迹象,如前房细胞、房水闪辉或后粘连,提示炎症性的病因。晶状体半脱位、虹膜震颤或晶状体震颤的出现可能表明先前的外伤或基因状况是引起白内障的原因[3]。

能够坐着接受裂隙灯检查的儿童可以在术后配合使用掺钕钇铝石榴石(Nd:YAG)激光治疗。这一信息对于手术规划至关重要,因为它可以帮助手术医生决定是否在手术时施行后囊切除术和前段玻璃体切割术。

如果能有足够的光透过白内障,应进行检眼镜检查和检影镜检查。评估视神经和黄斑中心凹是否正常很重要,它可以帮助预测术后视力结果。如果可能的话,测定双眼的屈光不正,并注意屈光参差的存在,这在手术规划中很重要。如果无法透过晶状体看到眼底,那么在临床上或手术时可以行 B 超检查,以排除眼后段异常,如视网膜脱离或永存原始玻璃体增生症。

由于患者的年龄和配合程度,部分检查在临床中是不可能实现的。这些检查细节可以在术前或手术时的麻醉状态下的检查(EUA)中获得。眼压和角膜厚度测量都是需要收集的重要数据点,儿童患者在麻醉状态下测得的数据可能更准确。注意最好在麻醉诱导时检测眼压,因为全身麻醉会人为降低眼压。

术前检测

生物测量和角膜曲率

无论是人工晶状体植入术,还是角膜接触镜的使用,手术规划都需要生物测量和角膜曲率。在门诊中,如果儿童能够配合坐着进行测量,则可以成功地获得生物测量。对于不能坐着进行生物测量的婴儿和幼儿,通常在白内障术前的麻醉状态时对其进行测量[3]。在临床上,生物测量的选择包括光学生物测量法,如使用 IOLMaster(Carl Zeiss Meditec AG)或 LenStar(Haag-Streit Diagnostics,USA),或者是浸润或接触式的超声生物测量法。在手术室,通过超声生物测量法得到测量值。在配合的患者中,可以手动进行角膜曲率测量。然而,在诊室或手术室中有各种手持式自动角膜曲率测量仪可供使用。应该注意的是,手持式角膜曲率测量仪测量的柱镜轴向可能不可靠[3]。

实验室检查

研究表明,近 86% 的单眼白内障和 68% 的双眼白内障没有明确的病因[4]。因此,大多数手术医生不提倡对先天性白内障进行实验室检查,除非与患者的病史有关。双眼先天性白内障的鉴别诊断包括遗传、代谢、感染、炎症和特发性病因。推荐的检查是根据临床病史调整的,可以包括 TORCH 滴度,以排除感染性病因,如弓形虫、风疹、巨细胞病毒(CMV)、疱疹、梅毒、水痘病毒和微小病毒 B19。建议进行尿氨基酸检测,以排除遗传性病因,如 Lowe 或 Alport 综合征。应完成血糖检测以排除糖尿病。

病例 1

新生儿重症监护室(NICU)1 名出生 4 天的男婴,双眼红光反射差。该名婴儿是足月儿,但因持续性低血压、进食困难和高胆红素血症而被送往 NICU。

在检查中,发现他双眼存在对光眨眼的情况,眼压正常,瞳孔大小相等,对光反应迟钝,但并无证据表明有相对性传入性瞳孔障碍。在裂隙灯检查下,除双眼存在致密核和晶状体皮质混浊外,眼前节正常(图 6.1)。滴入散瞳滴眼液后,瞳孔未完全散开。由于晶状体混浊,眼底窥不入。B 超检查结果正常,无视网膜脱离、肿物或永存原始玻璃体增生症。

进行大量的实验室检查后,在基因测试中发现患者有 21-三体。NICU 小组对其进行了额外的检查以排除其他 21-三体患者常见的合并症,但其他系统检查均正常。已知 21-三体与先天性白内障之间存在相关性,因此,这是该患者白内障的推测病因。

患者在 6 周大时立即接受了连续双眼白内障手术,该决定是由于考虑到患者的年龄和麻醉相关不良事件的风险而定的。在手术室中,进行了麻醉状态下的全面检查、接触式超声生物测量和自动角膜测量。术后该患者为无晶状体眼,并计划使用角膜接触镜对其进行屈光矫正。

评论:这个病例说明了对患有双眼先天性白内障的婴儿进行感染性、遗传性和代谢相关检查的重要性,以及对其病史和(或)体格检查的相关发现的重要性。如前所述,在其他方面健康患者中,通常无法找到病因。因此,不建议进行检查[4]。对于任何可能导致患者额外发生率或死亡率的系统性疾病,都必须及时发现并给予适当治疗。这也说明讨论手术时机以及决定在患儿中立即连续摘除白内障的重要性。由于该患者的 21-三体综合征,麻醉的风险更大,因此应立即进行连续的白内障摘除术。在其他健康的婴儿身上,可能不会执行这样的决定。

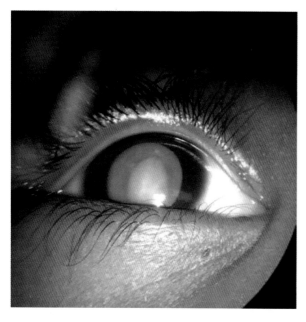

图 6.1　包括晶状体核和晶状体周围皮质的完全晶状体混浊。同时注意到,尽管多次散瞳,瞳孔扩张不完全。另一只眼也有类似的白内障。

案例 2

1 名健康的 4 岁女童被转诊至眼科诊室进行白内障评估。她没有任何已知的白内障相关病因,两眼也没有任何外伤史,并且也没有服用任何药物。她的第一次眼科检查大约发生在本次门诊就诊前 1 个月。她的裸眼 Snellen 视力表现:右眼为 20/250,左眼为 20/30。瞳孔检查正常。除立体视敏度降低外,眼压、眼球运动和眼肌平衡测试均正常。裂隙灯检查显示,在右眼颞上象限处有后囊膜下白内障。瞳孔未扩张时,白内障大多位于视轴外。扩瞳后可见混浊主要位于晶状体的颞上象限,但也主要位于视轴外。除此之外,裂隙灯下检查和眼底检查均正常。散瞳验光显示右眼屈光度为+5.00D,左眼屈光度为+2.00D/+0.75D×180。因为明显的屈光参差,患者按以下处方进行全天戴镜:右眼+3.00D 和左眼+0.75D×180。同时指导患者每天遮盖左眼 3 小时,并随访。

3 个月后,患者返回诊所进行随访。其右眼矫正视力为 20/150,左眼矫正视力为 20/30。据患者母亲描述,其在前两个月遮盖得很好,但在过去的几周依从性较差。其余的检查结果较稳定。因此,指导患者继续全天佩戴眼镜,并强调了遮盖的重要性。几个月后,其右眼矫正视力为 20/200,左眼矫正视力为 20/30。她的母亲承认,患者没有坚持全天佩戴眼镜以及遮盖。在裂隙灯检查下,与前两次检查相比,后囊膜下白内障占据了更多的视轴区域,医生决定对患者行白内障摘除术及人工晶状体植入术。患者在手术室接受了角膜曲率测量和接触式超声生物测量。术后选择的屈光度为+2.00,目的是以便与其另一眼协调,并考虑到正视化过程中的眼轴增长。

评论:这个病例说明了考虑弱视病因学的重要性。如果仅表现为白内障,并不总是需要手术治疗。造成本例患者弱视的主要原因包括由白内障引起的形觉剥夺性弱视和由未矫正的屈光参差引起的屈光不正性弱视。在本例中,全面仔细的术前检查尤其重要,因为白内障并没有完全阻挡视轴,且存在较大的屈光参差。首先对患者进行屈光矫正和遮盖,从而使得医生确定形觉剥夺性弱视是造成其严重弱视的原因。值得注意的是,在此期间后囊膜下白内障发生了进展。有时,在决定是否行手术之前,需要在诊室对患者进行多次检查或进行麻醉下检查。显然,该病例不仅在裂隙灯检查下白内障加重,而且患者的视力也比上次就诊时恶化。

(许雅丽　译　王勇　校)

参考文献

1. Trivedi RH, Wilson ME. Pediatric cataract: preoperative issues and considerations. In: Wilson ME, Saunders RA, Trivedi RH, editors. Pediatric ophthalmology: current thought and a practical guide. Berlin, Heidelberg: Spring; 2009.
2. Wallace DK. Tests of fixation preference for amblyopia. Am Orthopt J. 2005;55:76–81.
3. Wilson ME, Trivedi RH. Pediatric cataract surgery: techniques, complications, and management. Philadelphia: Lippincott Williams & Wilkins; 2014.
4. Johar SR, Savalia NK, Vasavada AR, et al. Epidemiology based etiological study of pediatric cataract in western India. Indian J Med Sci. 2004;58:115–21.

第 **7** 章

术前咨询

Jana Bregman，Janet Alexander，Moran Levin

与护理人员和患者进行术前谈话，是儿童白内障早期护理的必要组成部分。这些谈话既详细又复杂，需要医生预留适当的时间，并以积极的教育者和倾听者的身份参与。医生还需要协调每例独特患者的跨学科需求。谈话时，应当建立适当的期望，引入专业术语，以同理心看待患者，尤其是在解决每个家庭关切和需求的方面时。儿童白内障手术的术后病程通常持续数十年，因此该家庭必须做好长期护理和随访的准备。家属应明白，医生-家属-患者的关系将经历胜利和挑战，并需要医疗团队的短期和长期支持。好的结果通常需要数年的个性化的视力康复以及终身监测并发症。

病因

家属经常问的第一个问题是："为什么我的孩子得了白内障？"医生和患者父母都对这个重要问题的答案感兴趣。在某些情况下，在诊断时就能知道答案(例如，如果患儿有儿童白内障家族史、先天性感染或21–三体综合征)。但是，在许多情况下，要么原因不明，要么在检查后得出明确答案。在医生-家属关系的早期阶段，重要的是向家属描述白内障病因的广泛类别，包括特发性、遗传性、继发于其他眼内疾病以及继发于全身性疾病。基于此，医生可能会根据病史和检查结果为白内障的发生提供最可能的解释。如果需要进行额外的实验室诊断工作，我们建议将白内障的发生描述为"重要线索"，这可以帮助眼科医生诊断潜在的全身性问题，这样可从早期治疗中受益。第1章全面讨论了先天性白内障的具体病因。表7.1重点介绍了白内障病因的术前评估步骤。

先天性白内障的病因可以根据关键的临床特征来推测：偏侧性、家族史、多系统特征、暴露史以及相关的眼病史。图7.1所示的决策树可以说明临床特征和病史如何帮助确定先天性白内障的原因。家属、儿科医生和其他亚专科医生，例如遗传学家，是这项术前研究的主要参与者。通常，手术时的针对性检查可以通过多学科团队的精心协作来安排。

表 7.1　白内障病因的术前评估

临床体检和眼科检查	系统检查	跨学科咨询
病史——家属和患儿的家族史和个人史可能揭示儿童白内障的病因	血液检查——TORCH 感染检查、全血细胞计数(CBC)、生化全套[葡萄糖、肌酐、血尿素氮(BUN)、磷、钙]、铁蛋白、红细胞半乳糖激酶(GALK)活性以及其他半乳糖血症的检测指标[a]	儿科医生 遗传学专家
	尿液检查——还原物质、氨基酸、半乳糖血症酶	遗传咨询师
检查——有关针对性检查、角膜直径、是否存在持续性胎儿脉管系统或 Peters 异常、B 超来排查肿瘤或视网膜病变、外伤迹象的信息	遗传学检查——根据推测的诊断进行的特定检查,例如基因检查(针对非综合征性双眼先天性白内障)、核型(针对高度认可的染色体综合征)或染色体微阵列 (针对具有较少特异性综合征特征的双眼白内障)[1,2][b]	麻醉医生
父母及兄弟姐妹的检查——如果检查结果呈阳性,则可能有助于完善假定的基因诊断或识别患有白内障或其他眼部异常的兄弟姐妹		其他需要的专科医生
持续监测:每年至少有一次特发性双眼白内障病史的患者应重新评估是否有任何改变或更新系统回顾		

[a] 经典的半乳糖血症测试是新生儿常规筛查的一部分。

[b] 在有经验的遗传学家和遗传学顾问的指导下进行。

　　在遗传学家的协助下对白内障的病因进行仔细评估之后,应组建一个针对患者的多学科团队,这是适当护理白内障儿童的重要一环。表 7.2 根据发生率最高的相关全身表现概述了白内障病因。该组织为发展一支护理白内障儿童的医疗队提供了早期阶段的初步框架。眼科医生应虚心向在处理这些复杂疾病方面具有专业知识的同事求助,从而确保白内障的治疗不会影响儿童的全面成长。

儿童白内障手术时机的选择

　　关于先天性白内障手术时机的术前讨论应着重于权衡早期与延迟手术干预的利弊。儿童白内障手术的最佳年龄是在不显著增加术后并发症风险的情况下,降低剥夺性弱视风险的年龄。家属应了解,一般白内障手术时患儿越小,相关并发症的发生率越高。但是,延迟手术会增加弱视的风险和严重程度。

　　回顾性和前瞻性手术结果数据有助于确定儿童白内障手术的潜伏期, 超过这一潜伏期,弱视的风险显著增加[5-11]。共识表明,对于单眼先天性白内障,应在患者 4~6 周大的时候进行手术治疗[10]。超过这一潜伏期,视力情况以及弱视的发生率会随着时间的推移而逐渐恶化[6,7,9,10]。早期手术会显著增加继发性青光眼发生的风险,进而导致严重的眼病。

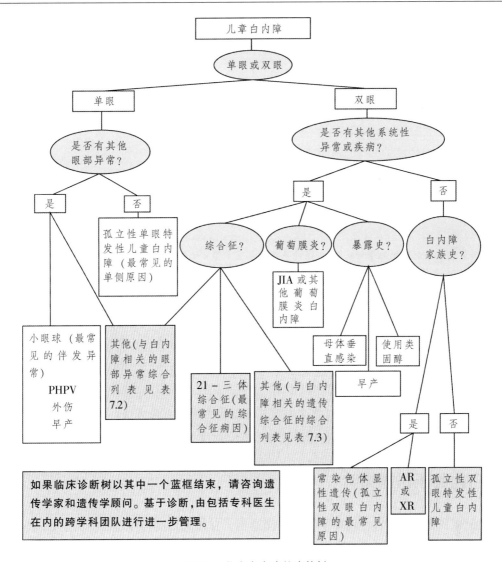

图 7.1　儿童白内障的决策树。

表 7.2　与白内障相关的遗传综合征,根据主要系统表现分组[3,4]a

三染色体异常	代谢性疾病	颅面畸形	皮肤病变
21 (Down)	半乳糖血症	哈勒曼–斯特雷夫综合征	Cockayne 病
13 (Patau)	甲状旁腺功能低下	阔拇指(趾)综合征	皮肤异色症
14 (mosaic)	假性甲状旁腺功能低下	小头–小颌–并趾综合征	色素失禁症
15q	糖尿病	腭裂–小颌畸形–舌下垂	先天性鱼鳞病
18 (Edwards)	Refsum 病	综合征	特应性皮炎
10q	低血糖	尖头畸形	皮肤外胚层发育
20P	甘露糖苷贮积症	Crouzon 综合征	不良
	肝豆状核变性	Apert 综合征	早老症
	硫酸酯酶缺乏症		
	法布里病		
	葡萄糖–6–磷酸酶缺乏症		

(待续)

表 7.2 （续）

中枢神经系统	泌尿系统	运动系统	消化系统	多系统
Laurence-Moon 综合征 Sjogren-Larsson 综合征 过氧化物酶体 脑肝肾综合征 小儿巨脑畸形综合征 巴顿病	Lowe 综合征 Alport 综合征 WAGR 无虹膜综合征	先天性软骨发育不良 肌强直性营养不良 Albright 遗传性骨营养 不良症 多囊肾 软骨营养不良性肌强 直症 Spondylo-ocular 综合征	脑腱黄瘤病 (CTX)	Nance-Horan 综合征 科凯恩综合征 马方综合征 特纳综合征 神经纤维瘤病 2 型

ª 注意根据最相关类别分组的每种疾病;上述许多疾病都有多器官受累。

双眼白内障儿童的手术时机尚不明确。应和家属沟通,8~10 周龄后接受手术的患儿术后视觉效果较差[5,10,11]。理想情况下,两只眼睛的手术间隔为 1~2 周。两次手术之间的时间间隔较长,会增加患儿未手术眼睛出现弱视的风险。在患者因合并症而不能进行全身麻醉的情况下,应推迟即时行双眼白内障序贯手术[12]。这种情况下,家属必须充分了解这种方法理论上会增加双侧眼内炎的风险,因此这不是其他健康儿童的首选方法。如果患儿的全身情况不稳定,则可能需要推迟手术,直到患儿可以安全地接受麻醉。

儿童白内障手术的风险

术前应多次讨论儿童白内障手术知情同意书。有些患儿被转诊到眼科医生处,其家属已经了解白内障的诊断和手术期望,而对于其他家庭来说,白内障还是一个全新的诊断。在这两种情况下,所有家属都需要获得大量额外信息以充分了解情况。术前关于白内障手术潜在益处的讨论可能很容易被接受和理解。然而,对于就诊较晚的儿童,尤其是单眼白内障患儿,应详细解释视力恢复受限和视力预后不良的风险。此类患者摘除晶状体的益处包括增强的对比度和色觉、改善周边视力、预防与末期白内障相关的并发症(晶状体性青光眼或晶状体溶解性青光眼)以及改善视神经和视网膜的视野,以进行眼健康监测和睫状肌麻痹验光。对于及时就诊的患儿,潜在的益处更大,但所有患儿围术期和术后并发症的风险都不能低估。与家属进行这一部分的沟通时通常需要更多时间,因为它提出了其他需要解决的问题。表 7.3 概述了小儿眼科医生在手术时和每次术后访视时必须预见的许多风险。尽管此表格内容太多,无法在知情同意谈话过程中详细讨论每个项目,但家属应意识到并了解儿童白内障摘除术后的常见风险,如发生青光眼、斜视、屈光不正和弱视。罕见但破坏性大的风险,如感染、视网膜脱离和麻醉相关手术风险等,也必须予以详细描述。表 7.4 列出了与儿童白内障手术相关的重大并发症的风险。

表 7.3　与儿童白内障手术相关的手术风险

即时手术风险(术中至术后 1 周)	早期风险(术后 1 周至 1 年)	晚期风险(术后 1 年)
麻醉风险（45 周龄以下的患者术后呼吸暂停风险最大）	弱视	弱视
眼部不适(干眼和畏光)	斜视	斜视
对附近眼部结构(眼睑和睫毛)的损害	青光眼	青光眼
角膜挫伤	内皮失代偿	视网膜脱离
角膜瘢痕(预计在切口部位)	虹膜异色症	屈光不正
角膜薄翳	屈光不正	二期植入人工晶状体或人工晶状体更换的需求
伤口渗漏	角膜接触镜相关感染	角膜接触镜相关感染
内皮毒性(中毒性眼前段综合征或 TASS)	膜形成	
结膜下前房积血或结膜下充血	皮质再增生	
残留皮质	黄斑囊样水肿	
前房积血	虹膜粘连	
虹膜脱垂	膜形成或囊膜瘢痕形成(包茎或后囊混浊)	
虹膜损伤		
虹膜括约肌切开术		
人工晶状体异位		
玻璃体脱出		
玻璃体内的晶状体碎片		
后囊破裂		
侵袭性炎症反应		
感染		

病例 1

1 名 4 个月大的男婴因眼球震颤和发育不良而就诊于急诊科。在眼科检查中，其以眨眼、视敏度、致密的双眼板层白内障(图 7.2)及眼前段正常为显著特征。眼底检查可通过白内障周围清晰的红光反射进行，瞳孔扩大，无异常。

评论:此时，与患儿父母的讨论主要集中在其白内障的病因上，这些病因可能是该患儿之所以发育异常的"重要线索"。我们建议进行遗传学检查和综合的儿科住院治疗，以帮助了解病情。如上所述，我们讨论了手术的时机和风险。由于出现眼球震颤，其视力预后更加不确定。尽管如此，医生还是建议进行手术。由于该患儿的全身状况良好，手术可间隔 1 周进行。

两周后，患儿成功地接受了双眼晶状体切除术和后囊切开联合前部玻璃体切割术。患儿佩戴了无晶状体的角膜接触镜，眼球震颤得到了解决，并且其两只眼睛都能间歇性地注视和跟随。ICare 眼压计测量的每只眼的眼压为 11mmHg，眼底检查正常，睫状肌麻痹后检查的屈光度为+20.0。此时，该患儿的全身情况还不明朗，其开始适当地增加体重。

两年后，患者可以通过无晶状体角膜接触镜准确地阅读单个的艾伦图片，其每只眼的视力为 20/30。不幸的是，该患儿出现了眼压升高、角膜直径增大、角膜混浊和双眼近视，右眼视力更差。因此，该患儿被诊断为白内障术后继发性青光眼。其右眼需要手术治疗，左眼

表 7.4　与儿童白内障手术相关的重大并发症的发生率

并发症[a]	发生的风险	注释
死亡	每 10 000 例中，有 <1~10 例死亡(麻醉剂)[13-16]	引用的研究并不是专门针对眼科手术的,考虑到眼科手术的病例持续时间短,血流动力学稳定,与其他器官手术相比,眼科手术的风险可能较低。麻醉相关的呼吸和心脏骤停在新生儿中的发生率最高[17,18]
心搏骤停	100 万种麻醉药中约有 500 种[19]	引用的研究并不限定于眼科手术[19-22]
过敏反应	16 万种麻醉药中约有 20 种[20]	
喉痉挛/支气管痉挛	每 100 种麻醉药中约有 5 种[21]	
恶性高热	每 10 万种麻醉药中约有 1 种[22]	
感染	0.71%[3]	在手术后 48~96 小时诊断最常见。革兰阳性菌是最常见的病原体[3]
视网膜脱离	5 年发生率为 2.5%[23]	中位发病时间为 70 个月,10 年累积风险为 5.5%[23]
角膜变性(需要手术干预)	<1%[24]	
疑似青光眼	5 岁左右时为 31%[25]	根据婴儿无晶状体眼治疗研究(IATS)
青光眼	5 岁左右时为 17%[25,26]	文献中报道的可变概率
白内障手术相关的额外手术需要	13%的无晶状体眼患者,63%的人工晶状体眼患者[27]	在前 12 个月内需要额外进行眼内手术的患者的百分比。大多数这样的手术都是为了让视轴通路更清晰[27]
晶状体材料的次生膜或增生	1 岁以下的人工晶状体眼患者占 80%(年龄较大的儿童或未植入人工晶状体的儿童的比例较低)[28]	对于最常见的手术后长期并发症,如果视觉上受影响较大的话,则可以导致弱视。儿童外伤性白内障患者中的发生风险较大[28-30]

[a] 按严重程度顺序列出。

需行局部降眼压治疗。该患儿还因内斜视而接受了两次手术。

　　评论:术后 2 年,患者的早期视功能得到改善,且视力良好。本病例表明,即使在转诊延迟且患者在白内障摘除术前已有视觉通路(眼球震颤)受损迹象的情况下,也可以通过及时

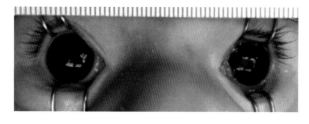

图 7.2　尺子眼外测量:术前于麻醉下行角膜评估时测得角膜直径分别为 11mm 和 10mm。

的干预恢复良好的视功能。与其父母进行的讨论将继续集中在白内障手术后康复和护理的多种细微差别上。

我们已经决定用角膜接触镜矫正无晶状体眼(关于人工晶状体植入的讨论见下文)。长期护理的需要包括对弱视、斜视和青光眼等发生风险的讨论。白内障手术时患者的年龄是继发性青光眼发生的关键危险因素,延迟手术(即使是 3 个月的显著延迟)并不能完全预防继发性青光眼。由于持续的良好随访,我们能够及早识别高眼压患者,优化患者的预后,降低威胁视力的并发症发生的风险。

通过与其儿科医生和我们遗传学团队的积极沟通和合作,这例患者的护理得到了加强。基因检测发现了之前在其他先天性白内障患者中报道过的一种罕见基因缺失。这一基因发现提供了一个基因诊断假说,但无法确认与其白内障的关系及其白内障的病因。包括遗传学亚专家和遗传学顾问在内的持续多学科参与,是该患者正在进行的眼科护理的一个重要组成部分。

最初的人工晶状体与无晶状体眼

关于人工晶状体植入术的讨论应该回顾这种特殊手术情况的风险与效益。虽然人工晶状体在儿童中是安全有效的,但是在婴儿无晶状体治疗研究中,并不能证明在单眼先天性白内障儿童中,植入人工晶状体比无晶状体眼佩戴角膜接触镜在视力恢复上有好处。与无晶状体眼组相比,人工晶状体眼组的不良事件发生率和额外手术发生率有所升高[31-33]。初次人工晶状体植入术需要讨论的缺点包括眼部炎症发生率的增加、瘢痕形成以及可能需要进行二次手术,如改变晶状体度数[28,32,34]。表 7.5 详细说明了与儿童人工晶状体植入相关的具体风险。

表 7.5 人工晶状体植入术的具体风险

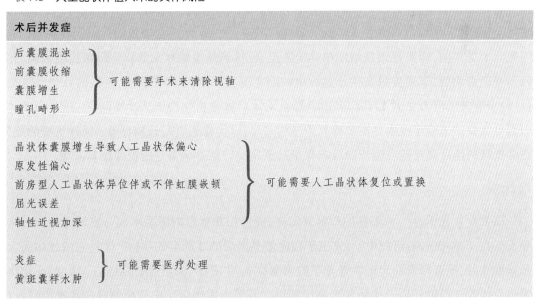

需要了解的是,眼睛的大部分生长在两岁以内完成。然而,在第二个10年里眼睛仍在继续生长,眼轴不断增长。由于我们在预测每个患儿眼睛的生长趋势方面的准确性有限,这使得选择一种人工晶状体度数来纠正幼儿屈光不正变得很有难度[34, 35]。应讨论各种屈光治疗方案,包括以矫正远视为目标,以避免日后出现过度近视;以正视为目标,在眼轴长度稳定后使用背驮式晶状体或进行屈光手术[36]。大一点的患儿可以考虑多焦点人工晶状体[35,37]。

如果患者要佩戴无晶状体眼角膜接触镜,应在术前详细讨论有关角膜接触镜的管理。护理人员的积极参与对角膜接触镜的成功使用至关重要[38]。护理人员需要熟练角膜接触镜的佩戴、摘取和清洁。术前应与患者家属谈话,让其知晓坚持遮盖治疗和佩戴角膜接触镜对于预防弱视是必不可少的。角膜接触镜的缺点包括由于黏液积聚和屈光度改变而需频繁更换镜片,从而导致成本较高[39]。如果医生或家属认为,由于无晶状体眼角膜接触镜的管理难以执行而使患者面临视力低下的风险,那么医生可能会依次选择人工晶状体植入术或佩戴框架眼镜[40]。

长期管理

重要的是要跟家属强调,未来的定期眼科护理所需的时间将远远超出一开始的白内障手术和术后时间。家属应做好长期监测的准备,从而使眼科医生能够密切关注与儿童白内障和白内障手术相关的病理情况。弱视、继发性青光眼和斜视是儿童白内障最常见的3种远期并发症。应该对这些风险进行全面、彻底的讨论。患儿家属应该明白,经常随访来进行遮盖、屈光度数、眼镜和(或)角膜接触镜的调整及监测眼压,是儿童白内障长期管理和治疗的重要组成部分。

弱视

患儿家属应该明白,白内障摘除术并不能保证患儿视力完全恢复。白内障患儿患弱视的风险很高[41]。早期白内障手术降低了弱视的风险。然而,术后的弱视治疗也同样重要。应同患儿家属强调,需要行遮盖治疗和光学矫正,包括佩戴眼镜和无晶状体眼角膜接触镜,并且需要经常调整,以适应眼睛生长过程中的屈光变化。IATS研究表明,较高的社会经济地位、较小的父母压力和患儿年龄较小的家庭,对术后遮盖治疗的依从性更高[42]。这些潜在的因素可能有助于确定在术后需要额外指导的父母,以优化患者的长期疗效。同样重要的是,在必要时利用社会支持或额外的服务来帮助家属良好地遵从指定的视力康复方案。

青光眼

继发性青光眼是一种潜在的严重并发症,应该在儿童白内障手术前与家属讨论。青光眼发生在15%~30%的病例中,可发生于白内障手术后的2周至5年内[29,43-46]。它的发病通常是隐匿性的,没有原发性先天性青光眼的典型特征(牛眼征、溢泪、角膜混浊)。因此,在初次手术后很长一段时间以及术后每次临床随访时需要由眼科医生密切监测眼压和视神经,以便发现青光眼[46]。白内障手术后继发性青光眼在先天性小眼球和小角膜的儿童中更为常见，而对于较小年龄接受白内障手术的患儿来说，尽管没有以上危险因素，但也可能会发生继发性青光眼。发生青光眼的其他危险因素包括持续性胎儿血管化、术后炎症不退以及需要进行多次手术[46,47]。正如前面提到的，应让患儿家属了解，对于白内障摘除术后继发性青光眼的进展，最容易改变的危险因素是患儿接受白内障手术的年龄。然而，推迟白内障手术——尤其是单眼白内障手术——会显著增加弱视的风险。因此，为了降低弱视发展的风险，手术医生通常会接受一定程度的术后青光眼风险。

斜视

大多数接受白内障手术的儿童会发展成斜视，而且通常在白内障诊断时就会发现有斜视[48]。在某些情况下，父母可能在眼科评估之前就已经注意到其患儿眼位不正。十分有必要告知患儿父母，几乎一半患有白内障的儿童在行白内障摘除术后需要行斜视手术[49]。同时应告知，与没有白内障的儿童相比，白内障患儿的斜视手术成功率较低，而需要再次手术的概率可能更高。这是由于弱视扰乱了双眼视功能，而双眼视觉是帮助恢复眼球正位所必需的。

远期视力预后

父母会想知道怎样做才能确保其孩子在白内障手术后有最好的预后。影响儿童远期视力预后的因素有很多，包括但不限于以下因素：白内障的发病年龄和摘除时间、白内障的密度和偏侧性（单眼或双眼）、相关的眼部和全身病理情况以及术后视力康复的质量。与早发性单眼白内障患者相比，幼儿园或更大年龄患白内障的儿童，以及早期手术治疗双眼白内障的婴儿，其视力预后更好。多项研究，如 IATS 可以用来解释为何后一组中几乎一半的儿童在白内障手术后视力达到 20/200 以上，且大多数获得了一定的立体视觉[6-8]。严密的监测、可能的长期降眼压治疗以及通常情况下额外的眼科手术治疗都是经常需要的。因此，必须在初次白内障手术完成后提供长期的治疗和支持，以优化和保护儿童的视觉功能。

医学素养与知情同意

对于医生来说，评估家庭的医学素养十分重要，以便指导术前讨论、患者信息材料的收集和书面同意书的签订。面对受教育水平或文化水平有限的家庭时，儿童白内障手术的术前谈话和知情同意的获得可能更加困难。与患儿家属进行书面和口头讨论时，应该考虑到 50% 的美国人口不能达到八年级以上的水平。即使是受教育程度最高的患者，医学素养也可能有限，这降低了他们理解医学信息并做出恰当与健康相关决定的能力。美国国立卫生研究院和美国医学会建议将患者教育资源写成八年级或八年级以下阅读水平，以便大多数患者都能理解这些信息。虽然儿童白内障长期治疗的风险和细微差别可能是复杂的，但外科医生在面对患儿及患儿家属的咨询时,应该尽一切努力使用清晰和简洁的语言来说明[50,51]。

附录 1 包含一份同意书模板,可在术前与患者家属讨论儿童白内障手术计划时使用。本模板由眼科互助保险公司网页上提供的成人白内障同意书修改而成,并通过可读性指标进行验证,可读性指标在八年级或以下水平。

病例 2

1 名患有 21-三体综合征的 11 个月大的男婴由于红光反射不清晰而被其儿科医生转诊。该患儿和其父母一起去了眼科诊所,而他们住在距离诊所 2 小时车程的农村地区。该患儿的父母均 17 岁,没有上过高中,有药物滥用史。患儿被诊断出双眼有明显的白内障(图7.3)。在与其家人就手术的风险和益处进行了充分的讨论后,他们决定进行双眼晶状体连续切除术,而不植入人工晶状体。

术后即刻的随访预约很顺利,术后也没有发生并发症。两周后,患者没有如约回来进行后续随访。随后该诊所聘请了一名儿科临床社会工作者,协助联系社会服务机构,并为患者预约提供交通服务。患儿的祖母是一位积极参与的看护人,诊所鼓励其与患儿父母一起参加所有的诊疗活动,同时告知患儿家属及时随访的重要性和视力丧失的风险。考虑到复杂的社会动态和不连续的随访经历,建议其使用框架眼镜而不是角膜接触镜。

经过 3 年随访,患者 4 岁,视力良好。在社会服务机构的帮助下,该患儿继续进行随访。其框架眼镜的效果很好,未来可以行二次人工晶状体植入术。

评论:在白内障手术之前,外科医生应该发现任何潜在的术后管理障碍和及时的随访困难,可能包括难以获得药物、角膜接触镜、眼镜,或进行术后随访。社会支持服务的早期参与在协助白内障手术后康复中的作用不应被忽视。如果遇到主要护理者不能充分承担术后护理的所有职责的情况,可以让其他家庭成员积极参与进来。了解家庭动态和识别危险因素,可以帮助决定是使用框架眼镜、角膜接触镜,还是二期植入人工晶状体。

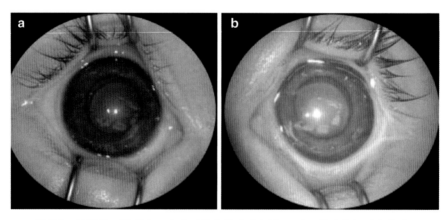

图 7.3 显微镜双眼观察。麻醉下晶状体术前评估显示双眼致密板层白内障。

附录 1:儿童白内障手术同意书

什么是白内障?

晶状体是眼睛中帮助聚焦图像的透明部分。当眼睛的晶状体混浊时,白内障就发生了。白内障可导致儿童视力模糊或失明。如果早期不摘除白内障,儿童可能会出现永久性视力丧失。这是一种严重的情况,因为视觉对大脑的发育很重要。

什么导致了白内障?

有些孩子生来就患有白内障。其他儿童则因为药物、感染、眼睛损伤或其他疾病而患上白内障。有些白内障是遗传的(可以在家族中遗传)。

怎么治疗白内障?

手术是摘除白内障的唯一方法。在白内障手术中,眼科医生会摘除混浊的晶状体。外科医生可以用 IOL(一种透明的人工晶状体)代替混浊的晶状体。外科医生也可能会选择让你的孩子不植入人工晶状体(无晶状体眼)。在这种情况下,患儿在术后可能需要佩戴眼镜和(或)角膜接触镜。在某些情况下,可以在白内障摘除数年后再将人工晶状体植入眼球。

白内障手术的主要风险是什么?

白内障手术通常是安全和成功的,但也有一些风险(可能会出现的问题)。尽管眼科医生不能把所有风险都提到,但下面是一些常见的或严重的风险:

- 白内障手术的风险包括视力丧失、失明或其他不良反应。出血、眼睛部分损伤、感染和炎症都可能发生。眼睛后段的视网膜可能会脱离(视网膜脱离)。
- 您的孩子可能需要再次手术,以取出未摘除的部分白内障。
- 白内障手术后可能发生青光眼(高眼压)。患有青光眼的儿童可能需要滴用眼药水或行青光眼手术。不管您的孩子是否植入人工晶状体,青光眼都可能发生。
- 部分晶状体会再长回来是很常见的,这可能会形成晶状体膜或"后发性白内障"。您的孩子可能需要激光手术或其他手术来摘除晶状体膜。
- 大多数儿童在接受白内障手术后都需要佩戴眼镜和(或)角膜接触镜。
- 弱视是常见的,患儿在白内障手术后可能需要戴眼罩或滴用眼药水。
- 可能会出现眼睛不对准(斜视)和深度知觉差(立体视),彼时患儿可能需要眼部肌肉手术。
- 您的孩子可能经常有需要麻醉的眼部手术或检查。
- 麻醉可能会导致心脏和呼吸问题,罕见地会导致死亡。
- 其他风险。白内障手术只能纠正白内障引起的视力问题。这个手术不能矫正由眼睛其他部位引起的视力问题。因此，白内障手术并不能保证能改善患儿的视力。视力丧失、失明，甚至失去一只眼睛的情况都有可能发生。这些问题可能会在术后几周、几个月，甚至几年后出现。

植入人工晶状体的风险

患有白内障的成年人几乎都会植入人工晶状体。对于儿童白内障患者来说，植入人工晶状体的手术风险稍高，所以对于患有白内障的儿童，人工晶状体的植入是选择性的。植入人工晶状体的优点是它减少了人们对高度数眼镜或角膜接触镜的需要，其缺点是未来需要额外手术的风险略有增加。大多数患儿都可以在未来植入人工晶状体，那时可能更安全或准确。随着患儿眼睛的生长，眼睛的屈光力也会发生变化。人工晶状体可能变得太弱或太强，手术后数月或数年，眼科医生可能需要更换患儿的人工晶状体或眼镜。人工晶状体会引起炎症、青光眼、瘢痕、晶状体膜或其他手术并发症。

接受风险

我明白，医生不可能把所有可能发生的并发症都告诉我。通过在下面签名，我同意我已经阅读了这份表格或其他人已经读给我听，我的医生已经回答了我所有的问题，并且我理解并接受白内障手术的风险、好处和其他选择。

我同意我的孩子 ＿＿＿＿＿＿＿（右眼、左眼或两只眼睛）进行白内障手术以及人工晶状体植入术。

＿＿＿＿＿＿＿＿＿＿＿＿＿＿＿＿ 　　　　　＿＿＿＿＿＿＿＿＿＿＿＿＿＿＿＿

患者授权人 　　　　　　　　　　　　　　　　日期

＿＿＿＿＿＿＿＿＿＿＿＿＿＿＿＿ 　　　　　＿＿＿＿＿＿＿＿＿＿＿＿＿＿＿＿

手术医生 　　　　　　　　　　　　　　　　　日期

（周索旺 郑涵嵩 译 王勇 校）

参考文献

1. Miller DT, Adam MP, Aradhya S, et al. Consensus statement: chromosomal microarray is a first-tier clinical diagnostic test for individuals with developmental disabilities or congenital anomalies. Am J Hum Genet. 2010;86(5):749–64. https://doi.org/10.1016/j.ajhg.2010.04.006.

2. American College of Medical Genetics (ACMG and commissioned by the Health Resources and Services Administration (HRSA)). Newborn screening: towards a uniform screening panel and system. Genetic Med. 2006;8(5 Suppl):S12–S252.

3. Hug D. Pediatric cataracts and lens anomalies. In: Nelson L, Olitsky S, editors. Harley's pediatric ophthalmology. 6th ed. Philadelphia: Lippincott Williams & Wilkins; 2014. p. 238–57.

4. Wright KW. Lens abnormalities. In: Wright KW, Spiegel PH, editors. Pediatric ophthalmology and strabismus. 2nd ed. New York: Springer; 2003. p. 451–80.

5. Birch EE, Cheng C, Stager DR, et al. The critical period for surgical treatment of dense congenital bilateral cataracts. J AAPOS. 2009;13:67–71. https://doi.org/10.1016/j.jaapos.

2008.07.010.

6. Birch EE, Stager DR. The critical period for surgical treatment of dense congenital unilateral cataract. Invest Ophthalmol Vis Sci. 1996;37(8):1532–8.

7. Birch EE, Stager DR. Prevalence of good visual acuity following surgery for congenital uni-lateral cataract. Arch Ophthalmol. 1988;106(1):40–3.

8. Brown SM, Archer S, Del Monte MA. Stereopsis and binocular vision after surgery for unilat-eral infantile cataract. J AAPOS. 1999;3(2):109–13.

9. Jeffrey BG, Birch EE, Stager DR, et al. Early binocular visual experience may improve binocular sensory outcomes in children after surgery for congenital unilateral cataract. J AAPOS. 2001;5:209–16. https://doi.org/10.1067/mpa.2001.115591.

10. Lambert SR. The timing of surgery for congenital cataracts. J AAPOS. 2016;20:191–2. https://doi.org/10.1016/j.jaapos.2016.04.003.

11. Lambert SR, Lynn MJ, Reeves R, et al. Is there a latent period for the surgical treatment of children with dense bilateral congenital cataracts? J AAPOS. 2006;10:30–6. https://doi.org/10.1016/j.jaapos.2005.10.002.

12. Dave H, Phoenix V, Becker ER, Lambert SR. Simultaneous vs sequential bilateral cataract surgery for infants with congenital cataracts: visual outcomes, adverse events, and economic costs. Arch Ophthalmol. 2010;128:1050–4. https://doi.org/10.1001/archophthalmol.2010.136.

13. Gonzalez LP, Pignaton W, Kusano PS, Módolo NS, Braz JR, Braz LG. Anesthesia-related mor-tality in pediatric patients: a systematic review. Clinics (Sao Paulo). 2012;67(4):381–7. Review.

14. Habre W, Disma N, Virag K, Becke K, Hansen TG, Jöhr M, Leva B, Morton NS, Vermeulen PM, Zielinska M, Boda K, Veyckemans F, APRICOT Group of the European Society of Anaesthesiology Clinical Trial Network. Incidence of severe critical events in pediatric anes-thesia (APRICOT): a prospective multicenter observational study in 261 hospitals in Europe. Lancet Respir Med. 2017;5(5):412–25.

15. Murat I, Constant I, Maud'huy H. Perioperative anesthetic morbidity in children: a database of 24,165 anaesthetics over a 30-month period. Paediatr Anaesth. 2004;14(2):158–66.

16. Irita K, Kawashima Y, Iwao Y, Seo N, Tsuzaki K, Morita K, Obara H. Annual mortality and morbidity in operating rooms during 2002 and summary of morbidity and mortality between 1999 and 2002 in Japan: a brief review. Masui. 2004;53(3):320–35. Review. Japanese.

17. Odegard KC, DiNardo JA, Kussman BD, Shukla A, Harrington J, Casta A, McGowan FX Jr, Hickey PR, Bacha EA, Thiagarajan RR, Laussen PC. The frequency of anesthesia-related cardiac arrests in patients with congenital heart disease undergoing cardiac surgery. Anesth Analg. 2007;105(2):335–43.

18. Bharti N, Batra YK, Kaur H. Pediatric perioperative cardiac arrest and its mortality: a database of a 60-month period from a tertiary care pediatric center. Eur J Anaesthesiol. 2009;26(6):490–5.

19. Christensen RE, Lee AC, Gowen MS, Rettiganti MR, Deshpande JK, Morray JP. Pediatric perioperative cardiac arrest, death in the off hours: a report from wake up safe, the pediatric quality improvement initiative. Anesth Analg. 2018;127(2):472–7.

20. Murat I. Anaphylactic reactions during paediatric anaesthesia; results of the survey of the French Society of Paediatric Anaesthetists (ADARPEF) 1991–1992. Pediatr Anesth. 1993;3(6):339–43.

21. Tait AR, Malviya S, Voepel-Lewis T, Munro HM, Seiwert M. Risk factors for perioperative adverse respiratory events in children with upper respiratory tract infections. Anesthesiology. 2001;95(2):299–306.

22. Brady JE, Sun LS, Rosenberg H, Li G. Prevalence of malignant hyperthermia due to anesthesia in New York State, 2001–2005. Anesth Analg. 2009;109(4):1162.

23. Agarkar S, Gokhale VV, Raman R, et al. Retinal detachment after pediatric cataract surgery. Ophthalmology. 2018;125:36–42.

24. Morrison DG, Lynn MJ, Freedman SF, Orge FH, Lambert SR, Infant Aphakia Treatment Study Group. Corneal changes in children after unilateral cataract surgery in the IATS. Ophthalmology. 2015;122(11):2186–92.

25. Freedman SF, Lynn MG, Beck AD, Bothun ED, Orge FH, Lambert SR. Glaucoma-related adverse events in the first 5 years after unilateral cataract removal in the Infant Aphakia Treatment Study. JAMA Ophthalmol. 2015;133(8):907–14.

26. Mataftsi A, Haidich AB, Kokkali S, Rabiah PK, Birch E, Stager DR Jr, Cheong-Leen R, Singh V, Egbert JE, Astle WF, Lambert SR, Amitabh P, Khan AO, Grigg J, Arvanitidou M, Dimitrakos SA, Nischal KK. Postoperative glaucoma following infantile cataract surgery: an individual patient data meta-analysis. JAMA Ophthalmol. 2014;132(9):1059–67.

27. Plager DA, Lynn MJ, Buckley EG, Wilson ME, Lambert SR, Infant Aphakia Treatment Study Group. Complications, adverse events, and additional intraocular surgery 1 year after cataract surgery in the Infant Aphakia Treatment Study. Ophthalmology. 2011;118(12):2330–4.

28. Plager DA, Yang S, Neely D, et al. Complications in the first year following cataract surgery with and without IOL in infants and older children. J AAPOS. 2002;6(1):9–14.

29. Trivedi RH, Wilson E. Posterior capsule opacification in pediatric eyes with and without traumatic cataract. J Cataract Refract Surg. 2015;41:1461–4.

30. Peterseim MW, Wilson ME. Bilateral intraocular lens implantation in the pediatric population. Ophthalmology. 2000;107:1261–6.

31. Lambert SR, Lynn MJ, Hartmann EE, et al. Comparison of contact lens and intraocular lens correction of monocular aphakia during infancy. JAMA Ophthalmol. 2014;132:676. https://doi.org/10.1001/jamaophthalmol.2014.531.

32. Plager DA, Lynn MJ, Buckley EG, et al. Complications, adverse events, and additional intraocular surgery 1 year after cataract surgery in the Infant Aphakia Treatment Study. Ophthalmology. 2011;118:2330–4. https://doi.org/10.1016/j.ophtha.2011.06.017.

33. Wilson ME, Trivedi RH, Morrison DG, et al. The Infant Aphakia Treatment Study: evaluation of cataract morphology in eyes with monocular cataracts. J AAPOS. 2011;15:421–6. https://doi.org/10.1016/j.jaapos.2011.05.016.

34. Plager DA, Lipsky SN, Snyder SK, et al. Capsular management and refractive error in pediatric intraocular lenses. Ophthalmology. 1997;104:600–7. https://doi.org/10.1016/S0161-6420(97)30264-4.

35. Wilson ME, Trivedi RH, Burger BM. Eye growth in the second decade of life: implications for the implantation of a multifocal intraocular lens. Trans Am Ophthalmol Soc. 2009;107:120–4.

36. Hug D, Nelson L. Harley's pediatric ophthalmology. 6th ed. Lippincott Williams & Wilkins. Philadelphia; 2014.

37. Wilson ME, Trivedi RH. Choice of intraocular lens for pediatric cataract surgery: survey of AAPOS members. J Cataract Refract Surg. 2007;33:1666–8.

38. Cromelin CH, Drews-Botsch C, Russell B, Lambert SR. Association of contact lens adherence with visual outcome in the infant Aphakia treatment study. JAMA Ophthalmol. 2018;136:279. https://doi.org/10.1001/jamaophthalmol.2017.6691.

39. Lambert SR, Kraker RT, Pineles SL, et al. Contact Lens correction of Aphakia in children. Ophthalmology. 2018;125:1452–8. https://doi.org/10.1016/j.ophtha.2018.03.014.

40. Awad AH, Mullaney PB, Al-Hamad A, et al. Secondary posterior chamber intraocular lens implantation in children. J AAPOS. 1998;2:269–74. https://doi.org/10.1016/S1091-8531(98)90082-9.

41. Lambert S, Lyons C. Childhood cataracts. In: Lambert SR, Lyons CJ, editors. Taylor & Hoyt's pediatric ophthalmology and strabismus. 5th ed. London/New York: Elsevier; 2017. p. 346–61.

42. Drews-Botsch CD, Hartmann EE, Celano M. Predictors of adherence to occlusion therapy 3 months after cataract extraction in the Infant Aphakia Treatment Study. J AAPOS. 2012;16:150–5. https://doi.org/10.1016/j.jaapos.2011.12.149.

43. Beck AD, Freedman SF, Lynn MJ, et al. Glaucoma-related adverse events in the infant aphakia treatment study: 1-year results. Arch Ophthalmol. 2012;130:300–5. https://doi.org/10.1001/archophthalmol.2011.347.

44. Freedman SF, Lynn MJ, Beck AD, et al. Glaucoma-related adverse events in the first 5 years after unilateral cataract removal in the infant aphakia treatment study. JAMA Ophthalmol. 2015;133:907–14. https://doi.org/10.1001/jamaophthalmol.2015.1329.

45. Mataftsi A, Haidich AB, Kokkali S, et al. Postoperative glaucoma following infantile cataract surgery: an individual patient data meta-analysis. JAMA Ophthalmol. 2014;132:1059–67. https://doi.org/10.1001/jamaophthalmol.2014.1042.

46. Rabiah PK. Frequency and predictors of glaucoma after pediatric cataract surgery. Am J Ophthalmol. 2004;137:30–7. https://doi.org/10.1016/S0002-9394(03)00871-7.

47. Papadopoulos M, Khaw P. Childhood glaucoma. In: Lambert SR, Lyons CJ, editors. Taylor & Hoyt's pediatric ophthalmology and strabismus. 5th ed. London/New York: Elsevier; 2017. p. 362–77.

48. Bothun ED, Lynn MJ, Christiansen SP, et al. Sensorimotor outcomes by age 5 years after monocular cataract surgery in the Infant Aphakia Treatment Study (IATS). J AAPOS. 2016;20:49–53. https://doi.org/10.1016/j.jaapos.2015.11.002.

49. Bothun ED, Lynn MJ, Christiansen SP, et al. Strabismus surgery outcomes in the Infant Aphakia Treatment Study (IATS) at age 5 years. J AAPOS. 2016;20(6):501–5.

50. John AM, John ES, Hansberry DR, et al. Analysis of online patient education materials in pediatric ophthalmology. J AAPOS. 2015;19:430–4. https://doi.org/10.1016/j.jaapos.2015.07.286.

51. Morrison AK, Glick A, Yin HS. Health literacy: implications for child health. Pediatr Rev. 2019;40:263–77. https://doi.org/10.1542/pir.2018-0027.

第 **2** 部分

手术技术

第 8 章

手术步骤

Angeline Nguyen，Courtney L. Kraus

与成人相比，儿童白内障手术的许多步骤必须采取不同的方法。年轻眼球所特有的解剖学特征，如富有弹性的前囊膜、晶状体核相对软、巩膜硬度偏低、玻璃体基底粘连紧密，都是导致需要改变手术方式的因素。该年龄组患者具有炎症、感染、视轴混浊和青光眼的易发倾向，因此必须采取某些预防措施，以尽量减少潜在的不良后果。本章将为白内障手术医生提供一些技巧说明，为他们处理儿童白内障提供不同技术准备。

术前步骤

为使患者在进入手术室时瞳孔足够扩大，患者在术前应至少滴用 3 次扩瞳剂。在我们诊所，通常使用联合睫状肌麻痹剂(1%环戊酸)和拟交感神经剂(2.5%去氧肾上腺素)的复合制剂。应避免使用 10%的去氧肾上腺素，因为它与快速心律失常和高血压有关[1]。

麻醉

与其他大多数儿科手术一样，儿童白内障手术也是在全身麻醉下进行的。由于过度吸收去氧肾上腺素滴剂产生全身毒性的风险，应建立静脉通路，以便在必要时给予血管扩张剂[2]。更先进的吸入麻醉剂，如地氟醚和七氟醚已被发现与谵妄的高发生率有关[3,4]。为了降低这种风险，部分医生尝试了新的静脉麻醉剂，如右美托咪定，其具有抗焦虑、镇静和镇痛的特性。值得注意的是，这类药物对于斜视手术并不适用，因为它会加重眼心反射所引起的心动过缓[5,6]。对于气道管理，由于声门上装置，如喉罩气道(LMA)可能会增加喉痉挛的风险[7]，因此麻醉插管是首选方法。研究发现，辅助局部或 Tenon 囊下麻醉可以减少术后疼痛，提高家长满意度[8,9]。

设备、灌注液和植入器械

在患者进入手术室之前，医生应确认所有的设备处于正常工作状态，并进行适当的准备。应决定设备所需要的灌注液。对于术中维持散瞳,最好选用平衡盐溶液与 1:1000 肾上腺素(0.5mL 肾上腺素+500mL 液体)混合。一旦手术开始,所有的设备、植入器、人工晶状体计算结果和所选择的人工晶状体(IOL)都应该准备就绪,以避免患者在麻醉过程中出现不必要的延误。

手术部位消毒和铺巾

正确的眼表消毒是非常重要的,可以减少感染的风险。由于缺乏证据表明术前使用抗生素可以降低眼内炎的发生率,因此不建议将其作为手术消毒的一个步骤。建议结膜囊内使用 5% 的聚维酮碘滴剂,因为有较多证据表明该方法能减少结膜菌群[10]。采用 5% 的聚维酮碘消毒眼表后,应该使用 10% 的聚维酮碘消毒睫毛和眼睛周围皮肤,并让其完全干燥后再进行手术铺巾。眼睛铺巾应使睫毛远离手术视野,以减少感染风险。

术中步骤

1.**眼球固定**:术眼位置应是一个稳定正视位置。如果患者麻醉深度不够,在轻度麻醉状态下其眼球可能会由于贝尔现象而发生上转。一种固定眼位的方法是采用 4-0 丝线对上直肌进行牵引缝合固定。有研究认为,这种方法的一个潜在缺点是其会损伤上方结膜,从而可能会危及该区域潜在的青光眼滤过手术的成功率[11,12]。然而,牵引缝线可以放置在滤过泡位置的后方位置,并且没有研究报道有关牵引缝线对滤过手术的影响。根据我们的经验,之前的牵引缝线并没有妨碍后续的小梁切除术或青光眼植入引流物手术的成功。

2.**角膜穿刺口**:角膜穿刺口(侧切口)可做在透明角膜、角膜缘或巩膜上。为了尽可能多地保留前部完整结膜,我们推荐透明角膜侧切口。侧切口的位置选择在颞上方或者鼻上方,从而使其得到上眼睑的保护,避免受创伤和环境感染。理想情况下,侧切口应大小适中,间隔至少 4 个钟点,以便在后续步骤中更好地进行晶状体囊膜和皮质的操作。切口要足够大,以允许器械通过并同时防止前房塌陷。相比成人眼球,前房塌陷在儿童眼球中更常见。如果要使用 20G 的器械,则应使用 23G 的显微玻璃视网膜(MVR)穿刺刀来创建侧切口。另外,也可以使用一个 15°、1.0mm 侧切刀来创建角膜穿刺口。15°穿刺刀的穿刺深度可以根据穿刺口尺寸来标定。由于小儿手术不需要超声乳化手柄或类似的大型器械,所以手术切口可以保持较小尺寸,直到需要植入人工晶状体时。在需要植入人工晶状体时,可以扩大其中的一个切口,具体步骤请见后文。

3.**台盼蓝(可选)**:在完成角膜穿刺口后,应决定是否需要台盼蓝以增加前囊的可见度。有病例报道指出,悬韧带异常的成人病例曾发生意外的后囊膜或玻璃体台盼蓝着染,从而导致红光反射模糊。因此,在怀疑悬韧带异常或者已使用虹膜拉钩的病例中,应谨慎使用台盼蓝,并避免前房过量使用台盼蓝[13](图 8.1)。

4.**眼科黏弹剂(OVD)注射**:高分子量 OVD(内聚型)优于低分子量 OVD(弥散型),因

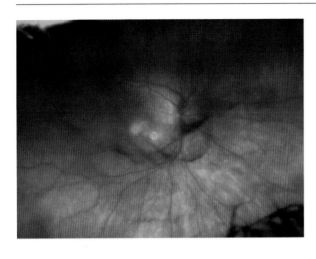

图 8.1　在晶状体切除术、人工晶状体植入术及前部玻璃体切割术后第 1 天可见玻璃体台盼蓝染色。

为在前囊膜撕囊过程中,高分子量 OVD 能更有效地加深前房并压平前囊膜,从而降低前囊口放射状撕裂的风险。因此,高分子量 OVD 应在撕囊之前被注入前房,尤其是计划进行手工撕囊时。我们常用的高分子量 OVD(内聚型)是 Healon GV(AMO,USA)。

5.**前囊膜撕囊**:正确的撕囊是确保人工晶状体居中性和稳定性好的关键步骤。在成人患者中,连续环形撕囊(CCC)被认为是抵抗放射状撕裂的理想方法。同样的原则也适用于儿童——前囊膜撕囊应连续、圆并居中,以承受人工晶状体植入的压力,并使人工晶状体植入位置良好。

● 手工撕囊:在儿童眼中进行手工撕囊时,由于年轻眼晶状体前囊的弹性大,会增加径向撕裂的倾向,因此这是一项挑战。撕囊技术要点包括在前囊中心先制造一微切口,使用微切口撕囊钳抓住前囊膜瓣的前缘,并将其拉向囊的中心。抓住前囊膜瓣前缘时应该经常换手,并向瞳孔中心施加牵拉,以防止前囊口撕裂或扩大。撕囊开始时的囊口直径应小于目标的撕囊直径,因为实际产生的撕囊口通常伸展后会比原计划的更大。不断将高分子量 OVD 注入前房,压平前囊可以有助于对抗导致前囊径向撕裂的力量。

● 玻切头截囊:手工撕囊被认为是撕囊的金标准,因为它能抵抗囊膜撕裂[14],但其手工技术具有很高的挑战性,通常需要使用微切口撕囊镊,而有时并没有现成的微切口撕囊镊。Wilson 等人提出了一种可替代手工撕囊的方法,即使用玻璃体切割头切开前囊,该技术称为玻切头截囊。儿童眼中采用玻切头截囊技术的一个优点是前囊截囊与晶状体吸出可以同一器械(玻切头)按顺序进行,从而减少进入眼内的次数。

理想情况下,玻切系统应由文丘里泵驱动,因为蠕动泵不能轻易切断前囊。玻切头截囊采用经侧切口的双手技术。玻切参数设置应设置为低切割速率(每分钟 150~300 切割次数)和高吸引率(300mmHg)。玻切头截囊技术不需要前囊起瓣。相反,玻切头切割口面向后方对准前囊中心。玻切头吸住前囊膜,并在前囊中心切开一个小口,然后小心地将其扩大到所需的截囊直径,同时尽可能保持边缘圆整。在手工撕囊过程中,如果发生放射状撕裂,玻切头截囊技术也可用于挽救撕囊。尽管玻切头截囊技术相对容易和方便,但我们还是倾向于尽可能地采用人工撕囊,除外婴儿(<7 个月)。在这些不需要放置人工晶状体的低龄患者中,由

于前囊膜的弹性非常大,因此囊口撕裂的风险更大。不过,由于这样的婴儿一般不会进行人工晶状体植入,因此由于人工晶状体植入所产生的晶状体囊口破裂的风险也会减少。

●　新的撕囊技术:Nischal 报道了一种双切口推拉技术(TIPP),这是儿童白内障手术中的一种新型 CCC 技术[12]。在此技术中,当 OVD 填充前房后(不能过度填充),用 MVR 刀或截囊针在 CCC 上、下两端部位进行前囊膜穿刺。然后使用显微镊将上方的前囊膜瓣向下推,将下方的前囊膜瓣向上拉,直到撕裂边缘在中央部位相交。

●　新型撕囊设备:某些新型设备可降低悬韧带张力,降低截囊裂开的风险。这类设备包括 Kloti 电热仪(Oertli Instruments,Berneck,Switzerland)、Diacapsutom 电热截囊仪(ERBE Elektromedizin GmbH,Tuebingen,Germany)、PEAK-fc 探针(脉冲电刀;Carl Zeiss Meditec,Jena,Germany)和 Fugo 刀(Medisurg Ltd.,Norristown,Pennsylvania,USA)。这些设备也可以适用于成人患者。其他辅助技术的例子包括飞秒激光辅助白内障手术,对于配合好的儿童患者,可以在表面麻醉下进行 CCC[15]。

6.避免进行水分离:在成人患者中,进行水分离通常有助于清理皮质。但是,对于儿童患者,应避免进行水分离操作,因为如果患者存在术前未观察到的后囊缺陷,则水分离可能导致后囊破裂。

7.晶状体吸出:儿童白内障患者的晶状体摘除很少需要进行超声乳化,因为儿童晶状体较软,容易被直接吸除。与成年患者一样,可以通过同轴技术(仅使用一个切口)或双手技术(通过两个切口分别进行灌注和抽吸)来摘除晶状体。然而,同轴灌注/抽吸(IA)可能使切口下方的皮层移除变得非常困难,常需要扩大切口。因此,首选双手技术,这样可以更好地保持前房的稳定性,也可以更灵活地在两个切口之间切换手柄以达到所有象限部位。这种双手技术可以使用单独的灌注和抽吸器械(图 8.2a),也可以使用玻璃体切割器联合前房维持器,如 Lewicky 前房维持器(Bausch & Lomb)(图 8.2b)。无论采用哪种技术,重点是在吸出晶状体之前,尽可能从前房吸除 OVD,以避免 OVD 堵塞小梁网[12]。采用吸除方法摘除晶状体的一个优点是能够顺利、快速地移除晶状体物质,并且降低对晶状体囊膜的损害风险。

在使用玻切头进行晶状体吸除时,玻切头也可以进行玻切头截囊、灌注/抽吸、后囊切

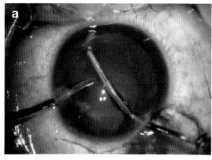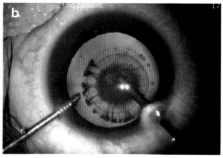

图 8.2　(a)采用单独的灌注手柄(左)和抽吸手柄(右)摘除晶状体的双手技术。(b)采用单独的 Lewicky 前房维持器(左)与玻璃体切割器(右)摘除晶状体的双手技术。

开、前部玻璃体切割术,从而减少了器械更换、反复进出前房的需要。不同操作步骤中玻切参数设置应根据制造商指南进行更改。眼科医生可以选择通过第二切口插入灌注手柄或者使用前房维持器。由于 Lewicky 是一个可静态固定的设备,因此手术者可以使用惯用手来操作玻切头,而非惯用手使用镊子固定眼球。在晶状体密度高的病例中,双手 IA 技术(图8.2a)要优于 Lewicky 联合玻切头技术(图 8.2b),由于可以直接在眼内操控灌注,因此灌注与抽吸器械可以联合使用来机械地敲碎白内障。

无论使用何种双手技术,重要的是在进入前房之前需要检查灌注套管是否通畅并打开灌注。在进入前房之前打开灌注套管也可以防止前房内的 OVD 回流到灌注套管并阻塞其开口。开始时,灌注速率一般可以设为 30,从而使前房深度保持在可接受的水平,但可能需要根据抽吸速率或前房深度来调整灌注速率。

我们使用玻切头或抽吸手柄进行晶状体吸除的技术包括将器械经撕囊口边缘进入囊袋穹隆,增加抽吸直到皮质进入抽吸口。如果采用文丘里泵的设备,则无须达到抽吸口完全堵塞的状态就可以吸除皮质。相反,如果采用蠕动泵的设备,则要求眼科医生堵塞抽吸头,以使真空增加到机器预设的最高水平。一旦皮质被吸住,慢慢地将抽吸头移向囊袋中心,并将皮质拉离囊袋。在中央后囊膜存在缺陷的病例中,我们倾向于在移除中央核之前尽可能多地将各个象限的周边部皮质移除。当只剩下切口下方皮质时,可将手柄转换到对侧的端口以获得吸除剩余皮质的最佳角度。

在儿童白内障手术中需要牢记的一个关键点是,儿童病例中完全吸除所有皮质的重要性要远远大于成人患者,因为残留的皮质细胞可能具有高度的有丝分裂活性。这些细胞有高度增殖能力,会导致视轴混浊,可能需要随后进行二次手术切除。为了防止这种常见的并发症,应特别注意移除所有可见的晶状体物质。

8.后囊膜切开:在接受白内障手术的幼儿中,如果后囊膜和前玻璃体完好无损,则几乎肯定会发生视轴混浊。前玻璃体被认为是晶状体上皮细胞迁移和形成次级膜的支架。因此,为了防止视轴混浊,幼儿白内障手术应将后囊中心及前玻璃体切除。如果在白内障手术时未进行后囊撕开,通常在初次手术后 18 个月至 2 年会发生后囊混浊,一旦发生可在门诊行YAG 激光后囊切开术。如果在手术时进行后囊膜撕开,并计划放置人工晶状体,后囊膜撕囊直径应比前囊膜撕囊直径<1mm,以确保人工晶状体的居中和稳定。

决定选择术中后囊切开还是 Nd:YAG 激光后囊切开时,应考虑患儿的年龄、儿童坐位接受激光的配合度以及 Nd:YAG 激光设备是否配备。由于儿童患者的配合程度,以及儿童患者相对较厚和坚固的后囊膜混浊,YAG 激光后囊切开术在儿童患者中比成人患者更具有挑战性。因此,儿童 YAG 激光后囊切开术需要较高的激光能量。而且由于存在后囊切开口再次膜闭可能,需要重复此操作。Khokhar 等建议对 8 岁以下的患者进行术中后囊切开,对 6岁以下的患者行前部玻璃体切割术,以防止视轴混浊[16]。

与前囊膜撕囊术相似,后囊切除术可采用手工方法或玻切头切开方法。在抗囊袋撕裂性方面,手工方法与前囊 CCC 具有相似的优势。

● 手工后囊撕开术：与前囊膜撕囊术相似，采用截囊针穿刺后囊，并用撕囊镊抓拉后囊，采用环性牵拉技术形成所需大小的圆形撕囊口。然而，最大限度地提高手工后囊撕开术的安全性与前囊膜撕囊术的不同之处在于，眼内的 OVD 不能过填充，而应欠填充更可取，以防止后囊膜撕囊过程中压力过大导致向外撕裂。另外，在撕囊过程中，为保护玻璃体前界膜，可在截囊针后囊膜穿刺之后将 OVD 注至 Berger 间隙[12]。

● 后囊膜玻切头切开术（前路对后路）：对于后囊切开术，更多的眼科医生选择采用玻切头进行后囊切开术，而不是手工撕囊，特别是在计划进行前部玻璃体切割的情况下。后囊膜玻切头切开术和随后的前段玻璃体切割术的设置玻切速率参数为高切速（>2500 切割/分钟）和低负压（<150mmHg）。后囊膜玻切头切开术与前部玻璃体切割术可采用前部（原角膜缘切口或透明角膜切口）或后部（平坦部）入路进行。习惯于进行前段手术的外科医生通常会选择角膜缘入路，因为他们对这种入路比较熟悉。同时，角膜缘入路避免了结膜的操作和可能的瘢痕。然而，与平坦部入路相比，角膜缘入路的一个缺点是其对玻璃体基底部的牵引力更大。如果眼科医生决定采用角膜缘入路，那么人工晶状体植入必须在撕后囊后进行，以便在不受人工晶状体干扰的情况下为器械通过前房到达后囊留出空间。

（i）角膜缘入路：玻切头的切割口应面向下，以确认接触到后囊膜时居中，从而利于后续的向外圆周运动。经角膜缘入路后囊膜玻切头切开术需要在植入人工晶状体之前进行，以便于从角膜缘入口切开后囊。

（ii）平坦部入路：采用平坦部入路后囊切开术时，应先将人工晶状体植入囊袋。用于填充囊袋以利于人工晶状体植入的 OVD 应在后囊膜玻切头切开术前被移除。为了使得 MVR 穿刺刀制作的切口位于平坦部，切口需要设定在角膜缘后 2~3mm 位置（<1 岁的患儿为 2mm，1~4 岁患儿为 2.5mm，>4 岁的患儿为 3mm）[17]，而前房维持器或灌注管仍然放置在前房。可以使用套管针或 MVR 穿刺刀创建玻璃体平坦部切口。在将结膜牵拉移位后，套管针或 MVR 穿刺刀斜行穿过结膜和巩膜，插入轨迹应对着视神经方向，然后方向变平，以进入中前部玻璃体腔。如果使用套管针，移除穿刺针时将微套管留下。然后，将玻切头经切口插入眼内并将切割面朝上放置，以便接触后囊膜。

9.前部玻璃体切割术：一旦后囊切开完成，需要在高切速低负压状态下进行前部玻璃体切除。在后囊切开术之后立即进行前部玻璃体切割术，而无须取出器械。为了实现充分的前部玻璃体切割术，术者应确保将玻切头的开口向下，在整个后囊膜下方范围内进行充分扫行切除。在前部玻璃体切割术完成后，必须在关闭灌注之后才能撤出玻切头。这样做可以确保在玻切头从眼内撤出时，灌注压力不会将水化玻璃体经玻切头路径推出。如果不能确定前房玻璃体条索是否已经被全部切除，可将曲安奈德注入前房，以染色那些不易被发现的玻璃体条索。如果巩膜穿刺部位在套管移除后有渗漏的迹象，则应使用 8-0 线缝合关闭巩膜穿刺口。

10.主切口：在准备植入人工晶状体时，需要将其中一个穿刺口扩大——一般选择眼科医生惯用手一侧的穿刺口。透明角膜切口和巩膜切口的术源性散光是相同的[18]。可以采用显微角膜刀经穿刺口平行于虹膜平面进行穿刺,以扩大穿刺口。如果需将一个单片式、可折叠的人工晶状体经折叠植入器植入眼内,切口的大小为 2.2~3.0mm,具体大小取决于人工晶状体和折叠夹头的设计。可以使用合适的显微角膜刀进行一次性穿刺形成所需的切口大小,或者进一步扩大切口的两侧以插入人工晶状体折叠夹头。

11.**人工晶状体植入**:若选择角膜缘入路进行后囊切开及前部玻璃体切割术,随后仍需将人工晶状体植入囊袋内。当将玻切头和灌注头从眼内安全移除后,应将高分子量 OVD 注入前、后囊之间的空间,以打开囊袋周边部分。应将 OVD 注入多个象限,以分离前囊和后囊,从而为植入人工晶状体留出足够的空间。单片式、可折叠疏水型人工晶状体(SN60WF, Alcon Laboratories)是作者最常使用的人工晶状体。将高分子量 OVD 植入系统的人工晶状体折叠夹头后,将人工晶状体植入夹头。一旦人工晶状体装载好,将折叠夹头斜插入主切口,同时眼科医生用另一手采用镊子固定眼球。旋转人工晶状体植入手柄以使人工晶状体前襻进入 OVD 填充的周边部囊袋。植入要点是要尽可能使人工晶状体与囊袋平面保持水平,以避免人工晶状体意外植入到后囊开口处。植入人工晶状体应缓慢推注,推注轨迹应朝向前囊,并尽可能远离后囊,以达到适当的放置。一旦人工晶状体被完全推出,如果它仍在前房内,可以使用 Sinskey 钩将后襻拨入囊袋内。或者,可以将人工晶状体先推注至睫状沟内,然后使用 Sinskey 钩以可控的方式缓慢地将人工晶状体旋转植入到囊袋中。

如果手术医生喜欢采用平坦部入路后囊玻切头切开术,则应先将人工晶状体植入囊袋。在将人工晶状体植入囊袋前,必须将高分子量 OVD 完全填满囊袋,以防在人工晶状体植入过程中导致后囊破裂。应在后囊膜完好的情况下进行抽吸 OVD,从而无须担心扰动玻璃体。

• 光学部嵌顿:如第 13 章所述,囊袋内人工晶状体植入同时进行后囊口光学部嵌顿已被证实可减少儿童白内障术后视轴混浊和人工晶状体偏心,尽管这不一定能提高最佳矫正视力(VA)[19]。为了进行光学部嵌顿,按上述方法将人工晶状体植入囊袋,然后使用 Leister 钩将人工晶状体光学部的弧度滑动到后囊膜之后[20]。后囊开口由圆形变为椭圆形,表示光学部嵌顿成功。需要注意的是,适用于光学嵌顿的后囊口应该是连续的(因此,最好是使用手工后囊撕开方法),同时,其还应该居中性良好,并且大小最佳(比人工晶状体光学部直径小1mm)。光学部夹持的其他方法包括:①将人工晶状体的襻放置在睫状沟,并与前后囊口一起进行人工晶状体光学部夹持;②反向光学部夹持——人工晶状体的襻植入囊袋而光学部嵌顿植入睫状沟平面。前一种方法是在前囊膜撕囊时囊口撕裂而采用的,因为此时不能将人工晶状体的襻放置在囊袋内。当后囊口出现撕裂时,后一种方法是有用的,因为后囊口撕裂后不适合将人工晶状体植入囊袋。

• 囊袋内人工晶状体植入的替代方法:与其他部位的人工晶状体固定方法相比,囊袋内人工晶状体植入可降低青光眼、内皮细胞损伤和黄斑囊状水肿等并发症发生的风险。然而,在有些情况下囊袋内植入不可行,人工晶状体必须放置在睫状沟内(当有足够的囊膜边缘支撑时),或者人工晶状体必须固定在虹膜或巩膜上。

12.**OVD 移除和伤口闭合**:OVD 可通过双切口 IA 器械或 Simcoe 双套管的单切口技术移除。在这些器械进入眼内之前,前房应尽可能地保持稳定,并关闭穿刺口和主切口。保留 OVD 在眼内,并采用 10-0 缝线三针间断缝合或采用"8"字缝合主切口。主切口的最后一针间断缝线暂时不打紧线结,直到所有的 OVD 被移除。如果要使用 Simcoe 单切口技术,那么穿刺口也应该先使用 10-0 缝线缝合关闭。Simcoe 双套管通过主切口进入眼内,并采用低流速(20mL/min),小心翼翼地将 OVD 从囊袋内移除,避免翻转人工晶状体或破坏人工晶状体的稳定性。当 OVD 被充分移除后,最终将主切口的第三根间断缝线打紧并埋好线结。

13.**注射药物**:为了预防白内障手术后眼内炎的发生,一些外科医生采用在围术期前房内使用抗生素——在灌注液内添加抗生素,或在手术结束时进行前房内注射。术毕时前房内注射抗生素是作者的首选方案,因为有大量研究证据证明前房内注射抗生素对于预防成人白内障术后眼内炎有效[21]。前房内注射莫西沙星较易操作,莫西沙星滴眼液(Vigamox®)不含防腐剂且易于获得,可以用平衡盐溶液进行 1:1 稀释,并以 250μg/0.01mL 溶液注射[22]。其他常用的前房内注射抗生素包括头孢呋辛和万古霉素。

为预防术后炎症,也可在手术结束之前使用前房内曲安奈德(Triesence®)或结膜下激素(地塞米松)注射。

术后步骤

在手术结束之后,一些外科医生选择在眼表滴用 5% 的聚维酮碘以预防眼内炎。最后,将抗生素和激素眼膏涂入眼睛,并以纱布盖住术眼,次日进行换药。

病例 1

患儿男,13 岁,因一个半月前的石头钝伤而发生前房积血,最终发展为右眼外伤性白内障而就诊。就诊视力(VA)为 20/200,检查发现由多发性瞳孔括约肌撕裂引起的外伤性瞳孔扩大,以及致密的星状前囊下及后囊下白内障。B 超及眼底检查未见明显病理变化。治疗方案为白内障摘除术联合人工晶状体植入术和瞳孔成形术。术中将台盼蓝注入前房,使前囊得到适当的染色,但由于台盼蓝后移而掩盖了红光反射。尽管手术视线不佳,但还是完成了白内障摘除术,并将人工晶状体安全地植入囊袋,也顺利完成瞳孔成形术。图 8.1 为术后 1 天患者的眼底 Optos 照片,在行白内障摘除术联合人工晶状体植入术以及前部玻璃体切割术后,玻璃体中仍有台盼蓝染色。术后第 1 周台盼蓝染色消失。

评论:该病例可以提醒读者,在之前讨论过的悬韧带异常的病例中使用台盼蓝染色具有一定的潜在风险。当遇到外伤后白内障或眼内手术史,应该警惕出现这种可能的并发症。缓慢而谨慎的注射台盼蓝可以防止前房过度填充染色剂并避免染色剂后溢。

病例 2

患儿男,4 岁,因未能通过学校视力筛查而就诊。值得注意的是其家族史——他的弟弟在 4 周龄和 6 周龄时分别进行了双眼白内障手术。就诊检查显示其右眼裸眼视力为 20/50,左眼裸眼视力为 20/70。裂隙灯检查显示轻度板层状晶状体混浊,左眼较右眼严重。睫状肌麻痹验光显示右眼-1.50D,左眼-2.25D。扩瞳眼底检查显示正常。给予该患儿配镜处方,并要求 3 个月后进行复查随访。随访时的视力为:右眼 20/25,左眼 20/30。几个月后就诊,其主述视力下降和光亮度下降,经过再次睫状肌麻痹验光,视力分别为右眼 20/40 和左眼 20/70。因此,医生决定对其行左眼白内障摘除术联合人工晶状体植入术。

该病例的手术方法与上文讨论的内容相似。台盼蓝染色之后,OVD 注入前房,并采用截囊针刺穿前囊膜,创建一个小囊膜瓣,微切口撕囊镊经 1.0mm 穿刺口进行连续环形撕囊。抽除晶状体物质后,将 15.5D 的一片式人工晶状体 SA60AT(目标屈光度 0)植入囊袋。最后通过平部切口进行后囊切开。

评论:手工撕囊术在技术上更具挑战性,但如果能顺利完成,其形成的撕囊口可以更好地抵抗放射状撕裂。在年龄较大的儿童中,应考虑使用这种技术,因为他们的睑裂较大,控制能力较好,囊膜的弹性较小。使用显微撕囊镊(相对于 Utrata 镊)是至关重要的,通过一个小的穿刺口进行操作,可以保持前房的稳定性。

病例 3

患儿男,4 岁,2 年前被诊断为左眼晶状体后圆锥,其患眼视力逐渐下降。由于患儿父母担心全身麻醉的风险,因此该患儿并没有接受手术,但自诊断后进行了密切随访。其父母主诉,其对遮盖疗法有良好的依从性——右眼每天 5 小时,每周 7 天进行遮盖。在检查中,他的右眼视力为 20/25,左眼视力为 20/125。裂隙灯检查发现其左眼晶状体后表面呈锥形突起,晶状体外层皮质区域呈不透明斑点状。由于视力持续下降,其父母同意进行白内障摘除术并在左眼植入人工晶状体。

手术方法包括手工 CCC,通过透明角膜吸除混浊的白内障。考虑到后囊膜可能存在缺陷(这在晶状体后圆锥中很常见),首先将晶状体后圆锥外周部的晶状体皮质吸除,然后再吸除晶状体后圆锥中央区域的皮质。将晶状体皮质完全抽吸后,可以发现后囊膜有可疑破口。于是将玻切头经角膜缘切口伸入前房,从后囊缺损的边缘开始制作一个圆形的后囊切开区域,并进行前部玻璃体切割术。最后,将一枚 SN60WF 21.0D 的人工晶状体小心地植入囊袋。

评论:本病例报道了如何使用角膜缘切口入路行后囊膜玻切头切开术。这项技术减少了需要将器械从眼内移除并经玻璃体平坦部进行后囊切口的步骤,因为在已经存在后囊膜缺陷的病例中,可以将缺陷的边缘作为后囊膜玻切头切开术的起步区域。为了进行平坦部玻璃体切割术而推迟进行后囊膜玻切术切开术,会使得在抽吸皮质时已经存在的后囊膜缺陷使玻璃体前移,导致后部玻璃体产生牵拉。

病例 4

患儿男,4 岁,左眼患有永存原始玻璃体增生症并发致密的白色白内障,并未接受手术治疗。他之前接受过评估,但没有做白内障手术。家长表示,偶尔也会尝试进行遮盖,但平时为了防护佩戴眼镜。视力为 4/600。与 1 年前的检查相比,其视力发生明显下降。扩瞳检查发现一个致密的白色白内障,但看不到后极。B 超检查证实了一个薄的、无血管的增殖纤维膜,但没有明显的视网膜牵引。医生决定采取手术治疗,并与其家长详细讨论了手术存在的风险和视力改善可能有限的情况。

晶状体手术通过角膜缘透明切口进行。使用双手抽吸灌注方法可以很容易地将晶状体吸除。扩大主切口后在囊袋内植入一枚 SA60AT 26.5D 的人工晶状体,然后通过上直肌缝线将眼球牵引下转,做从 1:00 到 11:00 范围两个钟点位的球结膜环形切开,并烧灼止血。在距角巩膜缘 3mm 处,使用 23G 的 MVR 刀穿刺进入平坦部。使用 25G 的玻切头在纤维膜增殖与晶状体后部的附着处将其切断,并移至玻璃体中部。在没有损伤或出血的情况下进行了前部玻璃体局部切割术并完成了手术。然后,将玻切头的孔向上,并切开后囊。后囊开口比前囊开口小 1mm。

在术后 1 个月的随访中,患儿的视轴清晰,人工晶状体居中良好,最佳矫正视力提高到20/400。家长主诉,进行遮盖治疗后其视力开始进一步上升。

评论:本病例演示了使用平坦部入路进行后囊膜玻切头切开术。这项技术可以制作一个后囊开口,并在可控的方式下移除玻璃体纤维增殖膜。从平坦部进行手术可以降低前部玻璃体牵拉的风险。从平坦部接近纤维增殖膜,避免像角膜缘入路那样首先打开后囊膜,降低了囊膜张力的可能性,可以在不撕裂后囊膜的情况下简单地切除纤维增殖膜。

(梁健恒 译   陈旭 刘慧 校)

参考文献

1. Bhatia J, Varghese M, Bhatia A. Effect of 10% phenylephrine eye drops on systemic blood pressure in normotensive & hypertensive patient. Oman Med J. 2009;24(1):30–2.
2. Sbaraglia F, Mores N, Garra R, Giuratrabocchetta G, Lepore D, Molle F, Savino G, Piastra M, Pulitano S, Sammartino M. Phenylephrine eye drops in pediatric patients undergoing ophthalmic surgery: incidence, presentation, and management of complications during general anesthesia. Paediatr Anaesth. 2014;24(4):400–5.
3. Davis PJ, Cohen IT, McGowan FX Jr, Latta K. Recovery characteristics of desflurane versus halothane for maintenance of anesthesia in pediatric ambulatory patients. Anesthesiology. 1994;80(2):298–302.
4. Grundmann U, Uth M, Eichner A, Wilhelm W, Larsen R. Total intravenous anaesthesia with propofol and remifentanil in paediatric patients: a comparison with a desflurane-nitrous oxide inhalation anaesthesia. Acta Anaesthesiol Scand. 1998;42(7):845–50.
5. Chen JY, Jia JE, Liu TJ, Qin MJ, Li WX. Comparison of the effects of dexmedetomidine, ketamine, and placebo on emergence agitation after strabismus surgery in children. Can J Anaesth. 2013;60(4):385–92.
6. Ali MA, Abdellatif AA. Prevention of sevoflurane related emergence agitation in children

undergoing adenotonsillectomy: a comparison of dexmedetomidine and propofol. Saudi J Anaesth. 2013;7(3):296–300.

7. Waldschmidt B, Gordon N. Anesthesia for pediatric ophthalmologic surgery. J AAPOS. 2019;23(3):127–31.

8. Ghai B, Ram J, Makkar JK, Wig J, Kaushik S. Subtenon block compared to intravenous fentanyl for perioperative analgesia in pediatric cataract surgery. Anesth Analg. 2009;108(4):1132–8.

9. Sinha R, Subramaniam R, Chhabra A, Pandey R, Nandi B, Jyoti B. Comparison of topical lignocaine gel and fentanyl for perioperative analgesia in children undergoing cataract surgery. Paediatr Anaesth. 2009;19(4):371–5.

10. Speaker MG, Menikoff JA. Prophylaxis of endophthalmitis with topical povidone-iodine. Ophthalmology. 1991;98(12):1769–75.

11. Broadway DC, Grierson I, Hitchings RA. Local effects of previous conjunctival incisional surgery and the subsequent outcome of filtration surgery. Am J Ophthalmol. 1998;125(6):805–18.

12. Nischal KK. State of the art in pediatric cataract surgery. Dev Ophthalmol. 2016;57:15–28.

13. Burkholder BM, Srikumaran D, Nanji A, Lee B, Weinberg RS. Inadvertent trypan blue posterior capsule staining during cataract surgery. Am J Ophthalmol. 2013;155(4):625–8.

14. Andreo LK, Wilson ME, Apple DJ. Elastic properties and scanning electron microscopic appearance of manual continuous curvilinear capsulorhexis and vitrectorhexis in an animal model of pediatric cataract. J Cataract Refract Surg. 1999;25(4):534–9.

15. Corredor-Ortega C, Gonzalez-Salinas R, Montero MJ, Gonzalez-Flores R, Collura-Merlier A, Cervantes-Coste G, Mendoza-Schuster E, Velasco-Barona C. Femtosecond laser-assisted cataract surgery in pediatric patients. J AAPOS. 2018;22(2):148–9.

16. Khokhar SK, Dhull C, Gupta Y. Surgical management of pediatric cataract. In: Atlas of pediatric cataract. Singapore: Springer; 2019. p. 135–44.

17. Trivedi RH, Wilson ME. Pediatric cataract: preoperative issues and considerations. In: Pediatric ophthalmology. Berlin, Heidelberg: Springer; 2009. p. 311–24.

18. Bar-Sela SM, Spierer A. Astigmatism outcomes of scleral tunnel and clear corneal incisions for congenital cataract surgery. Eye. 2005;20(9):1044–8.

19. Zhou HW, Zhou F. A meta-analysis on the clinical efficacy and safety of optic capture in pediatric cataract surgery. Int J Ophthalmol. 2016;9(4):590–6.

20. Vasavada AR, Vasavada V, Shah SK, Trivedi RH, Vasavada VA, Vasavada SA, Srivastava S, Sudhalkar A. Postoperative outcomes of intraocular lens implantation in the bag versus posterior optic capture in pediatric cataract surgery. J Cataract Refract Surg. 2017;43(9):1177–83.

21. Barreau G, Mounier M, Marin B, Adenis JP, Robert PY. Intracameral cefuroxime injection at the end of cataract surgery to reduce the incidence of endophthalmitis: French study. J Cataract Refract Surg. 2012;38(8):1370–5.

22. Arbisser LB. Safety of intracameral moxifloxacin for prophylaxis of endophthalmitis after cataract surgery. J Cataract Refract Surg. 2008;34(7):1114–20.

第 9 章

人工晶状体屈光力计算

Stacey J. Kruger

相比于成人患者,儿童人工晶状体屈光力的选择与其明显不同而且更加复杂。人工晶状体屈光力的选择需要考虑许多因素,如手术时患者的年龄、单眼或双眼白内障、对侧眼的屈光状态、眼球的特征,包括角膜大小和轴长、弱视的存在和程度。同样重要的是,要考虑儿童时期眼球的成长/变化,以及这些变化将如何成为弱视治疗过程中的挑战。

生物测量和角膜屈光力

在技术上讲,婴儿和大多数儿童是在麻醉下进行眼科检查以进行人工晶状体屈光力计算。通常患儿在诊室环境中的配合度有限,使得这些检查在没有镇静剂的情况下基本不可行。因此,使用的仪器需要是便携式的,以便于操作和运输到手术室。在这种情况下,生物测量的结果往往不准确,因为睡着患儿无法主动固视,无法让视轴与测量轴合一。获得角膜测量读数通常也是困难和费时的,但对每只眼睛进行 3 次或更多次测量是值得的。医生应该选择与所收集数据的平均值相近的读数。眼球轴长的准确性至关重要,即使测量中的小误差也会导致术后屈光状态的大差异,因为这些误差会通过各种人工晶状体屈光力计算公式被放大。对于轴长的测定,首选是浸入式 A 超扫描测量,因为该方法避免了由接触式 A 超压迫角膜而导致误差。

人工晶状体屈光力计算公式

目前临床使用的人工晶状体屈光力计算公式有很多,但都是基于成人眼睛的使用。有些重要的研究试图验证,在儿童人群中某种人工晶状体屈光力计算公式要优于另一种公式。在婴儿无晶状体眼治疗研究组中,Vanderveen 等评估了 Hoffer Q、Holladay 1、Holladay 2、SRK 公式和 SRK/T 公式对于 7 个月或更小患儿接受人工晶状体植入的准确性[1]。该研究收录了 43 只眼,眼轴平均长度为(18.1±1.1)mm。该研究发现,Holladay 1 公式的预测误差绝对值中位数最小,而对中位数进行配对比较发现 Holladay 1 和 SRK/T 的结果相似。本研究

最适用于 Ⅰ 期人工晶状体植入的婴儿患者,而研究组患儿的平均年龄为(2.5±1.5)个月。Trivedi 等人的另一项研究评估了 45 例接受人工晶状体植入术的患儿,其平均年龄为 3.56 岁[2]。在这项研究中,Holladay 2 公式的平均误差绝对值为 0.68~0.84D,预测性稍好。

眼轴增长和近视漂移

使得儿科患者选择人工晶状体屈光力,具有挑战性的另外一个因素是患儿的眼球会有生长的预期。在出生后的第 1 年,人眼通常会经历 3~4mm 的眼轴增长,以及角膜曲率变平和晶状体屈光力下降。婴儿无晶状体眼治疗研究也对眼轴增长进行了研究。在白内障手术前进行眼轴长度测量,并在术后 12 个月和 5 岁时再次测量[3,4]。在第 1 年中,无晶状体眼组(n=57)的眼轴增长率基本为一个常数——0.17mm/月,而人工晶状体眼组(n=57)的眼轴增长率为 0.24mm/月[3]。在两组中,眼轴增长率与手术年龄无关。相比之下,患儿对侧正常眼睛的眼轴增长率随着手术年龄的增大而变小。值得注意的是,在手术时患儿的白内障眼比对侧正常眼的眼轴要短。青光眼或疑似青光眼的患者被排除在本研究之外,因为青光眼会导致婴儿眼轴增加。相同研究组在 5 年之后再次进行分析。治疗眼与对侧眼的术前眼轴长度(18.1mm 对 18.7mm,P<0.0001)和 5 年随访时眼轴长度(21.5mm 对 22.1mm,P=0.0004)均有显著差异[4]。治疗组与对侧眼的眼轴增长长度差异无显著意义。两组(接触镜与人工晶状体治疗组)的眼轴变化在两种治疗方法之间无显著差异。因此,在为单眼白内障患者选择人工晶状体时,必须记住,尽管眼轴增长率可能相似,但术前的眼轴长度差异可能贯穿整个儿童时期。

另一个重要的考虑因素是,随着人工晶状体眼的眼轴延长,由于人工晶状体的光学作用,近视症状会被放大。随着眼球生长,人工晶状体的焦点会向前移动,并且由于晶状体和视网膜之间的距离增加,眼睛会变得更近视。

Ⅱ 期人工晶状体植入

对于接受 Ⅱ 期人工晶状体植入的儿童患者,应特别考虑晶状体屈光力度数的计算。虽然大多数接受此手术的儿童患者年龄较大,但通常仍需要手术当天在患儿全身麻醉的情况下进行眼球生物测量。Moore 等人对同一家医疗机构内的 50 例 Ⅱ 期人工晶状体植入术的连续病例进行研究[5]。人工晶状体计算时假设为“囊袋内”植入,如果需要进行睫状沟植入,则需要减少 0.5D。尽管麻醉下的检查和人工晶状体屈光力计算程序是一致的,但在预测和实际的术后结果上,不同患儿仍然存在差异。在本研究中,手术患儿的平均年龄为 6.5 岁(范围为 0.6~15.0 岁)。预测的术后屈光度为(+1.69±1.85)D,而实际的术后屈光度为(+1.23±1.25)D,预测误差绝对值平均值为 (1.64±1.58)D。这导致实际的术后屈光度与预测的术后屈光度相差 1.5D。

最后,在 Ⅱ 期人工晶状体植入时,是放置在“囊袋内”,还是放置在睫状沟需要基于囊袋的状态而确定。若无法看清 360 度的前囊边缘,或第一次手术时前后囊切开面积较大,建议将人工晶状体植入睫状沟内。Wilson 等人对 Ⅱ 期囊袋内晶状体植入术进行了大规模回顾性研究,采用一家医疗机构 10 年的数据进行分析[6]。同时也分析了在同一时间段内接受 Ⅱ 期睫状沟人工晶状体植入术的患者。在术后随访至少 6 个月的患者中,平均术前和术后等效球镜值没有统计学差异。

病例

1 名 3 岁女孩来诊所就诊,其家族史包括她现年 8 岁的哥哥有双眼先天性白内障。一年前,她曾到其他地方就诊,结果发现其患有高度近视,医生给她开具眼镜处方,但她从未佩戴过眼镜。本次检查时,患儿的视力分别为右眼 20/30 和左眼 20/40(Allen 图片测试)。患儿被发现患有双眼板层白内障,但仍比较透明。双眼眼底图像清楚,且表现正常。双眼屈光度为右眼+1.50/+0.50×90,左眼+1.50/+1.00×90。医生决定密切随访患者的视力和(或)屈光状态的变化。3 个月后,患者的检查结果没有变化。但在第 2 个 3 个月后,其视力下降到右眼 20/80 和左眼 20/150。其晶状体外观发生变化,板层发生了明显浑浊,且左眼严重于右眼。患儿接受了麻醉下检查后,先摘除了左眼(视力较差)的白内障。与患儿家属进行沟通后决定植入人工晶状体。患儿的角膜 K 值为:右眼 44.00/46.50D,左眼 43.50/46.00D。右眼和左眼的轴长分别为 21.02mm 和 20.41mm。由于患者的测量值相当正常,采用了 Holladay1 公式进行计算人工晶状体屈光力。术中囊袋内植入一枚+27D 晶状体。术后 2 个月,患儿的验光值为+1.50/+1.50×105。

评论:在本病例中,患者的左眼术后目标屈光度为+3.00D,放置+30.00D 的晶状体后,患者的目标屈光度为+1.15D,接近正视眼且与对侧眼的屈光度相对对称。然而,第二眼的手术在第一眼手术时就已做好计划,因此,通常认为要使对侧眼术后达到+3.00 的目标屈光度很容易。如前所述,高度数人工晶状体,特别是超过 30.00D 的人工晶状体,会放大随着患者的年龄增长而发生的近视漂移。这对父母被告知了关于近视漂移的问题,幸运的是,他们对此非常了解,因为他们的大儿子在很小时就接受了手术,现在通过佩戴眼镜来矫正其中度近视。

患者术后的实际屈光度低于目标值。在该病例中,患儿是该医生使用新型接触 A 超所做的第一例患者,而之前医疗机构所使用的是浸入式 A 超。术后残留柱镜与切口的可吸收缝线有关,随着时间的推移切口可能变平。

(梁健恒 译 陈旭 刘慧 校)

参考文献

1. VanderVeen DK, Nizam A, Lynn MJ, Bothun ED, McClatchey SK, Weakley DR, DuBois LG, Lambert SR, Infant Aphakia Treatment Study Group. Predictability of intraocular lens calculation and early refractive status: the Infant Aphakia Treatment Study. Arch Ophthalmol. 2012;130(3):293–9. https://doi.org/10.1001/archophthalmol.2011.358. PubMed PMID: 22411658; PubMed Central PMCID: PMC3329400.

2. Trivedi RH, Wilson ME, Reardon W. Accuracy of the Holladay 2 intraocular lens formula for pediatric eyes in the absence of preoperative refraction. J Cataract Refract Surg. 2011;37(7):1239–43. https://doi.org/10.1016/j.jcrs.2011.01.021. Epub 2011 May 5. PubMed PMID: 21549558.

3. Lambert SR, Lynn MJ, DuBois LG, Cotsonis GA, Hartmann EE, Wilson ME, Infant Aphakia Treatment Study Groups. Axial elongation following cataract surgery during the first year of life in the Infant Aphakia Treatment Study. Invest Ophthalmol Vis Sci. 2012;53(12):7539–45. https://doi.org/10.1167/iovs.12-10285. PubMed PMID: 23074203; PubMed Central PMCID: PMC3493185.

4. Wilson ME, Trivedi RH, Weakley DR Jr, Cotsonis GA, Lambert SR, Infant Aphakia Treatment Study Group. Globe axial length growth at age 5 years in the Infant Aphakia Treatment Study. Ophthalmology. 2017;124(5):730–3. https://doi.org/10.1016/j.ophtha.2017.01.010. Epub 2017 Feb 10. PubMed PMID: 28196730; PubMed Central PMCID: PMC5511691.

5. Moore DB, Ben Zion I, Neely DE, Roberts GJ, Sprunger DT, Plager DA. Refractive outcomes with secondary intraocular lens implantation in children. J AAPOS. 2009;13(6):551–4. https://doi.org/10.1016/j.jaapos.2009.09.012. PubMed PMID: 20006814.

6. Wilson ME Jr, Hafez GA, Trivedi RH. Secondary in-the-bag intraocular lens implantation in children who have been aphakic since early infancy. J AAPOS. 2011;15(2):162–6. https://doi.org/10.1016/j.jaapos.2010.12.008. Epub 2011 Apr 3. PubMed PMID: 21463960.

Laura S. Kueny、Heather C. de Beaufort

第 **10** 章

术后处理

术后药物使用方案

儿童白内障手术的大部分术后处理方法是从成人白内障手术的实践模式中推导出来的。美国眼科学会推荐实践指南并没有明确规定术后局部用药的具体方案,因为用药方案会取决于外科医生,并且没有有关术后局部用药指南的对照试验[1]。大多数成人患者在白内障手术后接受局部抗生素、皮质类固醇和非甾体抗炎药治疗。在婴儿无晶状体眼治疗研究中所使用的术后滴眼液方案包括:局部使用 1% 的醋酸泼尼松龙滴眼液(每天 4 次,持续 1个月);局部使用抗生素滴眼液(每天 3~4 次,持续 1 周);使用阿托品滴眼液(每天 2 次,持续 2~4 周)[2]。当儿童白内障手术放置人工晶状体后,一般不建议使用阿托品和其他睫状肌麻痹剂,因为有可能引起人工晶状体瞳孔夹持,尤其是放置在睫状沟的人工晶状体。此外,局部非甾体抗炎药通常是不必要的,因为在儿童患者中黄斑囊状水肿(CME)的风险较低,而且并发危险因素,如糖尿病的发生率较低。药物副作用,如使用皮质类固醇的高眼压和使用局部抗生素的过敏反应,应在使用前告知患者或患者的家属[1]。

术后并发症

眼内炎

眼内炎是白内障手术后严重的灾难性的并发症。这种并发症通常发生在术后 3~5 天,表现为视力模糊、眼痛和畏光。儿童患者最常见的表现为畏光(50%)和眼痛(40.9%),手术眼最常见的临床体征为结膜充血(36.4%)和前房积脓(31.8%)[3]。其他症状包括眼睑肿胀、发热和嗜睡。儿童患者可能无法用语言表达其眼部疼痛或视力改变,并且结膜充血和其他临床症状也可能不会立即显现。因此,术后密切观察至关重要。

2007 年,欧洲白内障和屈光外科学会进行了一项大型前瞻性研究,该研究表明,如果没有使用预防性前房内抗生素,术后眼内炎的发生率将增加 4.92 倍[4]。然而,使用前房内抗生素并不能完全预防眼内炎。在一项有关儿童术后眼内炎病例的系列研究中,68.2%的患者接受了预防性前房内抗生素治疗。因此,术后使用局部抗生素预防眼内炎和术后密切观察以确定是否感染是必要的[3]。

急性眼内炎的治疗依赖于早期诊断和及时治疗,以防止永久性视力丧失。为了确保正确的诊断,手术医生或手术人员必须易于联系到。必须认真告知患者或患者家属术后感染的迹象,必须告诉家属在患者出现临床恶化的最初迹象时应该立即联系医生。医生必须尽早做出正确的诊断,而患儿可能需要在麻醉下进行检查以确定诊断。一旦怀疑诊断,医生必须立即进行治疗。

治疗包括分别用 25G、23G 或 30G 针经玻璃体或前房穿刺抽取液体,从而进行革兰细菌染色和标本培养。然后,玻璃体内注射配制好的抗生素,其中包括用于革兰阳性细菌的万古霉素(1mg/0.1mL)和用于革兰阴性细菌的头孢他啶(2.25mg/0.1mL)。同时使用全身抗生素并不能改善视力[5]。在严重的成人眼内炎病例中,玻璃体切除加玻璃体内抗生素注射是标准的治疗方案,但在儿童病例中的应用尚未定论。有证据表明,玻璃体切割术治疗儿童眼内炎也能改善视力结果[6]。

病例 1

1 名 15 个月大的女性患儿,因左眼进行性前极性白内障而接受白内障摘除及后房型人工晶状体植入,并联合前部玻璃体切割术及玻切头后囊膜切开术,手术顺利而无并发症。人工晶状体植入术后,给予患儿预防性前房内莫西沙星注射,术后每日 4 次莫西沙星滴眼液和泼尼松龙滴眼液治疗,睡前使用妥布霉素/地塞米松眼膏。

患儿于术后第 4 天急诊就诊,因为其左眼睑红肿严重恶化超过 24 小时。患者一直遵从使用其术后滴眼液方案。在检查时,患儿轻度畏光,然而她配合检查,并没有出现明显的疼痛。

在检查中,由于畏光很难评估其左眼视力。左上眼睑水肿++伴轻度红斑,左眼 2~3+弥漫性结膜充血,前房中呈水平样纤维/链状条索,并与穿刺口相连,但无前房积脓。

由于担心发生眼内炎,进行了视网膜专家会诊,随后该患儿立即被带到手术室并在麻醉下对其检查。基于检查结果,怀疑是眼内炎,并尝试在距角膜缘后 3mm 处进行玻璃体腔穿刺抽液。由于该患儿为成型玻璃体,并没有抽出液体。改行前房穿刺,抽取液体进行细菌和真菌培养。将 2.25mg 头孢他啶和 1.0mg 万古霉素注射于左眼玻璃体腔内。

术后,在该患儿清醒时其左眼每 2 小时滴用莫西沙星和泼尼松龙滴眼液,睡前使用阿托品眼膏和妥布霉素眼膏。对她的前房液体进行革兰细菌染色,并进行细菌和真菌培养,结果均为阴性。她对玻璃体抗生素注射反应良好,在随后一个星期里,她的临床症状明显改善。她现在的视力很好,左眼没有发生永久性的结构损伤。

评论:本病例疑似术后感染性眼内炎,及时诊断和治疗可使手术眼保留视力。通常,出现的症状可能是轻微的,并与常规的术后愈合症状重叠。本病例显示了儿童眼内炎的早期诊断和治疗的重要性。父母对眼睑肿胀的早期观察,随即由患儿的眼科医生和视网膜专家进行了评估和治疗,从而使其视力得以保留。此外,虽然总是推荐患儿进行微生物学培养,但培养结果可能不能帮助诊断。

术后高眼压

白内障手术后眼压(IOP)升高可能是由残留的黏弹剂引起,也可能是由于局部、前房或玻璃体内使用皮质类固醇,经过数天至数周的类固醇反应引起。在儿童人群中,这种类固醇反应比成人发生得更早,并且程度更重和频率更高[7]。Icare 眼压测量仪的使用使 IOP 监测变得更加容易,特别是对于那些不能忍受压平眼压测量的年轻患者。

地塞米松和泼尼松龙比氟甲基羟酮、麦地松、利美克斯松和洛替泊尼更能引起明显的眼压升高。如果患者表现出类固醇反应,减少并停止使用皮质类固醇或改用对眼压影响较小的局部类固醇是必要的[7]。对于眼压升高较轻的患者,可以使用局部抗青光眼药物。一线治疗是布林唑胺滴眼液(每日两次,每次 1 滴),其对所有年龄组儿童都是安全有效的。0.5% 噻吗洛尔滴眼液每日两次,或 0.25%噻吗洛尔凝胶每日 1 次也有效,但应谨慎用于低龄患儿和哮喘患儿。α 受体激动剂,如 0.2%溴莫尼定滴眼液(每日两次,每次 1 滴)也是有效的,但由于中枢神经系统抑制风险,必须避免在 6 岁以下儿童中使用[8]。前列腺素拟似剂拉坦前列腺素滴眼液(每日 1 滴)对患儿安全,而且对于年龄较大的患儿降压效果更好[9]。但是,需使用 2 周才能达到治疗效果,不宜选用拉坦前列素进行紧急降压。对于眼压非常高的患者,有时需要口服乙酰唑胺(15~30mg/kg,分为 TID 或 QID 口服)。与成人患者使用时不同,在与布林唑胺滴眼液同时使用时,乙酰唑胺可具有叠加的降压效果[10]。乙酰唑胺一般耐受良好,但有代谢性酸中毒的风险,常表现为呼吸急促和头晕,如果发现碳酸氢含量低,可能需要补充碳酸氢盐。有些药剂师能为不能吞下药片的患儿配制乙酰唑胺口服液。

病例 2

1 名 7 岁的男孩因其双眼二期人工晶状体植入术而来就诊。他既往眼部病史显示,其在 3 个月大时因为双眼先天性白内障而行手术。其右眼在曲安奈德辅助下接受了前部玻璃体切割术并伴人工晶状体植入睫状沟。他在术后出现了并发症,在术后第 1 天通过 Icare 眼压测量仪发现 IOP 峰值达 50mmHg,同时伴有恶心和呕吐症状。他在诊所滴用了布林唑胺/噻吗洛尔和溴莫尼定滴眼液,并口服了 250mg 乙酰唑胺,眼压得以下降。该患儿回家后服用乙酰唑胺 250mg,每日 4 次,Trusopt/噻吗洛尔,每日两次,溴莫尼定,每日两次。术后第 4 天,他复诊时右眼眼压为 10mmHg,当时只服用乙酰唑胺。他在术后第 2 周复诊,不愿意使用任何青光眼滴眼液,右眼眼压上升到 42mmHg。在诊所内,医生又使用布林唑胺/噻吗洛尔和溴莫尼定滴眼液将其眼压降下来。在随后复诊中,他的眼压在逐渐停用局部皮质类固醇滴眼液后恢复正常,并在数周后该患儿停止了局部青光眼滴眼液治疗。他的左眼进行了 II 期人工晶状体植入术后,也发生了类似的类固醇反应性青光眼的病程。

评论:该病例强调了在眼内使用曲安奈德和局部皮质类固醇滴眼液后眼压升高的可能

性,以及相应的处理方案。

视轴混浊

根据美国小儿眼科和斜视协会的官方政策,所有 9 岁以下的儿童都应该在白内障摘除后接受后囊膜切开术和前玻璃体切割术,以防止视轴混浊[11]。大于 6 岁的患儿可以由手术医生进行判断,因为有些患儿可以接受 Nd:YAG 激光后囊切开术。几乎所有接受白内障摘除术而不进行后囊膜切开术及前玻璃体切割术的儿童患者都会发生视轴混浊,而接受后囊膜切开术并辅以前玻璃体切割术的患者发生视轴混浊的比例为 37%[12]。无法配合 YAG 激光后囊膜切开术的患儿需要再次行眼内增殖膜切除术以恢复视力。

眼镜及双焦眼镜的使用

儿童白内障手术后必须佩戴眼镜,因为术后人工晶状体的目标屈光度通常是远视,以适应 20 岁之前的眼球生长。一般来说,如果使用 vicryl 缝线来缝合角膜伤口,它们会在术后 1~2 个月溶解,此时可以获得稳定的最终屈光度,并且可以配镜。对于植入人工晶状体的患儿,在远视>1D、近视>3D、散光>1.5D 的情况下,应佩戴眼镜进行矫正[2]。患者应该保持轻微近视直到 2~3 岁,那时他们就可以选择佩戴双焦眼镜。最初选择的双焦眼镜应该是平分瞳孔的类型。一旦患者适应使用双焦,如果他们喜欢不太明显的双焦外观,则可以转变为佩戴渐进双焦眼镜。如果患者是单侧人工晶状体眼,也可以使用双焦眼镜,并在自然晶状体(未手术)眼使用阿托品来麻痹睫状肌,以帮助他们正确使用双焦眼镜。

弱视治疗

单眼或双眼婴儿白内障患者会发生严重弱视,必须在白内障手术后积极治疗。单眼白内障患者应在术后 1~2 周开始进行遮盖治疗。遮盖疗法的建议各不相同。婴儿无晶状体眼治疗研究指出,小于 8 月龄的患儿需每月每天遮盖 1 小时,8 月龄之后的患儿需隔日全天遮盖自然晶状体眼,或者每天均遮盖一半时间[2]。现有证据表明,重度弱视可以通过每天 6 小时的对侧眼遮盖疗法而成功治疗[13]。患儿父母仅需统计患儿非睡眠时的遮盖时间,并提供充分视力矫正。如果主视眼是远视,那么阿托品压抑疗法与遮盖治疗一样有效。对于那些无法耐受遮盖治疗的患儿来说,这是一个很好的选择[14]。

(梁健恒 译 陈旭 刘慧 校)

参考文献

1. Olson RJ, Braga-Mele R, Chen SH, Miller KM, Pineda R, Tweeten JP, Musch DC. Cataract in the adult eye preferred practice pattern®. Ophthalmology. 2017. https://doi.org/10.1016/j.ophtha.2016.09.027.

2. Lambert SR, Buckley EG, Drews-Botsch C, DuBois L, Hartmann E, Lynn MJ, et al. The infant aphakia treatment study: design and clinical measures at enrollment. Arch Ophthalmol. 2010. https://doi.org/10.1001/archophthalmol.2009.350.

3. Gharaibeh AM, Mezer E, Ospina LH, Wygnanski-Jaffe T. Endophthalmitis following pediatric cataract surgery: an international pediatric ophthalmology and strabismus council global perspective. J Pediatr Ophthalmol Strabismus. 2018. https://doi.org/10.3928/01913913-20170823-02.

4. Barry P, Gettinby G, Lees F, Peterson M, Revie C, Seal D, et al. Prophylaxis of postoperative endophthalmitis following cataract surgery: results of the ESCRS multicenter study and identification of risk factors. J Cataract Refract Surg. 2007. https://doi.org/10.1016/j.jcrs.2007.02.032.

5. Endophthalmitis Vitrectomy Study Group. Results of the Endophthalmitis Vitrectomy Study. Arch Ophthalmol. 1995;113(12):1479.

6. Al-Rashaed SA, El-Asrar AMA. Exogenous endophthalmitis in pediatric age group. Ocul Immunol Inflamm. 2006;14(5):285–92.

7. Nuyen B, Weinreb RN, Robbins SL. Steroid-induced glaucoma in the pediatric population. J Am Assoc Pediatr Ophthalmol Strabismus. 2017;21(1):1–6.

8. Enyedi LB, Freedman SF. Safety and efficacy of brimonidine in children with glaucoma. J Am Assoc Pediatr Ophthalmol Strabismus. 2001;5(5):281–4.

9. Black AC, Jones S, Yanovitch TL, Enyedi LB, Freedman SF. 041: Latanoprost in pediatric glaucoma—pediatric exposure over a decade. J Am Assoc Pediatr Ophthalmol Strabismus. 2009;13(1):e11.

10. Sabri K, Levin AV. Additive effect of topical dorzolamide and systemic acetazolamide in pediatric glaucoma. J Am Assoc Pediatr Ophthalmol Strabismus. 2006;10(1):67.

11. AAPOS Policy Statement. Need for vitrectomy when performing pediatric cataract Surgery, May 2017.

12. Trivedi RH, Wilson ME, Bartholomew LR, Lal G, Peterseim MM. Opacification of the visual axis after cataract surgery and single acrylic intraocular lens implantation in the first year of life. J AAPOS. 2004. https://doi.org/10.1016/j.jaapos.2003.10.008.

13. Braverman RS. PEDIG studies: quality healthcare and amblyopia treatment spectacle correction recurrence future treatments; 2019. p. 1–7.

14. Li T, Shotton K. Conventional occlusion versus pharmacologic penalization for amblyopia. Cochrane Database Syst Rev. 2009;(4):CD006460.

第 **3** 部分

术后无晶状体眼的矫正

第 11 章

儿童无晶状体眼的角膜接触镜

James Hoekel

未经矫正的无晶状体状态,就跟最初的晶状体混浊一样,会限制视功能的发展。有时对于患者来说,最安全和最好的选择是,不植入人工晶状体,并佩戴角膜接触镜。通过角膜接触镜来矫正无晶状体眼,在视网膜上的成像大小正常,并且无明显的像差和畸变。然而,矫正高度远视的眼镜会引起棱镜效应,降低周边视觉质量,并引起屈光参差性复视。对于鼻梁扁平的婴幼儿来说,佩戴又厚又重的高度远视眼镜会让他们觉得不舒适。由于更多材料的开发、受教育程度的改善和更多的科学研究,角膜接触镜效果的可预测性比几十年前大大提高。无晶状体眼角膜接触镜的另一个优点就是容易更换,特别是需要调整度数的时候。婴幼儿的眼轴增长速度非常迅速,角膜接触镜的度数调整远比新的无晶状体眼眼镜片度数的调整要容易得多。对于无晶状体眼的视功能重建,需要医生、患儿及其家属协力合作,以克服导致弱视的重重障碍。最终的目标就是为患儿提供有效视力,减少视物模糊,并尽量防止和限制弱视的发展。

无晶状体眼角膜接触镜的试戴

检查

试戴过程开始于患儿家属及视光医生团队的详细对话、沟通。就像外科医生术前讨论白内障手术的风险、好处和可能替代的方法一样,患儿试戴角膜接触镜前也要进行类似的讨论。一般来说,第一选择通常是日戴的软镜,而不是长期佩戴的硬性接触镜。自己佩戴角膜接触镜的经历,可能会影响家长们为孩子做的选择。例如,如果一个家长佩戴过硬性接触镜的话,他们就很可能为他们的孩子做出同样的选择。

初次试戴的时间取决于为患儿提供医疗服务的团队。目前文献支持在术后 1~27 天,可以为患儿进行首次试戴。根据作者经验,很多医生有自己的选择。建议尽早为患儿试戴角膜接触镜,但是可能会受到术后应用眼药水或眼药膏的影响。佩戴角膜接触镜时不宜应用抗生素或者激素类眼药膏。因此,手术后推荐使用含有激素的抗生素眼药水,或者是等到眼药膏的使用停止后才开始佩戴角膜接触镜。最常使用的醋酸泼尼松龙滴眼液是一种悬浊液,它可以损害硅胶材质的角膜接触镜的表面。

确定角膜接触镜的直径、基弧和度数

标准试戴过程的下一步是确定角膜接触镜的直径、度数和基弧。如果婴儿太小,这些数值非常难以获得。很多医生就采用进行晶状体摘除术时获得的角膜曲率值、角膜直径和角膜厚度。这些信息无疑非常有用,即便没有更早的资料,有了这些信息,也可以进行角膜接触镜的试戴和开出处方。对于非常小的婴儿,其角膜倾向于陡峭,特别是存在持续性胎儿血管化的眼睛。

预约试戴时,作者出于诊断的目的,常常准备几种角膜接触镜(图 11.1)。多一些选择往往可以进行更成功的试戴。对于婴儿期的患儿,很多医生提供的是博士伦公司生产的一种属于硅凝胶高分子聚合物的角膜接触镜,这种角膜接触镜是由一种类似于橡胶的材料制成,具有很高的透氧率。这种材料最初由 Dow Corning Ophthalmics 公司在 1983 年推出,已经作为长戴型角膜接触镜的材料 30 多年。这种 SilSoft® Super Plus 角膜接触镜,其直径为11.3mm,有 3 种基弧(7.5、7.7 和 7.9)可供选择。屈光度的选择以 3D 为间隔,范围为+23.00~+32.00D。还有一种直径为 12.5mm 的 SilSoft®角膜接触镜,但屈光度的选择范围为+12.00~+20.00D。一般初始直径的选择取决于角膜直径或许多手术医生指的"白到白"距离。试戴软镜时,大直径能保证镜片的稳定性,但增加了戴镜、摘镜的难度。如果镜片的边缘不能完全覆盖角膜缘,患儿会感到不舒服、异物感,从而导致眼红,甚至点状角膜病变。

通常情况下,角膜接触镜的起始度数取决于视网膜检影的结果,处方时再加上近视附加度。作者在试戴镜片、确定度数时需要验光两次。首先应用框镜或串镜进行睫状肌麻痹验光以初步确定角膜接触镜度数,佩戴角膜接触镜后再进行一次追加验光,以调整度数。这么做会增加就诊时间,但更利于精准的验配。

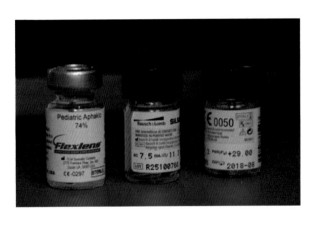

图 11.1 无晶状体眼角膜接触镜样品。

角膜接触镜的试戴

角膜接触镜应该有适当的移动度，但不能太多。角膜接触镜需要良好的贴合角膜：太紧，则其会导致角膜缘压迫，太松，则患者会感觉不舒服并且成像不清晰。理想状态是镜片有 0.5mm 的活动度，用手指可以轻易将其移动。若刚试戴时感觉镜片的活动度太大，则可以让患者适应 15 分钟后再考虑更换镜片。因为刚试戴时泪液较多，随着泪液减少镜片会变的更紧且服帖。患儿过度揉眼睛通常提示试戴的镜片不舒服。

出生时角膜的水平直径大约是 10mm，18 个月内不断增长[1]。随着角膜变平坦，原来的角膜接触镜会变得陡峭、有气泡，或者特别紧而从眼表"崩出式"脱落。如果出现这种情况，并且还需用 SilSoft®角膜接触镜，那么镜片的基弧就得由原来的 7.5 更换为 7.7。对于一些小角膜的患儿，如 PFV、先天小角膜或先天小眼球等，则需要最小直径的镜片或跟厂家个体化订制。

病例 1

AH 出生当天就被诊断为先天性白内障。在其 4 周大时接受了晶状体摘除术，但未植入人工晶状体。手术后 1 周进行角膜接触镜的试戴。患儿无晶状体眼的角膜曲率是 48.75/49.00D，眼轴长度为 17.1mm。其屈光度为+21.50D，相当于+29.12D 的角膜接触镜度数，再加上 3.00D 的近视附加度，患儿最终选择了+32.00D 的 SilSoft®角膜接触镜。相对于陡峭的婴儿角膜，这个镜片是有些平坦，但它易于佩戴(图 11.2)、居中性好、透明度高。这种镜片可以持续佩戴 30 天。由于患儿 AH 是首次佩戴，作者要求 1 周复诊，以确认没有长期佩戴角膜接触镜的并发症出现。我们为患儿提供了多功能角膜接触镜护理液，可以清洁、储存镜片。

评论：这个病例描述了无晶状体患儿的典型治疗过程。最让患儿家属崩溃的是镜片从角膜脱落，若出现这种情况，家属应与医生沟通，告诉医生镜片移位和脱落发生的频次(1 个月多少次)，这有利于医生确定是否需要更换镜片参数。作者建议佩戴 1 周后复诊，以确定镜片的固定程度、进行手持裂隙灯显微镜检查、用试镜片进行追加验光。作者还摘下接触镜片，仔细检查角膜、角膜缘、前房，并测量眼压，在显微镜下检查镜片。如果镜片太混浊或已经有沉积物，则应更换镜片。虽然有大量研究表明佩戴角膜接触镜有一定风险，特别是长戴

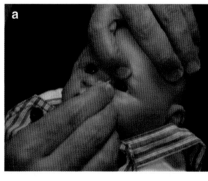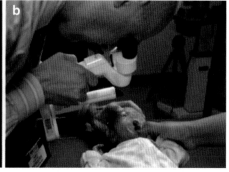

图 11.2　(a)为患儿佩戴 SilSoft®角膜接触镜。(b)手持裂隙灯检查角膜接触镜的适配和居中性。

型角膜接触镜,但在精心护理下,婴幼儿佩戴合理验配的镜片还是很安全的[2-10]。

无晶状体眼角膜接触镜的选择

睁眼时,角膜从空气、角膜缘血管网和房水中获得氧气。角膜接触镜覆盖在角膜表面,完全阻碍了氧气弥散至角膜。每种角膜接触镜的材料都有固有的氧通透性(Dk)。制造商会公布每种角膜接触镜的 Dk 值。在给患儿试戴镜片时,还要考虑到镜片的厚度,有一个术语为临界氧气弥散度(Dk/t),t 代表镜片的厚度。长戴型接触镜片的 Dk/t 应该为 125×10^{-9},而日戴型接触镜片的 Dk/t 应该为 35×10^{-9}[11]。公布的硅橡胶制成的镜片的 Dk 值为 340×10^{-11},但是有文献报道厚镜片的 Dk 值是有变化的[11]。许多目前应用的硬性透气性角膜接触镜(RGP)的已知 Dk 值都>100。眼科学及视光学研究均已发现安全佩戴角膜接触镜需要多少氧气、为防止角膜出现病理性形态学改变最低需要多大的氧通透性[12]。

定制的角膜接触镜

定制的角膜接触镜是一个不可或缺的工具,否则医生受限于只有几种基弧和直径的选择。为患儿量身设计、定制和佩戴特别适合的角膜接触镜能保证其获得良好的舒适度和视力清晰度。在角膜接触镜出现的早期,虽然聚甲基丙烯酸羟乙酯水凝胶(HEMA)材料在其他方面应用广泛,但由于较低的透氧率,其在儿童的高度数正镜矫正中应用受限。硅水凝胶的出现带来了完全不同于硅橡胶材质的角膜接触镜,这种镜片具有更高的透氧率,也不像硅橡胶一样易碎。

目前已可以应用这种硅水凝胶材料(Definitive®)加工制造专业软性接触镜,几家主要的角膜接触镜制造商采用了更高 Dk 值的硅水凝胶。但截至本文发表时,还没有可以用于无晶状体眼的高度数正镜片。Definitive®材料通常提供稳定的透气性、良好的舒适性和光学质量(Dk/t 高达 60)。角膜接触镜实验室可以将这种材料切削加工成舒适佩戴所需的基弧、直径和度数,甚至是无晶状体眼需要的高度数正镜片,从而给儿科专家提供了无数的选择。不幸的是,这些镜片不容易被安放到婴儿眼表,但如果非定制镜片太紧、太松或太容易表面沉积成膜,就应该考虑这种定制镜片。第一次试戴镜片时会需要比较长的时间,因为这种镜片略硬、不太容易被安放。一些制造商提供了一段时间的试戴期,在此期间可以更换或重新定制镜片。但每家制造商的试戴政策不尽相同。这种镜片得到了美国食品药品监督管理局(FDA)的批准,可以用于日抛型佩戴,但很多临床医生开出了延长至 7 天 6 夜的佩戴处方,这是一种超说明书的使用方法。

定制角膜接触镜的镜片应该避免压迫角膜顶点。如果镜片配得太过陡峭,会造成角膜中央问题,角膜周边受压、血管化。而过于陡峭的镜片会在角膜顶端留一小块空间,角膜周边或中周部太紧会引起不适、发红、角膜缘压迫或不适当的泪液交换。镜片太松则会过度的移动,移位至颞侧或上方。硅水凝胶镜片必须合适,否则会出现机械性并发症,如角膜接触镜相关性乳头状结膜炎、上方角膜上皮分离[11,13-21]。一些从业者使用 Fluresoft 评估角膜接触镜的染色模式,当然镜片也会着染。借助手持裂隙灯或 Burton 灯,染色可用于评估角膜缘的覆盖范围、接触镜的移动度、染色剂的积存或着染。佩戴角膜接触镜后的随访期间应用裂隙灯检查,可能发现存在乳头状结膜炎、角膜着染、微囊肿、黏蛋白球、水肿等病变,提醒医生及时更换镜片。

病例 2

MB 患有双眼先天性白内障。她在 6 周时接受右眼晶状体切除术和玻璃体切割术,7 周大时左眼接受同样的治疗,手术很成功。术后一段时间内她恢复良好,在 24 个月大时,她的右眼植入了一枚 MA60 人工晶状体,在 25 个月大时,她的左眼植入同样的人工晶状体。

手术后一天、一周的复查都很正常。术后一个月的复查发现,其左眼的人工晶状体脱位至视轴下方。患儿接受了全身麻醉下的检查,并试行了人工晶状体复位术,但由于残留晶状体囊膜太少而不能支撑人工晶状体,从而导致人工晶状体复位术失败。因此,建议该患儿左眼试戴无晶状体眼角膜接触镜。

作为一个 25 个月大的婴儿,她的角膜直径为 10.5mm,她的无晶状体眼的角膜曲率值为 42.62/43.00,眼轴长度为 20.79。她此时的屈光度是+14.50D。Ciba 公司有一种称为 O2 Optix 的定制硅水凝胶接触镜产品。这种材料拥有创新性的透氧能力,−3.00D 的镜片 DK/t 达到 117。医生为患儿定制了基弧为 8.00mm、直径为 13.2mm 的+18.50D 镜片。随访 6 个月,患儿的屈光度无明显变化,但镜片变得太小而不能稳定地覆盖角膜。在 31 个月大时,镜片更换为基弧为 8.4mm、直径为 14.0mm 的新镜片。这个新镜片居中良好,并且不易脱落。

在 MB 50 个月大时,Ciba 公司停止生产这种角膜接触镜。患儿已经非常习惯这种角膜接触镜的舒适度和方便更换的 4 联包装。作为医生,也希望继续使用这种角膜接触镜。正好 Xcel 公司提供 Definitive®材质、同样参数的多片装同类产品。在接下来 6 年的随访期间,MB 佩戴角膜接触镜的左眼视力与植入人工晶状体的右眼视力一样,并且 6 年间无晶状体的左眼屈光度没有明显变化,而植入人工晶状体的右眼变得非常近视。随着年龄增长,患儿佩戴角膜接触镜变得较容易,镜片也从长期佩戴型改为日抛型。

评论:这个病例总结了无晶状体眼角膜接触镜的最初选择和使用过程中的再次评估。作者为这例单眼无晶状体眼患儿选择了多片装的 Dk 值为 $175×10^{-9}$ 的硅水凝胶材料接触镜。随着眼球生长,接触镜片的类型和参数都要相应改变,并且可选择的制造商也是影响医生决策的一个因素。值得注意的是,在这个双眼白内障的病例中,无晶状体眼和人工晶状体眼的视力发育是一致的。

透气性镜片(硬性可透气性)

儿童无晶状体眼使用 RGP 既有优点也有缺点(表 11.1)。它们特别适用于外伤性无晶状体眼或儿童穿透性角膜移植术后的屈光矫正。每家制造商都提供试戴指导和试戴流程。如果患儿足够大,使用台式角膜地形图进行检查能获取更精确的数据。

表 11.1　软性角膜接触镜与 RGP 的比较

软性角膜接触镜	RGP
优点：	优点：
良好的早期适应	可以遮盖或矫正散光
试戴简单	佩戴和取出容易
医生用时少	使用期较长
家长易于配合	透氧率高
容易替换	
不足：	不足：
微生物性角膜炎	家长配合难度大
潜在的缺氧损害	眼睛充血或眼红
高度数的镜片鲜有长期佩戴许可	角膜病变、擦伤
	初期不适
	医生用时长
	高 Dk 值材料有限

　　高度数的正镜片，其厚度增加，而 RGP 镜片的重心偏前，所以 RGP 最大的难点就是居中性。为获得镜片的稳定性，很多制造商采用了非球面设计或角巩膜设计。如果镜片向下偏心，则会引起角膜着染、不适、结膜充血和视力不稳定。若这种高度数正镜片为非球面设计，则上眼睑可以帮助镜片中心固定。

　　目前，很多制造商提供具有高透氧性、可以长期安全佩戴的高 Dk 值接触镜。给婴儿试戴时，建议使用诊断性试镜盒。一般制造商会免费提供这种试镜盒。最初的镜片选择可以基于年龄或以前验配的角膜曲率。最重要的是，基弧必须准确，以免造成刺激症状或角膜损害。对于新生儿，诊断镜片为基弧 7.00mm、+29.00D。安放好诊断镜片后，再用追加验光法确定所需镜片度数。荧光素染色可以用来评估镜片的松紧度，通过评估镜片的直径来确定其稳定性和活动度。同时，还应判断镜片的边缘翘度和居中性。

无晶状体眼角膜接触镜的佩戴和护理

佩戴和摘除

　　无晶状体眼患儿的父母在开始会感觉佩戴和摘除角膜接触镜比较困难。许多医生提供一周或一个月长期佩戴的接触镜片，这种治疗为家庭和医生节省了很多时间。作者总是尽力识别出摘、戴镜片困难的家庭，并为他们提供 24 小时的应急服务，因为给婴儿佩戴角膜接触镜对有经验的医生来说是很容易的。让患儿平躺，由工作人员扶着头，家长牵着手（图11.3）。习惯用右手的医生可能会发现站在儿童的右侧更方便。镜片的大小、眼睑挤压力量、眼眶的深度和睑缘之间的垂直距离都是影响戴镜的因素。

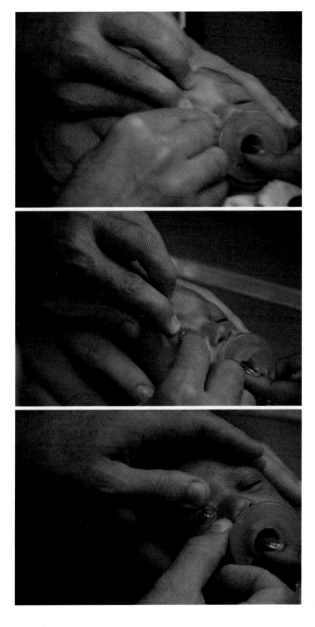

图 11.3　习惯用右手的作者在为患儿佩戴角膜接触镜。

角膜接触镜的养护

　　富含蛋白质的泪液很容易在像 SilSoft®这样的硅橡胶镜片表面沉积成膜,因此这类镜片需要每 1~6 个月更换。这种镜片需要精心护理,肥皂、乳液、乳霜、软膏、除味剂等都可能对镜片造成损害。客服部门经常建议使用无味甘油肥皂,以防止镜片的污染及其表面膜沉积。许多医院里的视光诊所可能提供添加乳霜的抗菌肥皂,这种肥皂也会损伤镜片,并造成膜沉积。应告知患儿家属,在触碰镜片前必须彻底清洗双手,以避免镜片表面膜沉积。在过去的 20 多年里,角膜接触镜清洁液有了很大改进,含有的添加剂能帮助更好的清洁镜片及保持镜片湿润,并且很少与硅胶、硅水凝胶镜片发生反应。作者推荐使用 BioTrue®清洁液,当然还有大量多功能清洁液可供选择。

并发症

虽然佩戴 SilSoft®角膜接触镜最大的担心是细菌引起的角膜炎、角膜溃疡,但其并发症并不常见。对于长期佩戴角膜接触镜的婴儿和幼儿,其细菌性角膜炎的发生率是不一致的[9]。由于新生儿的泪液分泌旺盛以及其家长非常小心,因此婴儿佩戴者的并发症发生率较低。许多医生担心社区获得性结膜炎的高发,使这些患儿的并发症风险更高,其实佩戴合适的角膜接触镜反而是最好的保护。

角膜接触镜佩戴者比较严重的不良反应有角膜中央瘢痕化、新生血管化、中央或周边部的浸润灶,相对较轻的、暂时性并发症包括角膜病变、水肿、充血和眼睑水肿。然而,最常见的并发症是镜片丢失。儿童使用者对角膜接触镜的依从性并不一致。依从性不好时,患儿更容易错误使用甚至弃之不用。通常这种角膜接触镜都很昂贵,即便是医生处方,其费用也没有保险负担。在 18~48 个月大期间,即使镜片很合适,泪膜也没有问题,有些患儿也变得不能耐受长期佩戴角膜接触镜。

对于长期佩戴角膜接触镜,要警惕患儿可能罹患缺氧相关病变,包括水肿、感染、血管化、瘢痕化、角膜炎、角膜内皮多形性改变、细胞多形性、上皮性微囊泡和上皮薄变[22]。选择这种角膜接触镜时最重要的一点,就是无论患儿清醒睁眼时,还是睡眠闭眼时,镜片都能给角膜提供充足的氧气。角膜接触镜制造商在不断研发新材料来改善镜片的透氧率。

无晶状体眼得不到矫正造成的视力损害远远超过佩戴角膜接触镜的可能并发症风险。大多数角膜接触镜专家认为,日抛型角膜接触镜的安全性远高于长期佩戴型角膜接触镜,但对于非常抗拒佩戴过程的幼儿来说,长期佩戴型明显更实用。过度清洁会使 SilSoft®和一些高 Dk 值的透气性材料表面降解,因此从这方面来看,长期佩戴型也是有益的。当然,日抛型角膜接触镜也是一种选择。正如其他许多父母必须承担的责任一样,每天摘、戴接触镜一开始也让家长们心力交瘁,然而随着时间推移,最后都变成家庭日常而不再焦头烂额。随着高分子化学和机械加工工艺的发展,非常希望角膜接触镜能有更多的选择,镜片中心更薄,制造商可以提供多片合装包装,同时镜片具有更高的湿润性和透氧率,从而为处于视觉发育关键期的患儿提供最佳的视力矫正。

(马立威 译)

参考文献

1. Abbasi RU, Abu-Zayyad T, Amann JF, et al. Measurement of the flux of ultrahigh energy cosmic rays from monocular observations by the high resolution fly's eye experiment. Phys Rev Lett. 2004;92:151101.
2. Cromelin CH, Drews-Botsch C, Russell B, Lambert SR, Infant Aphakia Treatment Study Group. Association of contact lens adherence with visual outcome in the Infant Aphakia Treatment Study: a secondary analysis of a randomized clinical trial. JAMA Ophthalmol. 2018;136:279–85.

3. Bendoriene J. Therapeutic use of silicone hydrogel contact lenses in children. Contact Lens Assoc Ophthalmol. 2006;32:104–8.
4. Lindsay RG, Chi JT. Contact lens management of infantile aphakia. Clin Exp Optom. 2010;93:3–14.
5. Matsuda M, Inaba M, Suda T, MacRae SM. Corneal endothelial changes associated with aphakic extended contact lens wear. Arch Ophthalmol. 1988;106:70–2.
6. Glynn RJ, Schein OD, Seddon JM, et al. The incidence of ulcerative keratitis among aphakic contact lens wearers in New England. Arch Ophthalmol. 1991;109:104–7.
7. de Brabander J, Kok JH, Nuijts RM, Wenniger-Prick LJ. A practical approach to and long-term results of fitting silicone contact lenses in aphakic children after congenital cataract. CLAO J. 2002;28:31–5.
8. Russell B, Ward MA, Lynn M, Dubois L, Lambert SR, Infant Aphakia Treatment Study G. The infant aphakia treatment study contact lens experience: one-year outcomes. Eye Contact Lens. 2012;38:234–9.
9. Lambert SR, Kraker RT, Pineles SL, et al. Contact lens correction of aphakia in children: a report by the American Academy of Ophthalmology. Ophthalmology. 2018;125:1452–8.
10. Chen YC, Hu AC, Rosenbaum A, Spooner S, Weissman BA. Long-term results of early contact lens use in pediatric unilateral aphakia. Eye Contact Lens. 2010;36:19–25.
11. Fonn D, Bruce AS. A review of the Holden-Mertz criteria for critical oxygen transmission. Eye Contact Lens. 2005;31:247–51.
12. Harvitt DM, Bonanno JA. Re-evaluation of the oxygen diffusion model for predicting minimum contact lens Dk/t values needed to avoid corneal anoxia. Optom Vis Sci. 1999;76:712–9.
13. Carnt NA, Evans VE, Naduvilath TJ, et al. Contact lens-related adverse events and the silicone hydrogel lenses and daily wear care system used. Arch Ophthalmol. 2009;127:1616–23.
14. Donshik P, Long B, Dillehay SM, et al. Inflammatory and mechanical complications associated with 3 years of up to 30 nights of continuous wear of lotrafilcon A silicone hydrogel lenses. Eye Contact Lens. 2007;33:191–5.
15. Dumbleton K. Adverse events with silicone hydrogel continuous wear. Cont Lens Anterior Eye. 2002;25:137–46.
16. Dumbleton K. Noninflammatory silicone hydrogel contact lens complications. Eye Contact Lens. 2003;29:S186–9; discussion S90–1, S92–4.
17. Holden BA, Stephenson A, Stretton S, et al. Superior epithelial arcuate lesions with soft contact lens wear. Optom Vis Sci. 2001;78:9–12.
18. O'Hare N, Stapleton F, Naduvilath T, Jalbert I, Sweeney DF, Holden BA. Interaction between the contact lens and the ocular surface in the etiology of superior epithelial arcuate lesions. Adv Exp Med Biol. 2002;506:973–80.
19. Sankaridurg P, Chen X, Naduvilath T, et al. Adverse events during 2 years of daily wear of silicone hydrogels in children. Optom Vis Sci. 2013;90:961–9.
20. Sankaridurg PR, Sweeney DF, Sharma S, et al. Adverse events with extended wear of disposable hydrogels: results for the first 13 months of lens wear. Ophthalmology. 1999;106:1671–80.
21. Santodomingo-Rubido J, Wolffsohn JS, Gilmartin B. Adverse events and discontinuations during 18 months of silicone hydrogel contact lens wear. Eye Contact Lens. 2007;33:288–92.
22. Zimmerman AB, Nixon AD, Rueff EM. Contact lens associated microbial keratitis: practical considerations for the optometrist. Clin Optom (Auckl). 2016;8:1–12.

第 12 章

无晶状体眼框架眼镜

Christina M. Twardowski

由于年龄关系,无晶状体眼患儿的屈光矫正非常具有挑战性。儿童的眼球正在解剖学发育期,视觉系统也不成熟。鉴于前者,人工晶状体一期植入不适用于 7 月龄以下的婴儿;鉴于后者,持续优化的屈光矫正又是必需的[1]。由于角膜接触镜的发展,许多医生认为其是治疗的首选。但框架眼镜不应该被遗忘,它的简单易行给患儿、家长和医生带来许多好处。

由于矫正无晶状体眼框架眼镜较笨重和影响外观的原因,一些医生把它当作最后的选择,然而精心设计、合理应用的框架眼镜还是有很多优点的。首先,框架眼镜使用起来最方便,不像角膜接触镜那样需要频繁的随访和养护,为患儿和家长省去很多麻烦;其次,大多数保险公司会负担至少部分框架眼镜的花费,而角膜接触镜的医疗保险范围因保险公司而大相径庭,即便医生处方为"医疗必需"也不能保证保险报销。另外,由于患者丢失(揉眼、睡眠时脱落等原因)和(或)FDA 关于角膜接触镜更换的卫生建议,角膜接触镜需要经常更换,因此角膜接触镜的花费要远远超过框架眼镜。

矫正的时机

为最大化促进视觉发育,无晶状体眼患儿的屈光矫正应该在手术后尽快开始。有些病例中先天性白内障发现较晚(出生 4 个月以后),但积极的术后视觉康复计划也能带来显著的效果[2]。由于无晶状体眼框架眼镜度数很高,与普通框架眼镜相比,制作通常需多出 2~3 周时间。因此在这段时间内,短期佩戴角膜接触镜可以尽快开始屈光矫正。如果晶状体摘除术没有出现并发症,术后 1 周就可以开始角膜接触镜的佩戴,直到收到定制的框架眼镜。这时就可以摘掉角膜接触镜,开始框架眼镜的矫正治疗。

验光

精准的视网膜检影验光是无晶状体眼患儿视觉康复的基础。术后进行检影验光时,大多数患儿仍要使用阿托品散瞳,虽然无晶状体眼不存在调节功能,无须麻痹睫状肌,但散大的瞳孔还是有利于检影验光的。如果遇到术后瞳孔很小的患儿，为提高检影验光的准确度，可以用眼药水散大瞳孔。

　　无晶状体眼患儿进行检影验光要特别注意顶点距离。顶点距离指的是矫正镜片后表面到角膜前表面的距离。这个距离对于医生应用矫正镜片中和视网膜检影反射带非常重要，要保证每次都将镜片放置在同一位置，使顶点距离一致(图 12.1)。如果矫正镜片放置位置偏远，则得出的远视处方度数将不足。记住屈光矫正的目标是使矫正镜片的焦点与眼球的远点重合，矫正镜片的焦距是固定的，如果中和检影反射带的镜片位置距离患儿面部太远，制作出来的矫正镜片的焦点就与眼球的远点不匹配了。

处方

过度矫正

　　无晶状体眼患儿进行屈光矫正时必须过度矫正。过度矫正意味着在视网膜检影得到的屈光度上加上近附加度，以代偿无晶状体眼丧失的调节能力。这对于婴儿患者尤为重要，因为他们主要接受近距离物体的视觉刺激，他们的视觉发育也主要依赖于近距离的清晰度。所需过度矫正程度依患儿年龄而变，随着年龄增长，儿童的视物范围从单纯的近距离物体发展为远、近混合状态。例如，一位 6 月龄无晶状体眼患儿的屈光度是+20.00D，他的眼镜处方应该是+23.00D。该近附加度能将他的焦点固定在 33cm，这个距离近似于幼儿手臂长度。这个焦距对于患儿非常重要，可以使其戴着框架眼镜看清自己拿在手里的物体。通常，近附加度高一些对患儿更有利，因为他为了看清楚可以把物体拿近一些；而矫正不足时，患儿没办法为了看清楚而拿得更远。

　　通用的过度矫正指导见表 12.1。

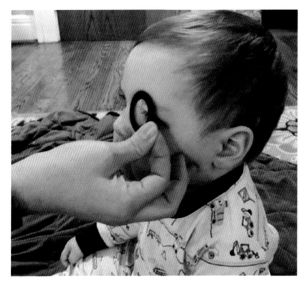

图 12.1　图片显示中和镜片的正确放置位置，以确保矫正镜片的焦距与眼睛的远点对应。

表 12.1　无晶状体眼患儿的屈光过度矫正

患儿年龄	过度矫正程度
婴儿~1 岁	+3.00D
1~2 岁	+2.00D
2~3 岁	+1.00D
3~4 岁	双焦点镜片

双焦点镜片

通常在 2~4 岁期间,镜片从过度矫正更换为双焦点镜片。因为在这期间,患儿开始倾向于使用远视力,并能理解双焦点的概念。

双眼无晶状体眼与单眼无晶状体眼

框架眼镜适用于所有双眼无晶状体眼的患儿,因为很少有大幅度的屈光参差,因此很容易给出处方而不用担心双眼外观容貌上的不一致。另一方面,对于单眼无晶状体眼的患儿,由于很大的屈光参差造成的镜片厚度和重量差异,眼部外观差异也会较大,后续的弱视治疗也很棘手。

解决外观差异的一种策略是给健眼佩戴平衡镜片,这种镜片的度数与无晶状体眼的镜片度数相同,使患儿双眼外观一致,并使此框架眼镜能很平衡、安稳地戴在患儿脸上。同时,该平衡镜片可使健眼成像雾化, 有治疗患眼弱视的效果。单眼无晶状体眼的患儿可在 1~2 岁时应用这种平衡镜片的方法。此后,随着年龄增长、患眼屈光度下降、头或颈部控制力增加、头部尺寸增大,患儿对框架眼镜的适应性也得到改善,并发症也较少,就可以使用常规眼镜处方了。

镜片

制作这种高度数镜片,应首选非球面设计和高屈光指数的材料。非球面聚碳酸酯镜片经济又安全,是儿童镜片的首选。非球面设计的镜片前表面更平坦,镜片更薄,重量轻,整个镜片的放大率一致。高屈光指数的镜片折射光线能力强,成像更清晰,其镜片边缘更薄,整体重量轻。标准的树脂镜片屈光指数为 1.5,而目前镜片最高的屈光指数为 1.74。

镜框

开出眼镜处方后,应与家长讨论镜框的选择,不合适的镜框会让使用者的依从性下降,矫正效果大打折扣。带头部固定带的软性树脂镜框比较适合婴儿患者(图 12.2)。树脂镜框和头带能固定眼镜位置,确保患儿通过镜片中心视物。金属镜框容易沿鼻梁滑动,还易折断。另外,因为树脂镜架边缘更宽,对比金属镜架,厚的高度数镜片在树脂镜架上可以更稳定。另一个建议是优选小一点的圆形镜框,这样镜片就比较小、重量轻,周边部的相差、形变都相应减少。

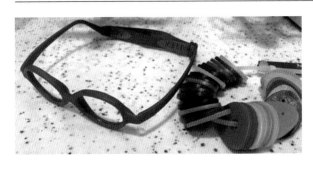

图 12.2　Miraflex®树脂镜架及其提供的可选颜色。

病例

一位 7 周龄患儿,右眼晶状体切除联合前节玻璃体切割术后 1 周。体检未见任何手术并发症。视网膜检影验光屈光度为+21.00D。眼镜处方:右眼:+24.00D;左眼:平衡镜片。

因为框架眼镜加工需要 3~4 周,当即为患儿佩戴一枚+32.00D Silsoft 角膜接触镜。镜片度数根据有效屈光度方程计算得出(图 12.3);这个方程可以根据顶点距离的变化计算出相应的修正屈光度。跟位于眼球前方特定位置的框架眼镜不同,角膜接触镜直接戴在眼球表面。确定角膜接触镜度数后,还要加上近附加度数。通过有效屈光度方程计算得出该患儿的+21.00D 框架眼镜镜片等于+28.88D 的角膜接触镜镜片,然后加上+3.00D 的近附加度使患儿能聚焦近点。结果是+31.88D,最终选择了+32.00D Silsoft 角膜接触镜。嘱患儿戴着角膜接触镜继续使用手术后的眼药水,并开始清醒时每天 6 个小时的健眼遮盖治疗。

3 周后复查,这时已经不再使用术后眼药水,定制的框架眼镜也到货了,可以摘除角膜接触镜了。患儿开始佩戴定制的框架眼镜,每天清醒时佩戴 6 小时,每 3~4 个月复查。复查时检查患儿的视力、屈光度、眼压。

患儿 2 岁时,摘掉左眼的平衡镜片,因为此时左眼出现+3.50D 的散光性屈光不正。双眼经独立图片检查视力均为 20/40,患儿开始全天佩戴框架眼镜,右眼为无晶状体眼矫正镜片,左眼为散光矫正镜片。这副眼镜确保了左眼的视力发育。同时,患儿继续每天 6 小时的左眼遮盖治疗,以保证右眼视功能的充分发育。

评论:从一种屈光矫正方式转换到另一种是很容易的,主要是根据患儿家庭的需要和意愿进行选择。最终的治疗效果并不单单取决于矫正方法,治疗的依从性起到更大作用。同时,即使是单侧无晶状体眼患儿,监测双眼的视力和屈光状态也非常重要,要不断调整治疗方案,以满足患儿的视觉发育需求。

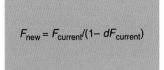

$$F_{new} = F_{current}/(1- dF_{current})$$

图 12.3　有效屈光度方程。

(马立威　译)

参考文献

1. Baradaran-Raffi A, Shirazadeh E, Eslani M, Akbari M. Optical correction of aphakia in children. J Ophthalmic Vis Res. 2014;9(1):71–82.
2. American Academy of Ophthalmology. Pediatric ophthalmology and strabismus: childhood cataracts and other pediatric lens disorders. Basic and clinical science course, 2016–2017.

Natalie C. Weil, Scott R. Lambert

第 13 章

一期人工晶状体植入

一期人工晶状体(IOL)植入术指白内障摘除术同时植入IOL。当患儿出现明显的晶状体混浊时,应考虑行白内障手术。单眼白内障的患儿,应在4~8周龄进行手术;双眼白内障的患儿,应在6~8周龄进行手术。虽然6周龄之前进行白内障手术可能改善视力,但是不良事件发生风险较高,因此不建议在6周龄之前进行手术[1-3]。而8周龄后确诊白内障的患儿,应尽早手术,以防出现弱视加重的风险。为了尽快使患儿视力康复,尽量减少全身麻醉次数,我们通常提倡双眼同期手术,在手术时采取适当的预防措施,尽量降低双眼眼内炎和眼前节毒性反应综合征(TASS)的发生风险[4]。

一期 IOL 植入与无晶状体眼

对于1岁及以上的儿童,白内障手术时常进行一期IOL植入[5];但是对于1岁以下儿童是否进行IOL植入仍存在争议。婴儿无晶状体眼治疗研究(IATS)发现,与无晶状体眼状态且用角膜接触镜矫正的儿童相比,7月龄以下进行一期IOL植入的婴儿发生了更多的不良事件,且需要进行更多次的内眼手术。除非由于社会因素难以应用角膜接触镜矫正,大多数高收入国家或地区的儿童白内障手术医生不会对7月龄以下的婴儿进行一期IOL植入术。而在低收入国家,由于角膜接触镜难以获得,一期IOL植入术多在婴儿期进行。

除社会因素外,在决定是否应进行一期IOL植入时还必须考虑眼球的大小。因为大多数现有的IOL都不适合小眼球,所以角膜直径<9mm的眼球应保持无晶状体状态,直至眼球充分发育。

IOL 度数的选择和目标屈光度数的设定

确定最合适的IOL度数是儿童一期IOL植入最重要的一点。由于儿童的眼球发育迅速,白内障手术时目标屈光度为正视眼的患儿,几年后即会出现显著的近视漂移。因此,大多数儿童白内障手术医生会在白内障手术时将目标屈光度设定为远视(矫正不足)[6]。根据预估的眼球发育情况,以7~10岁之间达到正视眼为设定目标,多位学者提出了不同的儿童 IOL 屈光度设计方案[7–9](表 13.1)。表 13.2 列出了作者的偏好。

一期 IOL 植入术后矫正不足的患儿,应尽早矫正其残余屈光不正。<2 岁的儿童应佩戴具有近点矫正功能的单焦点眼镜。2 岁以上的儿童应矫正为正视,并建议佩戴双焦点眼镜提高视近功能。单侧无晶状体眼的儿童可以参考相同年龄的指南使用角膜接触镜矫正。<2 岁的儿童应使用角膜接触镜进行近点矫正,>2 岁的儿童应使用角膜接触镜矫正至正视, 再给予双焦点眼镜使其有视近功能。

IOL 植入位置

IOL 可以放置在囊袋内或睫状沟中,或固定在前后囊膜的闭合环处。其中最常见的是囊袋内固定。一期 IOL 植入的优势是可以直接将 IOL 植入囊袋内(病例 1),使 IOL 位置长期保持良好的居中性。一片式或三片式 IOL 均可植入囊袋内。前囊膜囊口直径应略小于 IOL 光学部,以利于将襻放入囊袋中。一期手术也可将 IOL 植入于睫状沟。有足够的囊膜支撑时,可以将 IOL 的襻置于前囊口前。如果囊袋撕裂或悬韧带断裂,需要缝合固定襻或巩膜固定。

表 13.1   儿童残余远视的术后目标屈光度表

手术年龄(岁)	Enyedi 1998[7](D)	Crouch 2002[8](D)	Plager 2002[9](D)
<1			
1	+6.00	+4.00	
2	+5.00	+3.50	
3	+4.00	+2.50	+5.00
4	+3.00	+2.50	+4.00
5	+2.00	+2.00	+3.00
6	+1.00	+2.00	+2.25
7	平镜	+1.00	+1.50
8		+1.00	+1.00
10		平镜	+0.50[a]+0.5%

[a]10 岁后达到正视眼或轻度近视。

表 13.2   作者在儿童白内障手术中的目标屈光度

手术年龄(岁)	残余远视屈光度(D)
1	+5.00
2	+4.00
3	+3.50
4	+3.00
5	+2.00
6	+1.50
7	平镜

由于一片式 IOL 的襻可能会引起虹膜摩擦而导致葡萄膜炎–青光眼–前房积血(UGH)综合征,后表面与襻呈一定倾斜角的三片式 IOL 更适合睫状沟固定。睫状沟固定的 IOL 光学部可以置于囊袋之前,也可以夹持固定在囊袋后。IOL 光学部夹持放置时,除了光学部与襻连接处,其余部分前、后囊膜均在光学部前。该技术可防止晶状体上皮细胞沿玻璃体表面迁移。当 IOL 光学部成功夹持放置于后囊时,后囊连续环形撕囊(PCCC)口呈椭圆形(病例 2)[10]。该操作的局限性包括 PCCC 太小会导致后囊膜撕裂,或 PCCC 太大而无法夹持 IOL 光学部[11]。第三种选择是将残余囊袋放在专门设计的 IOL 边缘的凹槽中(“晶状体囊袋”技术)[12]。将囊袋环放置在晶状体边缘的凹槽中,该凹槽让残余前、后囊膜融合在一起,从而降低再生的晶状体物质长入瞳孔区的风险。

后囊膜的处理

如果保留完整的后囊膜,儿童白内障手术后均会发生后囊混浊(PCO)。在某些情况下,如儿童年龄较大、存在眼后段疾病史或眼部炎症,可能需要保留后囊膜。为了减少儿童 PCO 再次手术的情况发生, 会在一期 IOL 植入时使用玻璃体切割器或手动技术进行后囊切开术。常用的方法是在吸出晶状体皮质后使用玻璃体切割器切开后囊膜。后囊开口应环形、同心、居中且小于前囊口(4mm)。然后通过角膜缘或睫状体平坦部入路进行中央部前段玻璃体切割术。角膜缘入路的优势是使用与白内障手术相同的切口。而采用平坦部入路时,切口位置与儿童的年龄相关。<1 岁的患儿,切口应在角膜缘后 2mm;1~4 岁的患儿,切口应在角膜缘后 2.5mm;>4 岁的患儿,切口应在角膜缘后 3mm[13,14]。平坦部入路的优势是植入 IOL 时后囊完整[15],但也存在缺点,须多制作一个平坦部切口,且存在远期相关风险。

也可以手工制作 PCCC。后囊厚度仅为前囊的 1/5~1/3,因此手动 PCCC 具有技术难度[16]。手动 PCCC 时,应使用 OVD 压平囊膜。一些术者选择在后囊膜上制作小孔并注射 OVD 将玻璃体前界膜向后推开,减少后囊撕开时玻璃体脱出风险[17]。另外,研究表明向后推开玻璃体前界膜, 可以减少晶状体上皮细胞以玻璃体前界膜为支架进行迁移的可能 [18-20]。只进行 PCCC 而不切除玻璃体通常会导致玻璃体前界膜的混浊。而后囊切开后,IOL 植入到囊袋内反而更加困难(病例 1)。当在后囊膜切开的囊袋内植入 IOL 时,将 IOL 植入到囊袋中并保持水平位置很重要,因为 IOL 很容易通过 PCCC 开口进入眼后段。当 IOL 的前襻位于适当的位置,可用调位钩轻松地将晶状体旋转到位。

白内障手术中如果后囊保留完整,当发生 PCO 时, 可以在诊室内对能配合的儿童行 Nd:YAG 后囊切开术。低龄儿童可能在术后几个月内发生 PCO,而年龄较大的儿童可能在术后 1~2 年时发生 PCO。YAG 激光治疗可能需要多次,甚至需要通过后囊切开手术的方式来使视轴恢复透明[21]。若考虑儿童可能无法配合诊室内的 YAG 后囊切开术,应在白内障手术同时进行后囊切开术。YAG 激光也可于手术室中进行,但让全身麻醉下行气管插管的患儿在坐姿下完成这些操作是很困难的。

一期 IOL 植入术切口构造

　　儿童白内障手术中最常见的切口选择是巩膜隧道切口或角膜切口。巩膜隧道切口的优点是切口渗漏的风险较低,并且没有可见的角膜瘢痕。但这种技术会损伤结膜,导致更多的术后不适,且会增加未来行青光眼手术的困难。用有侧刃的手术刀于角膜缘后 2~3mm 制作巩膜隧道,隧道外切口宽度应与使用的 IOL 推助器的宽度一致。隧道应延伸到角膜内部,但不能进入前房。使用小直径角膜刀进入前房,切口的大小取决于用于抽吸晶状体器械的大小。植入 IOL 时使用角膜刀扩大切口。

　　角膜切口的优点是切口位置更靠前,结膜不受损伤,虹膜脱出的可能性更小。但是低龄儿童可能会因此出现明显的角膜瘢痕。开始先制作小直径的角膜切口,进行白内障摘除术和玻璃体切割术,随后再应用角膜刀扩大角膜切口以植入 IOL(图 13.1)。在 IOL 植入前,应用小切口行撕囊术和晶状体切割术,这样可以稳定前房液流并减少前房塌陷。

　　无论是巩膜隧道切口还是角膜切口,切口通常在上方,这样就可以用上眼睑保护切口。大多数儿童白内障医生选择用可吸收聚乳酸缝合线进行切口缝合 (透明角膜切口使用 10–0 缝合线,巩膜隧道切口使用 9–0 缝合线)。

病例 1

　　一名 4 岁男孩因双眼先天性白内障就诊。既往史:37 周足月患儿,出生时因合并黄疸和肺水肿住院 1 个月。3 岁时被诊断为双眼先天性白内障,首诊时外科医生评估后未建议行白内障手术,家长也未发现明显的视力障碍,但注意到患儿有逐渐加重的畏光症状。否认先天性白内障家族史。裂隙灯检查发现双眼晶状体绕核性混浊,最佳矫正视力为右眼 20/40、左眼 20/60。由于视力障碍以及显著的畏光症状接受了双眼白内障手术,先行左眼手术,如图 13.1 所示。

　　评论:该病例展示了一名 4 岁患儿的一期 IOL 植入术。考虑该患儿的年龄发生后囊混浊的可能性很高,预计无法成功配合术后 YAG 后囊切开术。因此,术中通过前部入路行后囊切开术,用 10–0 可吸收缝合线缝合切口。

病例 2

　　一名 2 岁男孩因其右眼斜视 3 个月而被儿科医生转诊。出生史正常,无其他全身疾病。检查发现右眼注视不良,并且有 20 棱镜度的间歇性外斜视。裂隙灯检查示右眼有显著的绕核性白内障,左眼晶状体透明。右眼的 B 型超声检查未见视网膜脱离或与持续性胎儿血管相关的征象。患儿的家属同意进行白内障摘除术和 IOL 植入术。依据他的年龄,选择了三片式 IOL,目标屈光度设定为+4.00D。

　　制作直径为 5mm 的前部连续环形撕囊,并将白内障全部吸除。然后制作与前囊口同心的直径 4mm 后囊切开口。将晶状体植入睫状沟中,然后将光学部小心地推至前囊和后囊的后方,形成椭圆形的囊袋口(图 13.2)。

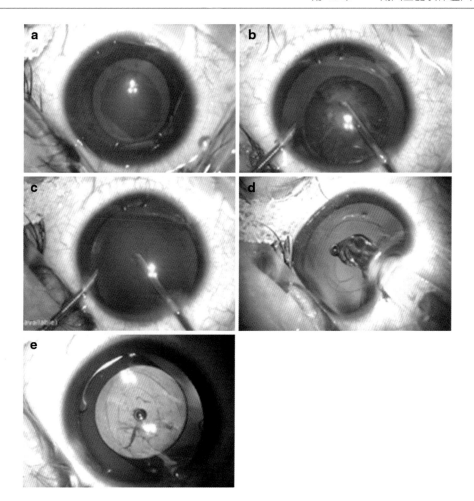

图 13.1　(a)左眼的单侧绕核性白内障。(b)制作 5mm 的前囊膜撕囊口。通过角膜切口,使用玻璃体切割头切除晶状体皮质和晶状体核。Lewicky 灌注管用于维持前房。(c)通过角膜切口,使用玻璃体切割头高切速低负压模式将后囊切开,切开直径小于前囊口。(d)囊袋内填满 OVD,扩大角膜切口至 3mm,将一片式 IOL 植入囊袋内。注意将晶状体的前缘水平植入囊袋内,以确保将前襻放置在囊袋中。(e)IOL 植入到晶状体囊袋中。可见较大的前囊切开口和较小的后囊切开口。然后用 10-0 可吸收的聚乳酸缝合线缝合切口,并用 Simcoe 套管(双管针头)抽吸残余的 OVD。

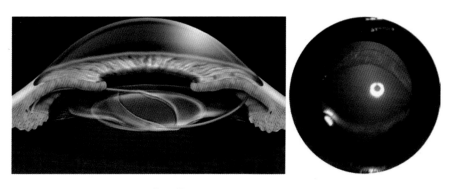

图 13.2　人工晶状体夹持。(Images provided by Stephen Lipsky MD)

　　评论:在此病例中,选择了三片式 IOL,应用了光学部夹持的方法以增强 IOL 的稳定性。前后囊膜融合于晶状体光学部前部,可防止晶状体上皮细胞沿玻璃体表面迁移。该技术降低了晶状体再增殖导致视轴混浊的可能性。

(丁雨溪 译　马立威 校)

参考文献

1. Beck AD, Freedman SF, Lynn MJ, Bothun E, Neely DE, Lambert SR. Glaucoma-related adverse events in the Infant Aphakia Treatment Study: 1-year results. Arch Ophthalmol. 2012;130:300–5.

2. Freedman SF, Lynn MJ, Beck AD, et al. Glaucoma-related adverse events in the first 5 years after unilateral cataract removal in the Infant Aphakia Treatment Study. JAMA Ophthalmol. 2015;133:907–14.

3. Birch EE, Stager DR. The critical period for surgical treatment of dense congenital unilateral cataract. Invest Ophthalmol Vis Sci. 1996;37:1532–8.

4. Dave H, Phoenix V, Becker ER, Lambert SR. Simultaneous versus sequential bilateral cataract surgery for infants with congenital cataracts: visual outcomes and economic costs. Arch Ophthalmol. 2010;128:1050–54; Lambert SR. Toxic anterior segment syndrome following pediatric cataract surgery. J AAPOS. 2010;14:381–2.

5. Lambert SR, Lynn M, Drews-Botsch C, et al. A comparison of grating visual acuity, strabismus, and reoperation outcomes among children with aphakia and pseudophakia after unilateral cataract surgery during the first six months of life. J AAPOS. 2001;5(2):70–5.

6. McClatchey SK, Parks MM. Theoretic refractive changes after lens implantation in childhood. Ophthalmology. 1997;104:1744–51.

7. Enyedi LB, et al. Refractive changes after pediatric intraocular lens implantation. Am J Ophthalmol. 1998;126(6):772–81.

8. Crouch ER, Crouch ER, Pressman SH. Prospective analysis of pediatric pseudophakia: myopic shift and postoperative outcomes. J Am Assoc Pediatr Ophthalmol Strabismus. 2002;6(5):277–82.

9. Plager DA, Kipfer H, Sprunger DT, Sondhi N, Neely DE. Refractive change in pediatric pseudophakia: 6-year follow-up. J Cataract Refract Surg. 2002;28(5):810–5.

10. Gimbel HV, DeBroff BM. Posterior capsulorhexis with optic capture: maintaining a clear visual axis after pediatric cataract surgery. J Cataract Refract Surg. 1994;20(6):658–64.

11. Vasavada AR, Trivedi RH, Singh R. Necessity of vitrectomy when optic capture is performed in children older than 5 years. J Cataract Refract Surg. 2001;27:1185–93.

12. Vasavada AR, Praveen MR, Tassignon M-J, Shah SK, Vasavada VA, Vasavada VA, et al. Posterior capsule management in congenital cataract surgery. J Cataract Refract Surg. 2011;37(1):173–93. https://doi.org/10.1016/j.jcrs.2010.10.036.

13. Maguire AM, Trese MT. Lens-sparing vitreoretinal surgery in infants. Arch Ophthalmol. 1992;110:284–6.

14. Aiello AL, Tran VT, Rao NA. Postnatal development of the ciliary body and pars plana; a morphometric study in childhood. Arch Ophthalmol. 1992;110:802–5.

15. Trivedi RH, Wilson ME. Posterior capsulotomy and anterior vitrectomy for the management of pediatric cataracts. In: Wilson ME, Trivedi RH, Pandey SK, editors. Pediatric cataract surgery: techniques, complications, and management. Philadelphia: Lippincott, Williams and Wilkins; 2005. p. 83–92.

16. Krag S, Andreassen TT. Mechanical properties of the human posterior lens capsule. Invest Ophthalmol Vis Sci. 2003; 44:691–96. Available at: http://www.iovs.org/cgi/reprint/44/2/691. Accessed 3 Aug 2010.

17. Van Looveren J, Vael A, Ideler N, Sillen H, Mathysen D, Tassignon M-J. Influence of the vitreolenticular interface in pediatric cataract surgery. J Cataract Refract Surg. 2018;44(10):1203–10. https://doi.org/10.1016/j.jcrs.2018.06.052.

18. Morgan KS, Karcioglu ZA. Secondary cataracts in infants after lensectomies. J Pediatr Ophthalmol Strabismus. 1987;24:45–8.

19. Nishi O. Fibrinous membrane formation on the posterior chamber lens during the early postoperative period. J Cataract Refract Surg. 1988;14:73–7.

20. Jones NP, McLeod D, Boulton ME. Massive proliferation of lens epithelial remnants after Nd-YAG laser capsulotomy. Br J Ophthalmol. 1995;79:261–3.
21. Elkin ZP, Piluek WJ, Fredrick DR. Revisiting secondary capsulotomy for posterior capsule management in pediatric cataract surgery. J Am Assoc Pediatr Ophthalmol Strabismus. 2016;20(6):506–10. https://doi.org/10.1016/j.jaapos.2016.06.011.

Mark J. Greenwald

第 14 章

目标屈光度数

与成人相比,婴儿或儿童行白内障摘除术及 IOL 植入术最大的区别在于术后目标屈光度数的选择。这也是手术医生最谨慎选择与细致考虑的要点。

成人眼睛的屈光状态在手术后一般基本稳定,而儿童眼睛的屈光状态随着其正常的生长发育过程可能发生显著变化。因此我们很难预测患儿术后最终的屈光状态,甚至结果会不尽如人意。即使可以预测近视漂移的发生,但是近视漂移程度与发生速度差异显著。部分患儿会残留远视,无法达到正视状态。有些患儿会迅速出现近视,甚至需要进行 IOL 置换手术(参见第 18 章:人工晶状体置换术)。

Delphi 研究,儿童白内障手术医生根据年龄就术后屈光度数达成共识:<6 月龄:+6.00~10.00D;6~12 月龄:+4.00~6.00D;1~3 岁:+4.00D;3~4 岁:+3.00D;4~6 岁:+2.00~3.00D;6~8 岁:+1.00~2.00D;>8 岁:0~1.00D[1]。婴幼儿无晶状体眼治疗研究(IATS)建议婴幼儿预留远视(4~6 周龄:+8.00D;6 周龄至 6 月龄:+6.00D))[2]。参考这些指南,大多数儿童白内障手术医生为人工晶状体眼的患儿选择不同程度的远视预留方案。术后屈光度数逐步向正视化发展,这一过程中以框架眼镜和(或)角膜接触镜的形式进行屈光矫正。

虽然成人会对术后佩戴眼镜矫正感到不悦,但很少存在依从性方面的问题。然而,在婴幼儿期,仅仅维持眼镜的日常佩戴都非常困难,甚至是不可实现的。因此,我们需要面对非预期的或高度屈光不正的矫正难题。婴幼儿期的高度屈光不正可能导致弱视或影响弱视治疗效果,并严重影响眼睛的最终视力恢复。低龄的人工晶状体眼患儿由于缺乏调节,会大大增加远视屈光不正的矫正难度,特别是对侧眼具有正常调节能力的单眼患儿。因此,针对目标屈光度设定为远视的患儿,若条件允许应与患儿和监护人强调眼镜佩戴依从性的重要性。

在确定儿童目标屈光度数时,另一个需被特殊考虑的问题是 IOL 的允许度数范围。对于大多数手术中心的成人手术而言,极少出现需要超出正常范围之外 IOL 度数的情况。术前 IOL 计算后需要的高度数或低度数 IOL(甚至近视状态)可以在手术日期之前获得。然而,某些情况下,低龄患儿目标屈光度为正视或有远视预留时,所需植入的 IOL 度数可能超过+30.00D,超过了多数厂商生产的 IOL 度数范围。即使市面上有相应的度数,但是由于多数情况下是在患儿全身麻醉后进行的生物测量与 IOL 计算,IOL 度数可能并不在手术中心的备库范围内。

儿童白内障手术的一个优势是神经可塑性。由于成人适应屈光状态突然变化的能力远低于儿童,即使术后屈光度状态的改变于患者是有利的,也可能导致其对术前术后屈光状态的显著不同而产生严重不满;在成年前的患儿中这一情况罕有发生。

由于大多数儿童 IOL 植入的重要目标是在成人时达到理想的屈光状态,从 20 世纪 90 年代开始,手术医生就专注于能在成人时达到最理想屈光状态的 IOL 度数的选择。一般来说,多选择正视或者低度近视预留,以减少在术后短期和中期对屈光状态的过多关注。大量证据表明近视漂移是整体趋势(图 14.1)[3-8],尤其是年龄较小的患儿,这为早期目标屈光度的远视预留提供了依据(表 14.2)。

但是这种方法存在两个潜在弊端。由于人工晶状体眼缺乏调节,术后大多需要佩戴框架眼镜进行屈光矫正,且必须从术后即刻开始并持续进行。不能持久进行眼镜佩戴会导致视物不清,尤其是视近时,而婴幼儿的视力范围恰恰是近距离的。这会引起弱视,尤其是低龄和人工晶状体眼伴有高度远视时危害更严重。如果对侧眼是健康的自然晶状体眼,这一情况尤为显著。

表 14.1 IOL 植入术后屈光状态改变

作者	眼睛数量	年龄(岁)(平均年龄或范围)	随方时间(平均)	屈光度变化/年(D)(平均)	总屈光度变化(D)(范围)	标准差/平均
Brady(1995)	45	7.2	1.5	−0.45	−4.00~+4.25	
Hutchinson (1997)	21	6.3	3.2	−0.31	−3.25~+0.38	
Dahan(1997)	68	0~1.5	6.9	−0.92		
	36	1.5~3	3.5	−0.79		
	52	3~8	3.8	−0.68		
Enyedi(1998)	12	0~2	2.5	−0.90	−10.00~+0	0.9
	23	2~4	2.2	−1.80	−10.00~+5.00	1.8
	16	4~6	1.9	−1.50	−5.00~+1.00	1.5
	9	6~8	3.0	−1.60	−6.00~+2.00	1.6

表 14.2 目标屈光度建议(Enyedi,1998)

年龄(岁)	目标屈光度
1	+6.00
2	+5.00
3	+4.00
4	+3.00
5	+2.00
6	+1.00

另一弊端是,"人工晶状体眼伴近视",就像自然发生的近视一样,很少会导致弱视,特别是如果它是在儿童期后期发展起来的。虽然儿童白内障手术后最常出现的是近视漂移,但如表 14.1 所示,眼睛之间的变异性也非常大。即使术后初期进行了远视预留,一些患儿也会发展成高度近视,而一些患儿仍保持远视状态,这种需要终身矫正的低度远视会导致患儿及家长的严重不满。

基于这些考虑,作者的做法是不考虑年龄因素,将大多数接受 IOL 植入术患儿眼睛的目标屈光度设置为术后早期的正视眼状态[10]。但这会不可避免地导致许多患儿成年后眼睛出现显著的近视漂移。在某些情况下,这种后天获得性近视的影响会减轻。术眼未矫正的近视屈光状态容易使一定距离的光学成像更锐利,尽可能降低弱视的成因。即使是双侧发生,低龄儿童这种未矫正的近视也不会带来太大困扰 他们对远距离视力需求不高,反而更喜欢近距离观察感兴趣的事物。大多数情况下,IOL 植入术后的近视出现时(通常是几年),儿童已经到了能够很好耐受佩戴眼镜且被社会接受的年龄。相较于低度远视预留的情况,不同程度近视的角膜接触镜矫正带来的问题会更少,且更容易在视近需求高的年龄实现。对于需要永久矫正的年轻人而言,角膜屈光手术也是一种合理的解决方案。出生后 24 个月内眼轴增长很快,因此这个年龄段的患儿术后预留为正视时,要预计到术后的近视会进展很快。

最近的一项回顾性病例对照研究中,两家机构采用不同的目标屈光度预留策略,手术年龄为 2~6 岁,平均随访 6 年,两组初始屈光度设置分别为 -0.10D 和 +3.30D[11],两组 12 例患者最终的最佳矫正视力无显著性差异。最终接近正视组的屈光度范围是 -4.50D 至 +1.10D(平均值 -2.00D,标准差 1.7),远视预留组是 -1.80D 至 +3.50D(平均值 +1.30D,标准差 1.6)。

许多手术医生持相反观点,他们更倾向于进行屈光度预留而不是选择正视[12]。许多表格可以帮助手术医生选择远视预留的目标度数(参见第 13 章:一期人工晶状体植入)。如果对侧眼是近视眼,是人工晶状体眼或者不太可能需要晶状体手术,术眼早期的屈光状态在 3.00D 以内可能更为合适,且尽可能使双眼屈光状态一致。与单侧人工晶状体眼相比,计划进行双眼手术的患儿,由于双眼对称的人工晶状体眼状态,术后弱视的发生风险降低,且低龄时的框架眼镜佩戴依从性较单眼患儿更好。因此,手术初始进行更多的远视预留对于控制最终近视程度是有意义的。

6 月龄以内的婴幼儿手术,势必会出现显著的近视漂移,但是预测最终近视程度是异常困难的[13]。如果目标屈光度设置低于 +6.00D 到 +8.00D,IOL 植入眼患儿的远视储备会在短期内迅速消失。

病例 1

12 月龄女婴,因"右眼反应迟钝"被儿科医生转诊,既往体健,否认家族遗传性眼病史,儿科医生初步检查未见明显异常,家长也未见眼睛外观改变与视力障碍。眼科查体见双眼固视良好,左眼主视。Teller 视敏锐度卡条栅视力显示右眼视力明显下降。瞳孔、眼位与眼球运动正常。由于后囊下晶状体皮质混浊,右眼视网膜成像欠清晰。左眼未发现明显的屈光不正。

来诊 2 周后进行了全身麻醉下的眼部检查,双眼角膜直径(11.0~11.5mm)与角膜曲率(平均 46.00D)对称一致且在正常范围内,双眼眼压正常。手持裂隙灯检查发现右眼晶状体中央 2.5mm 直径内后皮质致密混浊,部分核混浊,范围 4~5mm,右眼其余前节检查及左眼前节均正常,未见晶状体后纤维增生症或持续性血管征象。眼底检查正常,双眼对称。

睫状肌充分麻痹后的检影度数右眼−12.00D,左眼平光。A 型超声眼轴值右眼 22.1mm,左眼 19.2mm。目标屈光度为正视时的 IOL 计算度数为 21.00D(SRK−Ⅱ公式)~21.50D(SRK−T公式)。进行标准术式的晶状体切除术,包括皮质吸除后中央 2.5mm 直径内混浊的晶状体后囊膜切开与前段玻璃体切割术。囊袋内植入一枚+21.00D PMMA 一片式 IOL。

术后 1 个月,术眼验光为+1.00 D+1.00D×90。固视良好,眼位正常。Teller 视敏锐度卡条栅视力提高,但仍低于正常。随访至术后 5 个月(17 月龄),屈光度稳定。佩戴了单焦点框架眼镜进行右眼远视及双眼散光的完全矫正。遵医嘱每天戴镜 6~8 小时,依从性良好。

患儿 3 岁时,双眼的屈光状态保持不变。最佳矫正视力右眼 20/60,左眼 20/25。存在 25 棱镜度的间歇性外斜视,视近时仅有小度数的外斜,融合功能尚可。患儿 5 岁时,验光右眼−1.00D/+1.00D×90,左眼平光+1.50D×90;矫正视力右眼 20/30,左眼 20/20;眼球运动正常,立体视 200 弧秒。此时为右眼配了第一副双焦点眼镜,近附加度数为+2.50D。

患儿 12 岁时,出现了双眼的近视漂移,右眼矫正视力为 20/25,左眼 20/20。2019 年,在患儿 21 岁时,验光结果:右眼−5.00D/+2.00D×65,左眼−5.50D/+1.50D×90;戴镜视力为右眼 20/20,左眼 20/20。IOL 位正,后囊中央可见切开口。双眼眼压及眼底正常。患者视远时眼位正位,即将进入法学院学习。

评论:上述是依据作者个人经验选取的一例连续随访 20 年的病例。虽非典型,但却是一个在初始设立正视屈光目标情况下长期随访视力表现良好的病例。被确诊为单侧合并后囊混浊的先天性白内障后,因形觉剥夺该患儿出现了单侧的轴性近视,她的健眼是平光,而非该年龄段预期的远视状态。12 月龄行晶状体摘除术联合 IOL 植入术后,术眼表现为远视状态,且 4 年保持稳定。通过从婴幼儿期开始的持续有效的配镜矫正与健眼遮盖弱视治疗,患儿最终获得了良好的视力恢复。理论上,如果手术时预留屈光度超过+6.00D,患儿会出现显著的屈光参差,会增加弱视治疗的难度。

病例 2

一名 15 月龄的女孩因右眼间歇性外斜视而就诊。检查发现她的右眼视力是非稳定的持续性中心注视,而左眼是稳定的持续性中心注视。视远时恒定外斜视 30 棱镜度,视近时间歇外斜视 15 棱镜度。右眼后照检查可见 4mm 范围的后囊下混浊,其余双眼前节检查均未见明显异常。右眼眼底清晰度差,后极部大致结果正常。散瞳验光右眼测不出,左眼+1.50D球镜。

就诊前患儿父母即开始进行每天 2 小时的左眼遮挡治疗,收效甚微但是治疗积极性极高。充分沟通后，决定接受晶状体摘除术、IOL植入术联合前段玻璃体切割术，以及后续的配镜矫正及弱视治疗。术眼的目标屈光度设置为+5.0D。

全身麻醉成功后进行眼部检查，双眼眼压正常。手持式裂隙灯检查见右眼4mm的后囊下混浊，后囊中心致密混浊2mm。眼轴测量为右眼19.55mm，左眼20.12mm。摘除白内障，植入SA60AT 26.0D IOL（Alcon，USA），并行平坦部入路的后囊膜切开术和前段玻璃体切割术。

患儿于术后早期恢复良好。当术后3周屈光度基本稳定时开始进行眼镜佩戴，验光+5.00D/+0.75D×90。配镜处方：右眼+7.00D/+0.75D×90，左眼平光。每天进行4小时健眼遮盖治疗。

随后6个月，患儿能够配合眼镜佩戴与遮挡治疗。视远恒定性外斜视依然存在，右眼间歇性固视存在。术后1年进行了眼镜度数的更换，此时散瞳验光：右眼+4.50D/+0.75D×90，左眼+1.00D，配镜处方：右眼+4.50D/+0.75D×90，左眼平光。

6个月后，患儿可以配合HOTV视力表进行视力检查，右眼视力20/150，左眼视力20/25。家长依旧坚持每天4小时遮盖治疗，配镜后视远的外斜视有所改善。

最近一次随访是患儿4岁时，最佳矫正视力：右眼20/80，左眼为20/20，散瞳验光：右眼+3.25D/+1.25D×80，左眼+0.25D/+0.25D×110。患儿一直全天佩戴眼镜，右眼是散瞳验光状态的完全矫正度数，戴近附加度数矫正功能的双焦点眼镜，左眼平光。

评论：这个病例是作者的个人临床经验，展现了一位患儿在一期手术时进行远视屈光度预留，后期戴镜矫正并最终脱镜的临床过程。该病例的患儿戴镜依从性良好。她最初的眼镜处方是过度矫正的，以便视近清晰。随着年龄的增长，她的眼镜改用了双焦点眼镜。值得注意的是，她的自然晶状体眼也给予了双焦点眼镜的处方。这种方式可鼓励患儿利用弱视眼看近以改善视功能。随着年龄的增长，她的远视屈光不正度数逐渐减小。她的视力恢复情况反映了单眼白内障患儿积极治疗的良好预后。

（韩冬 译　马立威 校）

参考文献

1. Serafino M, Trivedi RH, Levin AV, Wilson ME, Nucci P, Lambert SR, Nischal KK, Plager DA, Bremond-Gignac D, Kekunnaya R, Nishina S, Tehrani NN, Ventura MC. Use of the Delphi process in paediatric cataract management. Br J Ophthalmol. 2016;100(5):611–5.
2. The Infant Aphakia Treatment Study Group. The infant Aphakia treatment study: design and clinical measures at enrollment. Arch Ophthalmol. 2010;128(1):21–7.
3. Brady KM, Atkinson CS, Kilty LA, Hiles DA. Cataract surgery and intraocular lens implantation in children. Am J Ophthalmol. 1995;120:1–9.
4. Hutchinson AK, Drews-Botsch C, Lambert SR. Myopic shift after intraocular lens implantation during childhood. Ophthalmology. 1997;104:1752–7.
5. Dahan E, Drusedau MU. Choice of lens and dioptric power in pediatric pseudophakia. J Cataract Refract Surg. 1997;23(Suppl 1):618–23.
6. McClatchey SK, Parks MM. Myopic shift after cataract removal in childhood. J Pediatr Ophthalmol Strabismus. 1997;34:88–95.
7. Enyedi LB, Peterseim MW, Freedman SF, Buckley EG. Refractive changes after pediatric intraocular lens implantation. Am J Ophthalmol. 1998;126:772–81.

8. Sachdeva V, Katukuri S, Kekunnaya R, Fernandes M, Hasnat Ali MH. Validation of guidelines for under-correction of intraocular lens power in children. Am J Ophthalmol. 2017;174:17–22.

9. Greenwald MJ, Parks MM. Amblyopia. In: Tasman W, Jaeger EA, editors. Duane's clinical ophthalmology. Philadelphia: Lippincott; 1990. (annual revision). Volume 1, section 1 (Parks MM, Mitchell PR, editors. Ocular motility and strabismus), chapter 10, p. 1–22.

10. Basti S, Jensen A, Greenwald MJ. Refractive changes after pediatric intraocular lens implantation. Am J Ophthalmol. 1999;127:394–5.

11. Lambert SR, Archer SM, Wilson ME, Trivedi RH, Del Monte MA, Lynn M. Long-term outcomes of undercorrection versus full correction after unilateral intraocular lens implantation in children. Am J Ophthalmol. 2012;153:602–8.

12. McClatchey SK, Parks MM. Theoretic refractive changes after lens implantation in childhood. Ophthalmology. 1997;104:1744–51.

13. Weakley DR, Lynn MJ, Dubois L, Cotsonis G, Wilson ME, Buckley EG, et al. Myopic shift 5 years after intraocular lens implantation in infant Aphakia treatment study. Ophthalmology. 2017;124:822–7.

第 15 章

多焦点和可调节人工晶状体

Basak Can Ermerak，William Johnson，Erin Stahl

调节丧失是儿童白内障手术医生在患儿的术后管理和视觉恢复期面临的主要挑战之一。没有调节就必须依靠矫正使不同焦点成像清晰。随着手术技术和IOL设计的不断更新，成年患者的术后视力和视觉质量愈加完善。高端IOL，如多焦点、景深延长型(EDOF)和可调节IOL可使白内障术后患者获得全程清晰视力，提高脱镜率和生活质量，但是植入老视矫正型IOL时要慎重选择合适患者。

对于儿童患者白内障术后调节的丧失是导致弱视及双眼视功能下降的主要原因。因此，对于发生弱视的高危患儿，晶状体摘除后尽早恢复近视力至关重要[1-3]。20世纪90年代开始，老视矫正型IOL技术快速发展，全程功能性视力的恢复也受到儿童白内障医生的关注[4]。随着这些新技术在成人中的广泛研究和应用，许多儿童眼科医生也有了同样的思考：高端IOL是否可以在不降低视觉质量、对比敏感度以及不增加眩光的情况下，成为传统单焦点IOL的安全替代方法？

在临床工作中，儿童白内障手术医生可能会遇到与老年性白内障同样的术前问题，例如："患儿术后需要戴眼镜或角膜接触镜吗？"由于人们是直接从消费者广告，或有晶状体手术经历的亲朋处得知成人白内障手术，或是混淆了如角膜激光手术等其他眼科手术等，人们觉得术后可以轻松摘镜，但是这些想法都是错误的。因为成人白内障手术成功率较高，患儿父母和祖父母的这种固有观念是很普遍的。另外，家属可能已经从广告或个人经验对"高端IOL"有所耳闻，如果医生术前交代不提及该先进技术可能会造成家属的更多困惑或怀疑。为了患儿术后长期脱镜，家长愿意竭尽所能，但是他们没有考虑那么多相关不确定因素，比如患儿年龄、眼睛的视觉潜能、晶状体发育异常、可能的手术并发症以及眼轴持续性增长等。

植入单焦点IOL时有很多方法可以减少对近视眼镜的依赖。由于未知的屈光度漂移，经典的双眼单视手术，在术中双眼植入不同的目标屈光度IOL，在先天性白内障患儿中是不可行的。但是，将来可通过准分子激光屈光性角膜切削术(PRK)、准分子激光原位角膜磨镶术(LASIK)或角膜接触镜等方式实现双眼单视,同时提供远、近视力。通常,双眼单视技术不能提供足够的景深和近视力。多焦点角膜接触镜也是一种选择,但是视觉质量不如植入多焦点 IOL,却增加了患者佩戴角膜接触镜发生并发症的风险。最近的研究表明,佩戴多焦点角膜接触镜可延缓患儿近视进展[5,6],但是老视矫正型 IOL 对白内障摘除术后患儿近视漂移程度的影响也是需要探讨的问题。

植入单焦点 IOL 的患儿表现出的特点之一是伪调节。法国的一项研究表明,90%的患儿术后存在伪调节,而成人患者仅为 7%[7]。最佳矫正视力高于 20/25 时,视近的伪调节力可达到 20/50。适当增加近附加值,所有患儿近视力均可达到 20/25。在两组患者中,角膜高阶像差、IOL 屈光度和等效球镜与伪调节力呈正相关,而 IOL 的位置变化及瞳孔大小与伪调节力无关。这表明植入单焦点 IOL 的患儿术后近视力优于同种情况的成人患者,但这种能力可能会随着年龄的增长而降低,且 20/50 的伪调节幅度不足以满足视近需求。

神经可塑性是能耐受多焦点 IOL 的重要因素。老视矫正型 IOL 植入术后常出现光晕、星芒等不良视觉症状。在未出现后囊混浊或其他病理因素情况下,由于神经适应能力的存在,患者通常在术后的几个月即可不再受眩光症状的干扰。Rosa 及其同事通过磁共振成像证实了这一过程[8]。2016 年对衍射型三焦点 IOL 的研究显示,从术后 1~3 个月的评估,近视力有所改善,也证明了这一过程[9]。这些发现已在成人中得到证实,但从理论上讲,儿童比 70 岁以上患者具有更强的神经可塑性,这可能是支持儿童患者使用老视矫正型 IOL 的原因之一。

人工晶状体简述

多焦点人工晶状体(MFIOL)旨在提供脱镜状态下的全程视力。MFIOL 的主要原理,是将入射光线分光至不同焦点,在视网膜上同时产生远、近两个物像,实现既可以视近也可以视远。这种分光技术,需要良好的神经适应过程来进行多个图像的识别[10]。此外,MFIOL 由两个或多个特定距离的焦点组成,实现不同距离的物体均可在视网膜上清晰成像[11]。当以固定距离视物时,由于离焦和对焦图像的重合,导致对焦的物像对比敏感度下降,以及眩光等光学干扰现象的产生[10-12]。

MFIOL 可以分为折射型、衍射型和折衍结合型。也可以根据焦点数量进行分类。早期 MFIOL 主要设计是双焦点。如今,由于人们对电脑、智能手机和其他电子设备利用率的提高,中距离视力在日常生活中也变得越来越重要。为了满足中距离视力需求,低附加度数的 MFIOL、基于小光栅设计的景深延长型(EDOF)IOL、三焦点 IOL 以及"混搭"IOL 植入策略逐渐出现,进一步优化远、中、近全程视力。对于患儿而言,中距离视力需求也显著增加,但低龄儿童由于臂长及电子屏幕距离的限制,近距离视力需求更明显。

折射型 IOL 由多个非球面同心圆构成,光学面不同的区域有不同的屈光力,使光线经折射后形成由远到近的焦点范围。这种设计的缺点严格依赖瞳孔大小,对居中性要求较高[10,13]。通过明暗环境下的瞳孔动态变化来平衡远、近焦点的光线分配。

AMO Array IOL(Allergan,Irvine,CA)是1997年获得美国食品和药物管理局(FDA)批准的第一款折射型MFIOL。相较于单焦点IOL,这款可折叠的硅凝胶MFIOL在远、近视力上均显著提升[14-17]。多焦点组脱镜率更高,但同时也出现了光晕、眩光及对比敏感度的降低[15-18]。ReZoom IOL(Advanced Medical Optics,Santa Ana,CA)是2005年被FDA批准的第二代折射型MFIOL,是三片式设计,材料为疏水性丙烯酸酯,中央区视远,同时具有非球面移形区的5个同心圆光学区带,理论上可以在远、中距离提高视觉质量[19],这种改良方案提供了良好的远、中、近距离视力,同时减少了患者对眩光和光晕等的抱怨[20-21]。

另一款在欧洲上市的亲水性丙烯酸酯、折射型MFIOL是Lentis Mplus(Oculentis,Berlin,Germany)。相较于传统同心圆设计,这款IOL采用可旋转、非对称节段性设计,分为视远、视近两个扇形区域,能够提供良好的远、近距离视力及对比敏感度[22,23],但IOL偏心和倾斜会影响视觉质量。现在,已在欧洲上市的新一代Lentis Mplus Toric IOL(Oculentis,Berlin,Germany),可以提供散光矫正功能,适用于角膜散光大于1.50D的人群[24]。

衍射型MFIOL通过IOL后表面的高度距离不同的衍射环将入射光线分为远焦点和近焦点。第一代衍射型MFIOL之一的3M 815LE IOL(3M Corp,St Paul,Minnesota,USA),被美国爱尔康公司收购,并更名为ReSTOR IOL(Alcon,Fort Worth,Texas,USA)。它是一片式疏水性丙烯酸酯双焦点IOL,晶状体平面近附加设计是+4.00D(在眼镜平面上约为+3.20D)。由12个利用阶梯渐近原理的同心衍射环组成,是2005年首个获得FDA批准的衍射型MFIOL[25]。阶梯衍射型MFIOL衍射环的周边比较密集,这样有助于衍射变得更平滑。中央区用于视近,随着光线减弱,瞳孔变大,更多光线分配至周边衍射区视远,降低眩光和光晕的视觉现象。早期研究表明,由于较高的近附加度数,远、近视距离力均较好,但中距离视力差强人意[26-29]。光晕和眩光是这款IOL最常见的视觉现象[26-29]。新一代ReSTOR AcrySof IQ(Alcon,Fort Worth,Texas,USA)在此技术基础上,设计为折射衍射相结合型,并于2007年获得FDA批准。非球面设计的加入旨在减少这些视觉现象,增加焦深及提高视觉质量,进一步降低了角膜正球差,从而提高了对比敏感度[10,11]。这款IOL的早期研究表明,在保证对比敏感度的同时可以获得良好的远、近距离视力,并可以获得一定的中距离视力[30,31]。其后引入了AcrySof IQ ReSTOR+3.00D设计,在保证良好远、近距离视力的同时,改善中距离视力[32]。该设计在IOL层面近附加+3.00D,眼镜层面近附加+2.60D。+3.00D和+4.00D两款IOL对比研究表明,+3.00D组在不降低远、近距离视力的同时改善了中距离视力[33-35],但患者依然有眩光和光晕的主诉[34,35]。AcrySof+2.50 D型号的MFIOL及散光矫正型IOL在2014年获得了FDA批准[36]。在2019年底,AcrySof系列的最新成员Panoptix IOL(Alcon,Fort Worth,TX,USA)被FDA批准,这是一款疏水性丙烯酸酯IOL,由15个环的衍射区和外部折射区组成[37]。中距离焦点在60cm,近距离焦点在40cm[38]。早期研究表明,Panoptix IOL植入术后可以获得良好的远、中、近距离视力[39]。

Tecnis MFIOL(Johnson & Johnson Surgical Vision,Santa Ana,CA)于2010年获得FDA批

准,是基于 Array 和 ReZoom IOL 基础上改进推出的一款一片式丙烯酸酯衍射型 IOL。这款 IOL 前表面为非球面,IOL 平面上近附加+4.00D。与 ReSTOR MFIOL 的阶梯渐进衍射设计不同,Tecnis MFIOL 为后表面全光学面设计的衍射型 IOL。总而言之,这种设计方式不依赖瞳孔大小,通过光学面的光线均能分配到远、近两个焦点上[40-42]。早期研究表明,裸眼及矫正远、近距离视力均优于单焦点 IOL[43,44]。尽管对比敏感度略有下降,并有眩光和光晕的报告,但仍获得了较高的患者满意度[43,44]。FDA 随后在 2015 年批准了两种低度近附加型号,分别为+3.25D 和+2.75D,以便更好地解决中距离视力问题。在三款 Tecnis MFIOL(+4.00D、+3.25D 和+2.75D)之间的大样本前瞻性对照研究中,与高附加组相比,低附加组远、近距离脱镜率更高,患者满意度更高。两组之间的对比敏感度相似,每组中有 1/3 以上的受试者表示会出现眩光或光晕[45]。

不同设计的衍射型和折射型 MFIOL 的对照研究显示,远距离视力均较好,但衍射型 MFIOL 有更好的裸眼近距离视力及最佳矫正近距离视力[46-48]。即使均存在对比敏感度降低,以及眩光和光晕,所有患者满意度仍然很高[46,47]。此外,一项针对 Tecnis MFIOL、ReSTOR+3.00D 和+4.00D 的随机性前瞻性双盲试验结果显示,新一代非球面 IOL 设计,特别是较低的近附加度数阶梯渐进或全光学面衍射型 IOL 对于工作年龄白内障患者的视力、阅读能力和生活质量有较好的提升。当然,ReSTOR+4.00D 组在裸眼中距离视力(UIVA)和最佳矫正中距离视力(DCIVA)表现最差[49]。

另外两款尚未在美国上市的衍射型 MFIOL 是 AT LISA(以前称为 Acri.Lisa;Carl Zeiss Meditec,Dublin,CA)和 FineVision(PhysIOL,Liège,Belgium)。AT LISA 是作为非球面设计的一片式双焦点 MFIOL,IOL 层面近附加+3.75D。这款折射衍射相结合型 MFIOL 光线非对称分布于远焦点(65%)和近焦点(35%)[50]。裸眼及矫正远、近距离视力都较好,但中距离视力差强人意[50-52]。随后,四点支撑平板式设计的 AT LISA tri(Carl Zeiss Meditec,Germany)三焦点 IOL 问世,提供了更好的中距离视力及对比敏感度,但存在一些视觉干扰[53,54]。这款 IOL 的散光矫正版本为 AT LISA tri toric IOL(Carl Zeiss Meditec,Germany),已在欧洲上市,并表现出良好的临床效果[55]。FineVision IOL 是一种新款的亲水性丙烯酸酯材质的双襻设计的全光学面衍射型 IOL。这款晶状体三焦点设计是附加+1.750D 和+3.50D,近焦点在 40cm 处,而中焦点在 80cm 处[38]。有关 FineVision IOL 的研究表明,所有距离视力均较好[56,57]。

连续视程型(EROV)或景深延长型(EDOF)IOL 是一个相对较新的概念,通过小光栅设计增加焦深提高视觉质量。其原理是通过将入射光聚焦在一个纵深的平面上。它们独特的衍射阶梯消除了 IOL 内的球差,从而使角膜球差产生更大的焦深[10,58,59]。这种延长焦平面方式减少了近距离图像和远距离图像的重叠,从而消除了传统 MFIOL 的常见眩光现象,但出现了特征性的星芒现象。Tecnis Symfony IOL (Johnson & Johnson Surgical Vision,Santa Ana,CA)是唯一获得 FDA 批准的 EDOF IOL,于 2016 年获得批准。Symfony 也有散光矫正型 IOL。最近一项成人组研究表明,其在广泛视程内具有良好的裸眼视力,光学干扰较少[59,60]。

可调节人工晶状体(AIOL)的设计原理是通过动态改变人眼屈光力来实现视近及视

中[61,62]。然而，首先区分自然调节和伪调节可能会有所帮助。人工晶状体眼的调节力是中、近距离视物时屈光度动态改变的能力，伪调节力则是凭借多焦点、像差获得的焦深增加以及在视近时对离焦的主观适应[63]。鉴于难以明确区分这两种概念，美国眼科学会（AAO）最近发布了一项研究，建议相关的临床研究应使用客观监测设备和方法准确测量调节力[64]。IOL 调节是通过轴向位置、曲率及屈光指数的改变来实现的[61,62]。调节的过程是，睫状肌收缩，悬韧带松弛，玻璃体腔压力增加和 IOL 复合体前移，最终引起总屈光力增加。Crystalens（Bausch and Lomb，Inc.，Rochester，NY）是 FDA 唯一批准的 AIOL。Crystalens 是一款单焦点、双凸、硅凝胶 IOL，睫状体收缩时，硬质的晶状体襻以类似铰链作用将晶状体光学部推向前方，产生调节功能。尽管存在争议，AIOL 的远距离视力和对比敏感度与单焦点 IOL 类似，但其近距离视力表现更好[65,66]。Crystalens 发生后囊混浊（PCO）概率更高[66]，该 IOL 的一种罕见并发症是"Z 综合征"，是晶状体囊袋发生不均匀纤维化，当一个襻向前弯曲移位，另一个襻向后移位，使晶状体光学部倾斜。通常可以用钕钇铝石榴石激光（Nd：YAG）治疗[67,68]。

　　大多上述 IOL 的设计都可以使用散光型老视矫正型 IOL，包括 ReSTOR Toric、Panoptix Toric、Tecnis Multifocal Toric、Tecnis Symfony Toric、Trulign（Crystalens Toric）和 AT Lisa tri Toric。部分白内障患儿合并需要矫正的角膜散光。鉴于角膜散光的变化趋势是从"顺规"到"逆规"的转变，因此儿童患者的角膜散光常常需要观察而非激进的完全矫正，在必要的情况下，散光矫正型 IOL 是很好的选择。

　　老视矫正型的新型 IOL 正在研发中，有可能应用于儿童白内障领域。大量临床新技术日新月异，可调节屈光度 IOL 技术是其中之一，但目前尚不适用于术后老视矫正。目前 PreciSight IOL（InfiniteVision Optics，Strasbourg，France）可以进行单焦点度数调整和老视矫正的屈光度数调整。这是一种复合式 IOL（MCIOL），囊袋内植入一枚基座，中央部放置可替换的光学区。术后适当时间进行光学区更换，理论上在术后可随意更换以优化预期矫正视力[69]。Perfect Lens（Perfect Lens，LLC，Irvine，CA）是一款更新型的 IOL 设计，通过飞秒激光调节 IOL 屈光度，从单焦点到多焦点，此技术可反复调节且材质不发生退化[70]。这项技术仍在不断研究中，无疑为儿童白内障术后老视矫正型 IOL 研发开拓新的领域。

　　多年来，高端 IOL 致力于提高患者满意度。尽管技术在不断提升，但多焦点 IOL 的不良光学干扰仍然无法完全避免，如光晕、眩光，不同程度的对比敏感度及暗视觉功能的降低[10,11]。视网膜清晰成像对实现最佳的视皮层功能十分重要。尽管已有大量成年患者术后视功能研究，但由于神经适应能力的不同，儿童患者可能或多或少受这些缺点的影响。

　　白内障摘除术后早期视近功能重建对于恢复视功能和预防弱视至关重要。与成人不同；儿童可能无法感知由多焦点 IOL 带来的视觉干扰。同样，我们也无法估计出离焦图像成像质量及患儿对此的适应能力。弱视患儿对比敏感度下降已有报道[71,72]。这可能会低估儿童白内障术后弱视发生期内的视觉质量下降程度[73,74]。目前已有两篇弱视并植入 MFIOL 的报道表明，视力及双眼视功能在术后得以提升，这些患者主要是没有斜视的屈光参差的成年人[75,76]。但是，对于儿童人群来说，宣称类似的结果还为时过早。

操作的挑战

儿童术后屈光状态是复杂多变的。低龄儿童是短眼轴高曲率状态,随着年龄增长眼轴曲率发生变化,导致屈光度数改变。在 2 岁内,眼轴增长和曲率降低的补偿变化明显,这会增加婴幼儿手术的不确定性[77-81],这些特征对于 IOL 度数选择是十分重要的。临床中通常选择为患儿预留部分远视,以补偿近视漂移[14]。目前尚无专用的儿童 IOL 计算公式(有关更多讨论请参见第 9 章),也无共识证明哪种公式更适合儿童,因此,在确定术后目标屈光度后,一般可采用成人公式进行儿童 IOL 屈光度计算[77-84]。

儿童眼轴增长、曲率变化以及生物测量和 IOL 计算困难,所以对于儿童来说,植入老视矫正型 IOL 术后屈光度结果难以预测。如果在儿童时期植入老视矫正型 IOL,由于近视漂移的进展,IOL 只能在有限时间内提供预期的屈光度。理论上讲,目标屈光度设定为+3.00D 的儿童,可以通过植入+4.00D MFIOL 实现近焦点的正视。未来的二十多年,眼轴可能持续增长[85]。较大误差可通过眼镜矫正,或成年后的屈光手术来解决[73,85,86]。

与常规超声乳化手术相比,儿童白内障手术更具挑战。IOL 的居中植入是老视矫正型 IOL 手术成功的关键[87]。连续居中撕开前囊膜可以预防 IOL 倾斜和偏心带来的视觉质量下降。术中通常采用前段玻璃体切割术来降低术后视轴混浊风险,同时降低由于晶状体上皮细胞增殖导致的晶状体偏心。已经截开的后囊膜使后续的 IOL 置换或取出较常规的成人完整囊袋内手术难度大得多。这也是在为患儿进行老视矫正型 IOL 二期植入或置换原一期植入的单焦点 IOL 时需要重点考虑的问题,因为老视矫正型 IOL 都是设计为囊袋内植入的。

临床应用

每位患儿老视矫正型 IOL 手术都是个体化的,且受临床经验限制,以下三个病例讨论主要关注在不同年龄段中的应用,以在原理、技术和手术上指导临床应用,而不是单独个案研究。

病例 1

4 个月,单眼先天性核性白内障。

评论:婴幼儿不建议植入老视矫正型 IOL。婴幼儿无晶状体眼治疗研究结果显示,白内障术后无晶状体眼患儿出现包括视轴混浊等的并发症较少。但在特殊情况下需进行一期 IOL 植入,如对框架眼镜及角膜接触镜矫正方式的依从性较差时[88]。婴幼儿需远视预留超过10D 来满足眼轴增长,基于此也不建议植入老视矫正型 IOL。婴幼儿大脑区分多个图像的能力尚不明确,因易于发生弱视,单眼白内障患儿植入老视矫正型 IOL 也无法明确获益。同时,因视轴区混浊、青光眼等其他疾病需再次手术时会增加晶状体偏心或受损的风险。更重要的是,先天性白内障患儿常常合并其他眼部异常,患眼潜在视功能受限。即使术后给予积极的健眼遮盖或屈光矫正等治疗也未必能实现老视矫正型 IOL 的全部获益。

病例 2

6 岁患儿 , 双眼后囊下型白内障 , 继发于全身疾病的皮质类固醇治疗 , 视觉发育过程正常 , 双眼眼底检查正常。

评论 : 相较于 1 岁以内的婴幼儿 , 2~9 岁的患儿即使仍有弱视高危风险 , 但是眼部情况却截然不同。这个年龄段儿童眼球逐渐发育并成熟 , 眼部手术也更易进行。但是 , 术后仍然会由于 Soemmering 的增殖及晶状体上皮细胞的剧烈反应而导致视轴混浊和 IOL 偏心或倾斜 , 这会影响老视矫正型 IOL 的有效位置。老视矫正型 IOL 植入术后的神经适应能力尚不清楚 , 且术后残余屈光度的漂移变化给 IOL 度数选择带来了挑战。但是 , 理论上初始目标屈光度设置为远视的患儿可以通过老视矫正型 IOL 的植入于术后获得一定的视程延伸。就弱视而言 , 老视矫正型 IOL 植入术后引起的对比敏感度降低会对视觉发育产生一定不良的影响。虽然弱视的成年患者进行老视矫正型 IOL 植入的病例报告显示出良好的视力和双眼视功能恢复 , 但不适于推广应用于儿童患者。多数患者会强烈表达老视矫正型 IOL 的植入需求 , 但必须经过与患儿及其家属的详细沟通 , 仔细评估术后的视功能需求。术前进行远视屈光度预留 , 术后需要一段时间的配戴眼镜或角膜接触镜的矫正过程 , 如果眼轴的增长在预测范围内 , 最终可以实现脱镜。成年后即使有屈光误差 , 患者也可以选择角膜屈光手术或晶状体屈光手术治疗 , 而不用取出原先植入的老视矫正型 IOL。总之 , 以现有技术来讲 , 尽管老视矫正型 IOL 在该年龄段患儿中的应用很少 , 但也较更低龄组稍多。

病例 3

13 岁青少年 , 双眼后囊下型白内障。家族史 : 17 岁姐姐患有白内障。姐姐接受了单纯白内障摘除术 , 但不喜欢戴近用镜。患者查体未见明显其他异常。

评论 : 超过弱视年龄范围的 9~18 岁患儿 , 植入老视矫正型 IOL 是最佳选择。持续的眼轴生长虽然很常见 , 但这些患者很接近他们适合接受角膜屈光手术的年龄。在这个年龄段 , 接受老视矫正型 IOL 的患者屈光度会出现近视变化 , 但这种变化的大小和患者是否接受戴镜矫正的程度因工作和个人偏好而异。

虽然目前关于儿童人群中老视矫正型 IOL 植入的文献有限 , 但文献中仍有少数关于多焦点人工晶状体的研究。Jacobi 等人于 2001 年首先发表了一项研究 , 研究对象为 26 例 35 眼 2~14 岁的患儿 , 植入了 AMO Array IOL[89]。平均随访时间为 (27.4±12.7) 个月 , 记录了在最后一次就诊时 , 最佳矫正远距离视力、立体视力和脱镜率的统计学改善情况。术后仅有 18% 的患儿出现视觉干扰。2010 年 , Cristóbal 等人为 5 例单眼白内障患者植入 3M IOL[90]。年龄范围是 4~6 岁 , 术后随访期为 21 个月。5 例患者视力提高 , 4 例患者的立体视锐度改善 , 无眩光或光晕的报告。另一项回顾性研究包括 26 例 (34 只眼)2~15 岁的患儿 , 植入 +4.00D 的 ReSTOR IOL[91]。平均随访时间为 (25.73±10.5) 个月 , 术后远、近距离视力良好 , 立体视锐度改善。但是这些关于视觉干扰的研究数据均是研究者提供的数据且术后随访时间短。Wilson 等人首次进行了长期的随访研究[92]。研究包括 3 例患有双侧后囊下型白内障的兄弟姐妹,他们分别在 16 岁、19 岁和 16 岁时行晶状体摘除并植入 Array MFIOL。随访时间分别是术后 12 年、11 年和 9 年。其中有 4 只眼发生轻微的屈光度漂移(≤0.50D),而年龄最大的患儿双眼发生了 0.75D 的近视漂移。其中两人无眩光,而另一例患者由于眩光而无法在夜间开车。存在眩光的患者不同意进行 IOL 置换术。另一例病例报告是一名 7 岁患儿,植入阶梯渐进衍射型 MFIOL [93],随访 7 年,术后视力恢复良好。首例三焦点 IOL 植入患儿是一名 9 岁男孩,双侧植入 AcrySof IQ PanOptix IOL,术后远、中、近距离视力均较好[94]。Ram 等人于 2014 年发表了有关患儿植入单焦点和多焦点人工晶状体首项对比研究[95]。这是一项前瞻性非随机的临床试验,对接受单焦点 IOL 或衍射型及折射型 MFIOL 的 21 例患儿(42 只眼)进行了研究。两组的平均年龄约为 7 岁,随访 1 年,两组的最佳矫正远距离视力相似,多焦点组在最佳矫正远视力时近距离视力更好,对比敏感度却无下降。需要更长随访时间的前瞻性随机试验来观察儿童患者植入老视矫正型 IOL 后的安全性和准确性。

儿童白内障手术的最终目标是在最少的干预措施、最低的并发症及戴镜率下尽早地恢复良好的全程视力。老视矫正型 IOL 植入的术后效果受诸多因素影响,但目前的应用细节尚未完全清楚。对于儿童白内障术者来说,术前规划存在难度,需要与患儿及其家属进行充分的术前沟通和个体化手术方案的选择,使患儿尽可能恢复良好视力。在医学实践中,针对每位患者的最佳解决方案很可能是根据患者的个体情况不断进行权衡利弊的结果,而不是一个涵盖所有方面的真正完美的解决方案。新技术是推进学科发展的重要因素。所有的儿童白内障术者均应致力于临床研究开展与经验总结,希望以此推动手术技术的进步。

(唐凯莉 译　马立威 校)

参考文献

1. Wright KW, Matsumoto E, Edelman PM. Binocular fusion and stereopsis associated with early surgery for monocular congenital cataracts. Arch Ophthalmol. 1992;110(11):1607–9.

2. Brown SM, Archer S, Del Monte MA. Stereopsis and binocular vision after surgery for unilateral infantile cataract. J Am Assoc Pediatr Ophthalmol Strabismus. 1999;3(2):109–13.

3. Jeffrey BG, Birch EE, Stager DR Jr, Stager DR Sr, Weakley DR Jr. Early binocular visual experience may improve binocular sensory outcomes in children after surgery for congenital unilateral cataract. J Am Assoc Pediatr Ophthalmol Strabismus. 2001;5(4):209–16.

4. Wilson ME, Trivedi RH. Choice of intraocular lens for pediatric cataract surgery: survey of AAPOS members. J Cataract Refract Surg. 2007;33(9):1666–8.

5. Cooper J, O'Connor B, Watanabe R, Fuerst R, Berger S, Eisenberg N, Dillehay SM. Case series analysis of myopic progression control with a unique extended depth of focus multifocal contact lens. Eye Contact Lens. 2018; 44(5):e16–e24.

6. Zhu Q, Liu Y, Tighe S, Zhu Y, Su X, Lu F, Hu M. Retardation of myopia progression by multifocal soft contact lenses. Int J Med Sci. 2019; 16(2):198–202.

7. Denier C, Dureau P, Edelson C, Barjol A, Caputo G. Pseudo-accommodation in non-amblyopic children after bilateral cataract surgery and implantation with a monofocal intraocular lens: prevalence and possible mechanisms. Graefes Arch Clin Exp Ophthalmol. 2017; 255(2):407–12.

8. Rosa AM, Miranda AC, Patricio M, McAlinden C, Silva FL, Murta JN, Castelo-Branco

M. Functional magnetic resonance imaging to assess the neurobehavioral impact of dysphotopsia with multifocal intraocular lenses. Ophthalmology. 2017; 124(9):1280–9.

9. Mendicute J, Kapp A, Levy P, Krommes G, Arias-Puente A, Tomalla M, Barraquer E, Rozot P, Bouchut P. Evaluation of visual outcomes and patient satisfaction after implantation of a diffractive trifocal intraocular lens. J Cataract Refractive Surg. 2016; 42(2):203–10.

10. Alio JL, Plaza-Puche AB, Férnandez-Buenaga R, Pikkel J, Maldonado M. Multifocal intraocular lenses: an overview. Surv Ophthalmol. 2017;62(5):611–34.

11. de Vries NE, Nuijts RM. Multifocal intraocular lenses in cataract surgery: literature review of benefits and side effects. J Cataract Refract Surg. 2013;39(2):268–78.

12. Montés-Micó R, España E, Bueno I, Charman WN, Menezo JL. Visual performance with multifocal intraocular lenses: mesopic contrast sensitivity under distance and near conditions. Ophthalmology. 2004;111(1):85–96.

13. Knorz MC, Koch DD, Martinez-Franco C, Lorger CV. Effect of pupil size and astigmatism on contrast acuity with monofocal and bifocal intraocular lenses. J Cataract Refract Surg. 1994;20(1):26–33.

14. Percival SP, Setty SS. Prospectively randomized trial comparing the pseudoaccommodation of the AMO ARRAY multifocal lens and a monofocal lens. J Cataract Refract Surg. 1993;19(1):26–31.

15. Steinert RF, Aker BL, Trentacost DJ, Smith PJ, Tarantino N. A prospective comparative study of the AMO ARRAY zonal-progressive multifocal silicone intraocular lens and a monofocal intraocular lens. Ophthalmology. 1999;106(7):1243–55.

16. Brydon KW, Tokarewicz AC, Nichols BD. AMO Array multifocal lens versus monofocal correction in cataract surgery. J Cataract Refract Surg. 2000;26(1):96–100.

17. Javitt JC, Steinert RF. Cataract extraction with multifocal intraocular lens implantation: a multinational clinical trial evaluating clinical, functional, and quality-of-life outcomes. Ophthalmology. 2000;107(11):2040–8.

18. Sarikkola AU, Sen NH, Uusitalo R, Laatikainen L. Quality of vision after AMO Array multifocal intraocular lens implantation. Acta Ophthalmol Scand. 2004;82(Issue):355–6.

19. Uozato H, Kawamorita T, Kamiya K, Aizawa D, Shimizu K. Optical performance in ReZoom and Array multifocal intraocular lenses in vitro. J Refract Surg. 2009;25(5):467–9.

20. Forte R, Ursoleo P. The ReZoom multifocal intraocular lens: 2-year follow-up. Eur J Ophthalmol. 2009;19(3):380–3.

21. Muñoz G, Albarrán-Diego C, Cerviño A, Ferrer-Blasco T, García-Lázaro S. Visual and optical performance with the ReZoom multifocal intraocular lens. Eur J Ophthalmol. 2012;22(3):356–62.

22. McAlinden C, Moore JE. Multifocal intraocular lens with a surface-embedded near section: short-term clinical outcomes. J Cataract Refract Surg. 2011;37(3):441–5.

23. Alió JL, Piñero DP, Plaza-Puche AB, Chan MJ. Visual outcomes and optical performance of a monofocal intraocular lens and a new-generation multifocal intraocular lens. J Cataract Refract Surg. 2011;37(2):241–50.

24. Venter J, Pelouskova M. Outcomes and complications of a multifocal toric intraocular lens with a surface-embedded near section. J Cataract Refract Surg. 2013;39(6):859–66.

25. Davison JA, Simpson MJ. History and development of the apodized diffractive intraocular lens. J Cataract Refract Surg. 2006;32(5):849–58.

26. Blaylock JF, Si Z, Vickers C. Visual and refractive status at different focal distances after implantation of the ReSTOR multifocal intraocular lens. J Cataract Refract Surg. 2006;32(9):1464–73.

27. Alfonso JF, Fernández-Vega L, Baamonde MB, Montés-Micó R. Prospective visual evaluation of apodized diffractive intraocular lenses. J Cataract Refract Surg. 2007;33(7):1235–43.

28. Chiam PJ, Chan JH, Aggarwal RK, Kasaby S. ReSTOR intraocular lens implantation in cataract surgery: quality of vision. J Cataract Refract Surg. 2006;32(9):1459–63.

29. Vingolo EM, Grenga P, Iacobelli L, Grenga R. Visual acuity and contrast sensitivity: AcrySof ReSTOR apodized diffractive versus AcrySof SA60AT monofocal intraocular lenses. J Cataract Refract Surg. 2007;33(7):1244–7.

30. Ferrer-Blasco T, Montés-Micó R, Cerviño A, Alfonso JF, Fernández-Vega L. Contrast sensitivity after refractive lens exchange with diffractive multifocal intraocular lens implantation in hyperopic eyes. J Cataract Refract Surg. 2008;34(12):2043–8.

31. Alfonso JF, Puchades C, Fernández-Vega L, Montés-Micó R, Valcárcel B, Ferrer-Blasco T. Visual acuity comparison of 2 models of bifocal aspheric intraocular lenses. J Cataract Refract Surg. 2009;35(4):672–6.

32. Lane SS, Javitt JC, Nethery DA, Waycaster C. Improvements in patient-reported outcomes and visual acuity after bilateral implantation of multifocal intraocular lenses with +3.0 diopter addition: multicenter clinical trial. J Cataract Refract Surg. 2010;36(11):1887–96.

33. de Vries NE, Webers CA, Montés-Micó R, Ferrer-Blasco T, Nuijts RM. Visual outcomes after

cataract surgery with implantation of a +3.00 D or +4.00 D aspheric diffractive multifocal intraocular lens: comparative study. J Cataract Refract Surg. 2010;36(8):1316–22.

34. Petermeier K, Messias A, Gekeler F, Szurman P. Effect of +3.00 diopter and +4.00 diopter additions in multifocal intraocular lenses on defocus profiles, patient satisfaction, and contrast sensitivity. J Cataract Refract Surg. 2011;37(4):720–6.

35. Santhiago MR, Wilson SE, Netto MV, Espíndola RF, Shah RA, Ghanem RC, Bechara SJ, Kara-Junior N. Visual performance of an apodized diffractive multifocal intraocular lens with +3.00-d addition: 1-year follow-up. J Refract Surg. 2011;27(12):899–906.

36. Lehmann R, Modi S, Fisher B, Michna M, Snyder M. Bilateral implantation of +3.0 D multifocal toric intraocular lenses: results of a US food and drug administration clinical trial. Clin Ophthalmol (Auckland, NZ). 2017;11:1321.

37. Kohnen T. First implantation of a diffractive quadrafocal (trifocal) intraocular lens. J Cataract Refract Surg. 2015;41(10):2330–2.

38. Carson D, Xu Z, Alexander E, Choi M, Zhao Z, Hong X. Optical bench performance of 3 trifocal intraocular lenses. J Cataract Refract Surg. 2016;42(9):1361–7.

39. Lawless M, Hodge C, Reich J, Levitz L, Bhatt UK, McAlinden C, Roberts K, Roberts TV. Visual and refractive outcomes following implantation of a new trifocal intraocular lens. Eye Vis. 2017;4(1):10.

40. Mester U, Hunold W, Wesendahl T, Kaymak H. Functional outcomes after implantation of Tecnis ZM900 and Array SA40 multifocal intraocular lenses. J Cataract Refract Surg. 2007;33(6):1033–40.

41. Choi J, Schwiegerling J. Optical performance measurement and night driving simulation of ReSTOR, ReZoom, and Tecnis multifocal intraocular lenses in a model eye. J Refract Surg. 2008;24(3):218–22.

42. Petermeier K, Frank C, Gekeler F, Spitzer MS, Messias A, Szurman P. Influence of the pupil size on visual quality and spherical aberration after implantation of the Tecnis 1-piece intraocular lens. Br J Ophthalmol. 2011;95(1):42–5.

43. Packer M, Chu YR, Waltz KL, Donnenfeld ED, Wallace RB III, Featherstone K, Smith P, Bentow SS, Tarantino N. Evaluation of the aspheric tecnis multifocal intraocular lens: one-year results from the first cohort of the food and drug administration clinical trial. Am J Ophthalmol. 2010;149(4):577–84.

44. Palomino Bautista C, Carmona González D, Castillo Gomez A, Cristobal Bescos JA. Evolution of visual performance in 250 eyes implanted with the Tecnis ZM900 multifocal IOL. Eur J Ophthalmol. 2009;19(5):762–8.

45. Kim JS, Jung JW, Lee JM, Seo KY, Kim EK. Clinical outcomes following implantation of diffractive multifocal intraocular lenses with varying add powers. Am J Ophthalmol. 2015;160(4):702–9.

46. Gierek-Ciaciura S, Cwalina L, Bednarski L, Mrukwa-Kominek E. A comparative clinical study of the visual results between three types of multifocal lenses. Graefes Arch Clin Exp Ophthalmol. 2010;248(1):133.

47. Gil MA, Varon C, Rosello N, Cardona G, Buil JA. Visual acuity, contrast sensitivity, subjective quality of vision, and quality of life with 4 different multifocal IOLs. Eur J Ophthalmol. 2012;22(2):175–87.

48. Kim MJ, Zheleznyak L, MacRae S, Tchah H, Yoon G. Objective evaluation of through-focus optical performance of presbyopia-correcting intraocular lenses using an optical bench system. J Cataract Refract Surg. 2011;37(7):1305–12.

49. Cillino G, Casuccio A, Pasti M, Bono V, Mencucci R, Cillino S. Working-age cataract patients: visual results, reading performance, and quality of life with three diffractive multifocal intraocular lenses. Ophthalmology. 2014;121(1):34–44.

50. Fernández-Vega L, Alfonso JF, Baamonde B, Madrid-Costa D, Montés-Micó R, Lozano J. Visual and refractive outcomes in hyperopic pseudophakic patients implanted with the Acri. LISA 366D multifocal intraocular lens. Am J Ophthalmol. 2009;148(2):214–20.

51. Alfonso JF, Fernández-Vega L, Señaris A, Montés-Micó R. Prospective study of the Acri. LISA bifocal intraocular lens. J Cataract Refract Surg. 2007;33(11):1930–5.

52. Alio JL, Plaza-Puche AB, Javaloy J, Ayala MJ, Moreno LJ, Piñero DP. Comparison of a new refractive multifocal intraocular lens with an inferior segmental near add and a diffractive multifocal intraocular lens. Ophthalmology. 2012;119(3):555–63.

53. Visser N, Nuijts RM, de Vries NE, Bauer NJ. Visual outcomes and patient satisfaction after cataract surgery with toric multifocal intraocular lens implantation. J Cataract Refract Surg. 2011;37(11):2034–42.

54. Mendicute J, Kapp A, Lévy P, Krommes G, Arias-Puente A, Tomalla M, Barraquer E, Rozot P, Bouchut P. Evaluation of visual outcomes and patient satisfaction after implantation of a diffractive trifocal intraocular lens. J Cataract Refract Surg. 2016;42(2):203–10.

55. Piovella M, Colonval S, Kapp A, Reiter J, Van Cauwenberge F, Alfonso J. Patient outcomes

following implantation with a trifocal toric IOL: twelve-month prospective multicentre study. Eye. 2019;33(1):144.

56. Sheppard AL, Shah S, Bhatt U, Bhogal G, Wolffsohn JS. Visual outcomes and subjective experience after bilateral implantation of a new diffractive trifocal intraocular lens. J Cataract Refract Surg. 2013;39(3):343–9.

57. Cochener B, Vryghem J, Rozot P, Lesieur G, Chevalier JP, Henry JM, David T, Lesueur L, Gatinel D, Ganem C, Blanckaert J. Clinical outcomes with a trifocal intraocular lens: a multi-center study. J Refract Surg. 2014;30(11):762–8.

58. Akella SS, Juthani VV. Extended depth of focus intraocular lenses for presbyopia. Curr Opin Ophthalmol. 2018;29(4):318–22.

59. Cochener B, Concerto Study Group. Clinical outcomes of a new extended range of vision intraocular lens: International Multicenter Concerto Study. J Cataract Refract Surg. 2016;42(9):1268–75.

60. Kohnen T, Böhm M, Hemkeppler E, Schönbrunn S, DeLorenzo N, Petermann K, Herzog M. Visual performance of an extended depth of focus intraocular lens for treatment selection. Eye. 2019;26:1.

61. Pepose JS, Burke J, Qazi MA. Benefits and barriers of accommodating intraocular lenses. Curr Opin Ophthalmol. 2017;28(1):3–8.

62. Alió JL, del Barrio JL, Vega-Estrada A. Accommodative intraocular lenses: where are we and where we are going. Eye Vis. 2017;4(1):16.

63. Pallikaris IG, Kontadakis GA, Portaliou DM. Real and pseudoaccommodation in accommodative lenses. J Ophthalmol. 2011;18:2011.

64. Glasser A, Hilmantel G, Calogero D, MacRae S, Masket S, Stark W, et al. Special report: American Academy of Ophthalmology task force recommendations for test methods to assess accommodation produced by intraocular lenses. Ophthalmology. 2017;124:134–9.

65. Alió JL, Piñero DP, Plaza-Puche AB. Visual outcomes and optical performance with a mono-focal intraocular lens and a new-generation single-optic accommodating intraocular lens. J Cataract Refract Surg. 2010;36(10):1656–64.

66. Takakura A, Iyer P, Adams JR, Pepin SM. Functional assessment of accommodating intraocular lenses versus monofocal intraocular lenses in cataract surgery: metaanalysis. J Cataract Refract Surg. 2010;36(3):380–8.

67. Yuen L, Trattler W, Wachler BS. Two cases of Z syndrome with the Crystalens after uneventful cataract surgery. J Cataract Refract Surg. 2008;34(11):1986–9.

68. Page TP, Whitman J. A stepwise approach for the management of capsular contraction syndrome in hinge-based accommodative intraocular lenses. Clin Ophthal (Auckland, NZ). 2016;10:1039.

69. Uy HS, Tesone-Coelho C, Ginis H. Enhancement-procedure outcomes in patients implanted with the Precisight multicomponent intraocular lens. Clin Ophthalmol. 2019;13(7):107–14.

70. Sahler R, Bille JF, Enright S, Chhoeung S, Chan K. Creation of a refractive lens within an existing intraocular lens using a femtosecond laser. J Cataract Refract Surg. 2016; 42(8):1207–15.

71. Simmers AJ, Gray LS, McGraw PV, Winn B. Functional visual loss in amblyopia and the effect of occlusion therapy. Invest Ophthalmol Vis Sci. 1999;40(12):2859–71.

72. Simons K. Amblyopia characterization, treatment, and prophylaxis. Surv Ophthalmol. 2005;50(2):123–66.

73. Hunter DG. Multifocal intraocular lenses in children. Ophthalmology. 2001;8(108):1373.

74. Rychwalski PJ. Multifocal IOL implantation in children: is the future clear? J Cataract Refract Surg. 2010;36(12):2019–21.

75. Petermeier K, Gekeler F, Spitzer MS, Szurman P. Implantation of the multifocal ReSTOR apodised diffractive intraocular lens in adult anisometropic patients with mild to moderate amblyopia. Br J Ophthalmol. 2009;93(10):1296–301.

76. de Wit DW, Diaz JM, Moore TC, Moore JE. Refractive lens exchange for a multifocal intraocular lens with a surface-embedded near section in mild to moderate anisometropic amblyopic patients. J Cataract Refract Surg. 2012;38(10):1796–801.

77. Mezer E, Rootman DS, Abdolell M, Levin AV. Early postoperative refractive outcomes of pediatric intraocular lens implantation. J Cataract Refract Surg. 2004;30(3):603–10.

78. Kekunnaya R, Gupta A, Sachdeva V, Rao HL, Vaddavalli PK, Prakash VO. Accuracy of intraocular lens power calculation formulae in children less than two years. Am J Ophthalmol. 2012;154(1):13–9.

79. VanderVeen DK, Nizam A, Lynn MJ, Bothun ED, McClatchey SK, Weakley DR, DuBois LG, Lambert SR, Infant Aphakia Treatment Study Group. Predictability of intraocular lens calculation and early refractive status: the Infant Aphakia Treatment Study. Arch Ophthalmol. 2012;130(3):293–9.

80. Nihalani BR, VanderVeen DK. Comparison of intraocular lens power calculation formulae in pediatric eyes. Ophthalmology. 2010;117(8):1493–9.

81. Crouch ER, Crouch ER Jr, Pressman SH. Prospective analysis of pediatric pseudophakia: myopic shift and postoperative outcomes. J Am Assoc Pediatr Ophthalmol Strabismus. 2002;6(5):277–82.

82. VanderVeen DK, Trivedi RH, Nizam A, Lynn MJ, Lambert SR, Infant Aphakia Treatment Study Group. Predictability of intraocular lens power calculation formulae in infantile eyes with unilateral congenital cataract: results from the Infant Aphakia Treatment Study. Am J Ophthalmol. 2013;156(6):1252–60.

83. Vasavada V, Shah SK, Vasavada VA, Vasavada AR, Trivedi RH, Srivastava S, Vasavada SA. Comparison of IOL power calculation formulae for pediatric eyes. Eye. 2016;30(9):1242.

84. Nihalani BR, VanderVeen DK. Benchmarks for outcome indicators in pediatric cataract surgery. Eye. 2017;31(3):417.

85. Wilson ME, Trivedi RH, Burger BM. Eye growth in the second decade of life: implications for the implantation of a multifocal intraocular lens. Trans Am Ophthalmol Soc. 2009;107:120.

86. McClatchey SK, Hofmeister EM. The optics of aphakic and pseudophakic eyes in childhood. Surv Ophthalmol. 2010;55(2):174–82.

87. Braga-Mele R, Chang D, Dewey S, Foster G, Henderson BA, Hill W, Hoffman R, Little B, Mamalis N, Oetting T, Serafano D. Multifocal intraocular lenses: relative indications and contraindications for implantation. J Cataract Refract Surg. 2014;40(2):313–22.

88. Plager DA, Lynn MJ, Buckley EG, Wilson ME, Lambert SR, Infant Aphakia Treatment Study Group. Complications in the first 5 years following cataract surgery in infants with and without intraocular lens implantation in the Infant Aphakia Treatment Study. Am J Ophthalmol. 2014; 158(5):892–8.

89. Jacobi PC, Dietlein TS, Konen W. Multifocal intraocular lens implantation in pediatric cataract surgery. Ophthalmology. 2001;108(8):1375–80.

90. Cristóbal JA, Remón L, Del Buey MÁ, Montés-Micó R. Multifocal intraocular lenses for unilateral cataract in children. J Cataract Refract Surg. 2010;36(12):2035–40.

91. Abouzeid H, Moetteli L, Munier FL. New-generation multifocal intraocular lens for pediatric cataract. Ophthalmologica. 2013;230(2):100–7.

92. Wilson ME, Johnson WJ, Trivedi RH. Primary multifocal intraocular lens implantation for teenage-onset bilateral cataracts: visual results a decade after surgery in 3 siblings. J Am Assoc Pediatr Ophthalmol Strabismus. 2013;17(6):623–5.

93. Lapid-Gortzak R, van der Meulen IJ, Jellema HM, Mourits MP, Nieuwendaal CP. Seven-year follow-up of unilateral multifocal pseudophakia in a child. Int Ophthalmol. 2017;37(1):267–70.

94. Yildirim TM, Auffarth GU, Son HS, Huber C, Beisse F, Khoramnia R. Bilateral trifocal IOL implantation in a pediatric case of cataract following steroid-therapy for acute lymphoblastic leukemia. Am J Ophthalmol Case Rep. 2019;13:46–9.

95. Ram J, Agarwal A, Kumar J, Gupta A. Bilateral implantation of multifocal versus monofocal intraocular lens in children above 5 years of age. Graefes Arch Clin Exp Ophthalmol. 2014;252(3):441–7.

第 16 章

阶段性多枚人工晶状体植入(背驮式人工晶状体)

M. Edward Wilson, Rupal H. Trivedi

人眼正视化的过程是随着眼轴的增长,通过改变晶状体屈光度使视网膜成像清晰。当患儿摘除白内障后,晶状体对眼轴增长的影响也会消除。目前还没有任何一款 IOL 会随着眼球生长而自动变焦。所以在发育期植入 IOL,随着眼球的生长发育,患儿会出现近视漂移。如果患儿很早就进行了白内障手术,在几年,甚至短短几个月内即可发展成高度近视。而且术后 IOL 与囊袋牢固收缩包裹,使 IOL 置换具有更高的挑战性。因此,儿童白内障手术医生在进行白内障及 IOL 手术时,常将目标屈光度设定为远视,术后早期通过佩戴眼镜来纠正发育期残留的屈光不正。然而,术后佩戴眼镜的依从性不良,大增加了 IOL 眼的弱视可能。如果一位幼儿患者想要在成年后实现正视化,可能需要预留+5.00~+6.00D 的远视,这样就大大减少了 IOL 置换的必要性。但是因为儿童的视物范围主要在近处,一些患儿对眼镜的依从性较差,如果未能充分矫正远视,佩戴时间不足,会导致弱视发生。

鉴于上述原因,有学者倾向于阶段性多枚 IOL 植入术(背驮式 IOL 植入术)[1]。这项技术最初应用于成年人,特别是一枚 IOL 不足以满足度数需求时[2]。两者区别在于,成年患者背驮式 IOL 是永久性的,儿童患者背驮式 IOL 是阶段性的。后面的 IOL 植入囊袋内,将永久保留;前面的 IOL 植入睫状沟,方便后期按需要取出。这项技术减少了婴儿期的远视程度,眼球发育过程中近视加重时还可以取出睫状沟的 IOL。这样就大大减少了视觉发育期戴厚重眼镜和角膜接触镜的需求。我们随访了 40 例(51 只眼)植入了背驮式 IOL 的患儿,有 44 只眼随访时间超过 5 年,中位随访时间为 12.24 年,其中按计划摘除背驮式 IOL 的时间为术后3.24 年,有 4 只眼提前摘除,原因包括 IOL 倾斜、瞳孔阻滞、瞳孔夹持和瞳孔机化膜等。以上并发症均发生于 7 月龄以内的婴儿患者。

病例

22 月龄患儿,女,出生即诊断为双眼先天性白内障(前极性混浊)。右眼晶状体前极轻微混浊,未见明显视力障碍。左眼晶状体前极混浊呈锥体状,并延伸到皮质层及核内。左眼白内障在前几个月发展迅速,影响视力,继发废用性外斜视,但患儿强烈抗拒遮盖右眼。全身麻醉状态下进行眼部检查,以及行左眼晶状体摘除手术。经测量发现,左眼眼轴较右眼长0.61mm,提示形觉剥夺性弱视(表16.1)。与患儿父母讨论手术方案,考虑到患儿还不到2岁,佩戴眼镜是一种负担,为了达到最佳的视觉康复,最终选择背驮式 IOL 植入术。患儿达到正视眼所需 IOL 度数为 27.76 D(Holladay 1 公式计算)。如果选择+21.00D IOL 植入囊袋内,预计在眼镜平面上残留屈光度为+4.01D。所以决定将+21.00D AcrySof® SN60WF 植入囊袋内和+6.00D AcrySof® MA60 植入睫状沟内。总共植入+27.00D 的 IOL,预测术后屈光度将为+0.52D。患儿 2 岁时,处于眼球生长发育活跃期,预计术后几个月即会变成正视眼,甚至出现轻度近视。整个手术过程很顺利,两个 IOL 均居中。术后 1 周,屈光度为-0.25D SE(表 16.2)。

3.8 岁时进行眼轴测量(即白内障术后 1.8 年):右眼为 21.20mm,左眼为 21.36mm。生物测量显示若没有背驮式 IOL,仅有囊袋内的+210.00D IOL,患儿将有+4.80D 的远视。右眼和左眼的角膜厚度分别为(559±1.5)μm 和(582±2.1)μm。左眼验光:-0.50D 等效球镜 SE(表16.2)。5 岁时验光为-1.50D SE,极少佩戴眼镜。8.2 岁时(即白内障术后 6.3 年),双眼眼轴分别为 22.34mm 和 22.75mm,验光为-5.00D SE,间断性佩戴眼镜。此时,我们决定将睫状沟内的背驮式 IOL 摘除,手术顺利(图 16.1a,b)。患儿 8.4 岁随访时,检查视力:右眼 20/20、左眼20/25,左眼验光:-1.25D/+1.25D×75,8 岁时较其 2 岁时更配合戴镜矫正,双眼眼压:右眼16mmHg、左眼 18mmHg。右眼晶状体前极部轻微混浊,基本稳定,随访观察。

评论:在此技术应用时,首先需要确定前置背驮式 IOL 的屈光度数。此度数主要取决于眼球生长发育带来的预期屈光变化。眼科医生对术后目标屈光度达成的共识,具体如下:<6 个月,+6.00~+10.00D;6~12 个月,+4.00~+6.00D;1~3 岁,+4.00D[3]。前置背驮式 IOL 屈光度的计算方法为:术后目标远视屈光度数×1.5。此方法原用于成人前置背驮式 IOL 的计算。由于IOL 置于睫状沟内,所以度数需要微调整:范围<+8.50D 无须调整;+8.50~+15.00D 需要减掉0.50D;+15.50~+25.00D 需要减掉 1.00D。本病例中,如果选用一枚 IOL,术后即出现+4.00D

表 16.1 术前参数

	右眼	左眼
眼压(mmHg)	10	9
曲率(D)	42.25/45.25	43.50/49.50
眼轴(mm)	20.23	20.84
前房深度(mm)	3.33	3.26
晶状体厚度(mm)	3.67	4.21
角膜直径(mm)	11.5	11
角膜厚度(μm)	573±2.3	547±4.3
屈光度(D)	+3 sph+0.5 cyl @100	无

sph,球镜;cyl,柱镜;@,散光。

表 16.2　左眼屈光状态

年龄(岁)	随访时间	球镜	柱镜	散光	等效球镜
1.94	1 周	−1.50	+2.50	90	−0.25
2.05	6 周	+0.75	+1.00	75	+0.25
3.55	1.6 年	−0.50	+0.50	90	−0.25
3.76	1.8 年	−0.75	+0.50	90	−0.50
5.08	3.2 年	−1.75	+0.75	85	−1.38
6.54	4.6 年	−2.50	+0.75	85	−2.13
7.46	5.5 年	−5.25	+1.00	90	−4.75
8.21	6.29 年(背驮式 IOL 取出术)	−6.00	+2.00	90	−5.00
8.36	6.44 年(背驮式 IOL 取出术后 2 个月)	−1.25	+1.25	75	−0.63

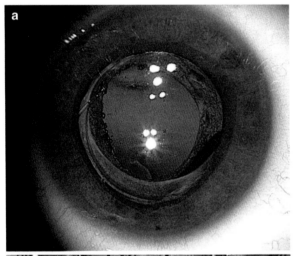

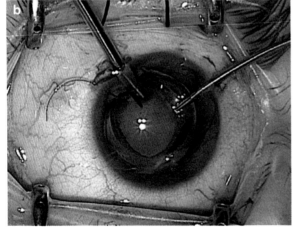

图 16.1　(a)背驮式 IOL 的术后观察。(b)背驮式 IOL 的植入过程。

的远视,根据计算公式:4.00D×1.5=6.00D,所以睫状沟内需植入一枚+6.00D 的背驮式 IOL。另外还有一种计算方法,将总屈光度的 20% 放置在前置 IOL 上[5]。例如,本病例中,总屈光度(27.76D)的 20% 是 5.60D,与我们的选择+6.00D 是一致的。

第二步需要计算囊袋内 IOL 度数。本病例中，患儿达到正视眼需要总屈光度+27.76D（Holladay 1 公式计算），囊袋内植入+21.00D IOL，睫状沟植入+6.00D 前置 IOL。同理，一旦确定了前置 IOL 的度数，也可以应用 Holladay 2 公式计算囊袋内 IOL 度数。如果睫状沟内植入+6.00D 的前置 IOL，达到术后正视眼还需要+23.50D 的 IOL（Holladay 2 公式计算）。

植入背驮式 IOL 与常规单个 IOL 的技术相似。区别在于，背驮式 IOL 手术方式为先植入囊袋内 IOL，再植入睫状沟内 IOL。手术要点是 IOL 植入囊袋后需要清除 OVD，然后再次使用 OVD 填充睫状沟并植入 IOL。术者容易出现的错误是在未清除囊袋内 OVD 的情况下植入背驮式 IOL，从而导致更多的虹膜损伤和术后炎症。通常情况下，囊袋内使用单片式丙烯酸酯 IOL，睫状沟内使用三片式丙烯酸酯 IOL。

人工晶状体层间混浊，是成人背驮式 IOL 植入的一个并发症。因为患儿有一枚 IOL 是被放置在睫状沟内的，所以患儿很少发生此并发症[6]。当两枚 IOL 同时植入囊袋内，如果前囊口非常小，前面的 IOL 被囊膜 360°覆盖包裹，更容易发生人工晶状体层间混浊。研究表明，人工晶状体层间混浊源于残留或再生的赤道部皮质或珍珠样组织受限于囊袋的空间而移行于两枚 IOL 之间。本病例中患儿囊袋内选择了 Alcon AcrySof SN60WF® IOL。除此之外，一些手术网站建议成人使用 Alcon MA50BM® IOL，例如 Warren Hill doctor- hill.com 网站[4]。这种 IOL 的独特设计是，大部分屈光度主要在 IOL 后表面，前囊膜对它的影响极低。

我们希望，相比单独植入一枚 IOL 和术后预留远视，植入背驮式 IOL 能够带来更好的视觉康复。目标屈光度设定为远视比设定为正视更易导致弱视。特别是对配戴眼镜依从性不佳的患儿，背驮式 IOL 更具有优势。在本病例中，尽管患儿对佩戴眼镜依从性较差，单眼遮盖配合不佳，随访不及时，但最终视觉康复非常好。若不使用背驮式 IOL 技术，预后可能会变差。在进行术前规划时，当发现患儿就诊过晚，或对佩戴眼镜及遮盖治疗依从性差，我们经常会选择此技术。这会产生选择偏移，使得针对植入一枚 IOL 或是两枚背驮式 IOL 的队列研究中视力结果比较都是毫无意义的。所以，我们更专注于两种手术的安全性比较，这就需要对随机试验进行全面比较。由于该手术具有一定难度及创伤性，对于配合较好、愿意佩戴眼镜或接受遮盖的患者，我们就不使用这种术式。

一些学者提出，移除睫状沟内 IOL 的最佳时机为仅使用囊袋内 IOL 即可达到正视状态。Boisvert、Beverly 和 McClatchey 发表了关于选择背驮式 IOL 度数的观点[5]。他们建议，当患儿的近视度数等于睫状沟 IOL 屈光度的一半时，就可以移除睫状沟内 IOL。

植入数年后，放置在睫状沟中的 IOL 可以轻松旋转、更换和取出，未发生增殖与粘连，所以前置背驮式 IOL 可以轻松取出。

最后一个存在争议的话题就是：是否建议患儿使用背驮式 IOL。Hwang 及其同事报告，相较于一期一枚 IOL 植入，背驮式 IOL 可以引起较多并发症[7]。在我们的临床研究中，对比相同年龄组的一枚 IOL 植入患儿，背驮式 IOL 植入组患儿未见更多的炎症、青光眼、视轴区混浊发生。仅有的 4 例背驮式 IOL 提前取出都发生在手术时年龄<7 月龄的患儿。根据 IATS，不建议 7 月龄以下患儿植入 IOL。目前我们也是这样做的。针对 7 月龄~5 岁的患儿，

如果预期术后不能配合佩戴眼镜，就可以考虑使用背驮式技术。我们相信这项技术对某些患儿有益，当然不建议每个患儿都使用背驮式技术。对于那些可以佩戴眼镜或角膜接触镜矫正残余屈光不正的患儿，就没必要放置多枚 IOL，而且若干年后还需要再次手术取出 IOL。手术本身具有技术难度及创伤性，应在需要时使用，尽可能避免损伤。总而言之，背驮式 IOL 的主要适用人群为佩戴角膜接触镜及弱视治疗依从性差的患儿。

（赵振波 译 马立威 校）

参考文献

1. Wilson ME, Peterseim MW, Englert JA, Lall-Trail JK, Elliott LA. Pseudophakia and polypseudophakia in the first year of life. J AAPOS. 2001;5(4):238–45.
2. Gayton JL, Sanders VN. Implanting two posterior chamber intraocular lenses in a case of microphthalmos. J Cataract Refract Surg. 1993;19(6):776–7.
3. Serafino M, Trivedi RH, Levin AV, et al. Use of the Delphi process in paediatric cataract management. Br J Ophthalmol. 2016;100(5):611–5.
4. https://www.doctor-hill.com/iol-main/polypseudophakia_calculations.htm. Accessed on 31 July 2019.
5. Boisvert C, Beverly DT, McClatchey SK. Theoretical strategy for choosing piggyback intraocular lens powers in young children. J AAPOS. 2009;13(6):555–7.
6. Gayton JL, Apple DJ, Peng Q, Visessook N, Sanders V, Werner L, et al. Interlenticular opacification: clinicopathological correlation of a complication of posterior chamber piggyback intraocular lenses. J Cataract Refract Surg. 2000;26(3):330–6.
7. Hwang S, Lim DH, Lee S, et al. Temporary Piggyback intraocular lens implantation versus single intraocular lens implantation in congenital cataracts: long-term clinical outcomes. Invest Ophthalmol Vis Sci. 2018;59(5):1822–7.
8. Infant Aphakia Treatment Study Group, Lambert SR, Lynn MJ, et al. Comparison of contact lens and intraocular lens correction of monocular aphakia during infancy: a randomized clinical trial of HOTV optotype acuity at age 4.5 years and clinical findings at age 5 years. JAMA Ophthalmol. 2014;132(6):676–82.

第 17 章

人工晶状体二期植入

Kamiar Mireskandari

IATS 结果显示,7 月龄以内进行白内障手术并同时一期植入 IOL 的患儿矫正视力没有显著性获益,却出现了更多的手术并发症[2,3]。因此,多数手术医生选择给患儿进行晶状体摘除、后囊膜切开和前段玻璃体切割术,并选择单独佩戴框架眼镜和(或)联合角膜接触镜的方式进行术后的屈光矫正。一期手术中予以保留晶状体周边囊袋,便于患儿长大后的 IOL 二期植入[1,4]。儿童的正常囊袋修复反应是囊袋融合,囊袋内的晶状体上皮细胞增殖,形成 Soemmering 环。当患儿到儿童期进行 IOL 二期植入时,手术医生将 Soemmering 环分离,吸除增殖的晶状体皮质,在清晰可视的条件下使用光学区夹持技术植入 IOL。

人工晶状体二期植入手术分步指南

术前注意事项

前面的章节已经介绍了目标屈光度的考虑与术前沟通要点。手术医生在一期晶状体摘除术时应该考虑到后续 IOL 二期植入的相关问题,包括光学区夹持操作难度、特殊患者的手术方案选择等。

如果进行 IOL 二期植入的术者并非是最初行晶状体摘除术的术者,那么术前需要充分评估晶状体囊袋的保留情况。考虑到后续的 IOL 植入,大多数术者会制作 5~6mm 的囊膜开口。但是,也有一些术者选择更大直径的撕囊口或者术中在前段玻璃体切割术时无意地扩大了囊膜开口。术前需要充分评估被保留囊袋是否有足够的支撑能力,并进行备选手术方案的讨论与准备。

术者也需要考虑匹配手术方案与目标屈光度的最优选的 IOL 是否在库存范围内。有些医疗机构仅有一片式 IOL 的备库,或者仅备有少量的低度数和高度数 IOL。一旦进行纤维化囊袋的充分分离后发现囊袋情况不适合植入一片式 IOL,应该选择三片式 IOL 进行睫状沟植入并进行 IOL 光学区夹持固定,增加手术安全性。这种情况下植入一片式 IOL 有更高的并发症风险,包括 IOL 不全脱位、虹膜擦伤、葡萄膜炎–青光眼–前房积血综合征(UGH)。术前还需要考虑 IOL 度数的选择问题。由于先天性白内障的患儿常不能于术前获得有效的生物测量数据,尤其是低视力或者眼球震颤的患儿,家长应事先知晓,需要术中进行生物测量且植入高度数 IOL 的可能, 而如果眼球并未发育完全且库存的现有 IOL 度数并不合适植入,需要订购合适的定制型 IOL,手术可能会推迟进行。

术前的知情同意应当包括常规内眼手术的手术目的与手术风险交代。作者也发现一些应该在术前交代环节需提及的要点。根据患儿进行 IOL 二期植入术的年龄,结合眼球发育趋势,需进行一定程度的远视预留,且由于术后眼睛的调节力丧失,所有患儿均需要佩戴框架眼镜。这是需要与家长强调的尤为重要的一点,有些家长会误以为植入一枚 IOL 就意味着患儿不再需要佩戴眼镜,毕竟他们身边大部分年龄大的亲属行白内障手术后都不再需要配戴眼镜了。如果存在弱视,术后也需要佩戴眼镜进行眼睛保护,同时,术后需要持续的弱视训练。一些家长认为完成 IOL 二期植入术就使眼睛恢复了正常,但后续跟进的弱视训练与治疗更是必须且重要的。

手术步骤

有 Soemmering 环的 IOL 二期植入术的具体步骤如下:

1.制作两个距离 150°~180° 的前房穿刺口,为了后续进行 Soemmering 环的充分打开与吸除囊袋内增殖皮质做准备。穿刺口位置选择时要充分考虑手术操作中手的放置位置(图17.1)。

2.在切口下与虹膜上方注入 OVD,防止玻璃体脱出。

3.插入前房维持器(ACM),防止术中的眼压降低与前房变浅。或者应用灌注联合注吸或玻璃体切割器,双手法操作。

4.充分分离所有的虹膜和囊袋的粘连。

5.由于许多患儿存在玻璃体浓缩以及玻璃体脱出至前房或瞳孔平面,在手术开始阶段常常需要进行再次前段玻璃体切割术。整个手术过程中都有玻璃体脱出的可能,一旦发生

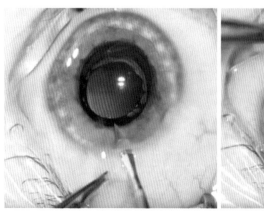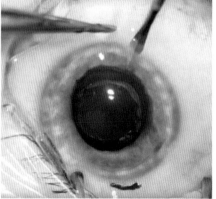

图 17.1　制作两个距离约 150°的穿刺口。

需要及时有效的处理,以减少其对视网膜的牵拉。

6.由于术中需要对周边囊袋与 Soemmering 环有清晰良好的术野暴露,因此术中放置虹膜拉钩对于手术是非常重要的一步(图 17.2)。即使手术开始时瞳孔散大状态良好,作者也建议应用虹膜拉钩, 在特殊情况下这种辅助的瞳孔扩张是十分有用的。此外, 由于注吸 Soemmering 环内皮质时距离虹膜非常近,虹膜拉钩能够提供有效的机械支持,减少虹膜误吸风险。

7.从一侧切口以平行虹膜平面的方向置入显微玻璃体视网膜切开(MVR)刀,用来切开前后囊融合纤维环前部的前囊膜(图 17.3)。而操作中保持刀的水平方向是十分关键的,以防切断 Soemmering 环的后囊部分, 破坏中央囊袋的结构完整性。通过这个操作,Soemmering 环能够被打开接近 180°。

8.将 ACM 换到对侧穿刺口置入,并以同样的方法应用 MVR 刀充分打开 Soemmering 环的剩余部分。

9.囊袋 360°的充分分离打开是后续植入 IOL 的重要前提。

10.通过穿刺口插入玻璃体切割器并再次进行玻璃体切割术,保证之前操作中脱出的玻璃体被彻底清除干净。

11.关闭玻璃体切割器档位。将玻璃体切割器开口朝向水平,应用注吸档将囊袋内的增

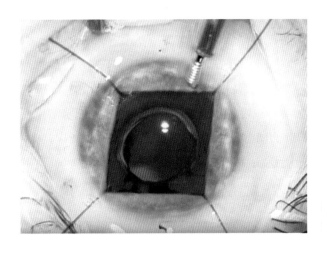

图 17.2　应用虹膜拉以钩保证术中 Soemmering 环的充分可视化。

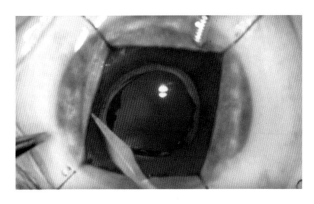

图 17.3　以平行虹膜平面的方向插入 MVR 刀,分离前后囊膜的粘连。

殖皮质吸除干净(图 17.4)。虹膜拉钩在这一过程中依旧发挥重要作用,能够保证术野暴露及充分吸除赤道部皮质。

12.将 ACM 与玻璃体切割头调换位置并将相反方向囊袋内皮质吸除干净。在注吸过程中,千万不要破坏中央纤维环的完整性。

13.此时的眼部已经具备了植入 IOL 的条件。睫状沟注入 OVD,扩大切口至 IOL 推注器直径大小。

14.IOL 植入过程中,务必要确保 IOL 前襻没有植入玻璃体腔,且要尽量保证 IOL 位于囊袋前方。如果 IOL 襻能够安全植入囊袋内,关键步骤完成。而囊袋不具备条件时,IOL 襻植入睫状沟并保证光学区夹持固定也是很好的选择。

15.用缝合线缝合主切口。

16.IOL 位于囊袋前时,夹持固定 IOL 的纤维环直径所需的扩大比例是易于估计的。然后应用玻璃体切割器绕过 IOL 后方扩大囊袋口,保证囊袋口直径比 IOL 光学区直径小 0.5~1.0mm(图 17.5)。

17.轻轻下压 IOL 光学部,使 IOL 边缘滑至囊口下。

18.移除虹膜拉钩并应用氯化乙酰胆碱进行缩瞳。

19.缝合每一个切口并检查切口的渗漏情况。对于儿童而言,即使是虹膜拉钩植入的小切口也可能需要缝合密闭。

病例

一名患有 21 三体综合征的 3 岁女孩来诊进行 IOL 二期植入术。既往病史:6 周龄时行右眼白内障手术,包括晶状体摘除术、后囊膜切开术及前段玻璃体切割术并保留了周边晶状体囊膜。术后初期她成功地佩戴角膜接触镜进行矫正,但是即使验配合适,她近期镜片丢失的频率和揉眼睛的频率显著增高。由于其配合程度越来越差,角膜接触镜的佩戴与弱视训练的难度也越来越大。她还合并多种系统性疾病,因此父母希望改善她的生活质量,而不是每天在佩戴角膜接触镜的过程中挣扎。

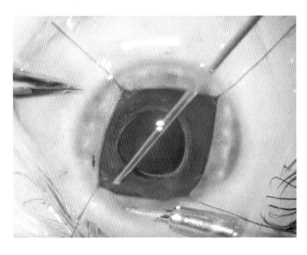

图 17.4　将玻璃体切割头置于注吸模式,改变注吸口方向,将 Soemmering 环内皮质充分吸除。

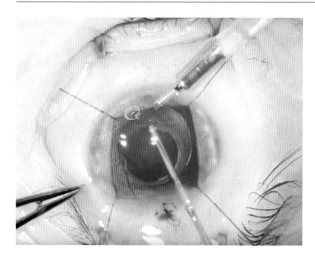

图 17.5　玻璃体切割头伸入 IOL 后方以扩大前囊口。

　　她的左眼视力是稳定的持续性中心注视(CSM),而右眼的视力是非稳定的持续性中心注视(CSUM)。她的整个临床诊疗过程中眼压和眼底检查都是正常的。眼部检查中重要的阳性体征包括角膜顶部瘢痕、瞳孔平面的玻璃体脱出以及散瞳困难(最大散瞳直径5mm)。在充分沟通并获得知情同意后,手术正常进行。

　　评论:在此病例中,由于患儿佩戴角膜接触镜的困难增加,经父母一致要求并进行了 IOL 二期植入术。在父母与术者进行手术决策时,充分考虑到了患儿的年龄与弱视状况。手术中术者采用了惯用的充分分离 Soemmering 环、囊袋内植入三片式 IOL 并进行 IOL 光学区夹持的方式。术中囊袋情况的充分可视化保证了手术的顺利开展,虹膜拉钩的使用为手术中散瞳困难的情况提供了一个很好的解决方案。

(王静 译　马立威 校)

参考文献

1. Kim DH, et al. Long-term results of bilateral congenital cataract treated with early cataract surgery, aphakic glasses and secondary IOL implantation. Acta Ophthalmol. 2012;90(3):231–6. https://doi.org/10.1111/j.1755-3768.2010.01872.x.
2. Lambert SR, et al. Comparison of contact lens and intraocular lens correction of monocular aphakia during infancy: a randomized clinical trial of HOTV optotype acuity at age 4.5 years and clinical findings at age 5 years. JAMA Ophthalmol. 2014;132(6):676–82. https://doi.org/10.1001/jamaophthalmol.2014.531.
3. Plager DA, et al. Complications, adverse events, and additional intraocular surgery 1 year after cataract surgery in the Infant Aphakia Treatment Study. Ophthalmology, Elsevier Inc. 2011;118(12):2330–4. https://doi.org/10.1016/j.ophtha.2011.06.017.
4. Speeg-Schatz C, Flament J, Weissrock M. Congenital cataract extraction with primary aphakia and secondary intraocular lens implantation in the ciliary sulcus. J Cataract Refract Surg. 2005;31(4):750–6. https://doi.org/10.1016/j.jcrs.2004.08.048.

第 18 章

人工晶状体置换术

Angela Zhu, Courtney L. Kraus

引言

IATS 结果显示,随访至患儿 5 岁时,接受一期 IOL 植入和佩戴角膜接触镜的患儿矫正视力没有显著性差异[1]。儿童白内障手术时一期植入 IOL 已被业界认可。尤其对于一些受各种眼部因素、行为因素或社会经济原因等的影响,佩戴角膜接触镜困难的患儿,一期 IOL 植入术对于术后屈光矫正与弱视训练是首选的依从性更好的一种方式。前面的章节已经反复讨论了关于晶状体摘除术后的目标屈光度预留问题,而文献报道由于 IOL 植入术后眼轴的不断增长,术后多出现不同程度的近视漂移[2,3]。而一期 IOL 植入术后的近视漂移量很难准确预测,因此许多患儿术后会出现明显的屈光参差,尤其是单眼白内障患儿。随着手术技术及医疗技术的不断进步,儿童白内障手术的关注要点已经从手术时机的选择逐步转移到屈光结果的优化上来。一项包含 15 只眼的回顾性病例系列研究显示,为了解决屈光误差而进行的 IOL 置换术能够成功实现视功能重建[4]。因此,越来越多的人工晶状体眼患儿选择行IOL 置换术,以应对严重的屈光参差及双眼不等像,也便于后续的弱视治疗。

病例 1

一名有单眼先天性白内障病史的 8 岁女孩,出现了明显的屈光参差,希望得到更好的矫正治疗。她在 1.2 月龄时进行了晶状体摘除术、后囊膜切开术、前段玻璃体切割术并一期植入 IOL,囊袋内植入一枚 MA60MA IOL,手术时的目标屈光度为+6.00D。术后初期她进行了角膜接触镜的佩戴并配合相关的弱视训练。来诊时她的术眼最佳矫正视力是 20/30,主觉验光结果−8.50D/+0.25D×170(等效球镜−8.50D),眼轴增长 6.3mm;对侧健眼视力 20/20,主觉验光结果−1.75D/+0.25D×085(等效球镜−1.50D)。但是,由于佩戴角膜接触镜导致患儿频繁揉眼,以及框架眼镜佩戴后难以耐受的双眼不等像,考虑到其较好的矫正视力,其父母希望能够给她进行高度近视的屈光矫正。

患眼的眼部检查可见囊袋内植入的三片式 IOL,周边囊袋的前后囊部分融合,但视轴区是清亮的。眼压和眼底检查正常。在充分沟通并获得知情同意后，术者及家长选择给患眼进行 IOL 置换术。手术按下面介绍的步骤完成：置换植入一枚+10.50D 三片式 IOL，襻植入睫状沟而光学区完成夹持固定，目标屈光度为-3.00 D。无术中及术后并发症发生。IOL 置换术后 1 个月主觉验光-4.50D/+1.50D×015（等效球镜-3.75D），术后 6 个月主觉验光-4.00D/+0.75D×040（等效球镜-3.50D），此时患儿能够很好耐受佩戴框架眼镜。

评论：由于此病例中的患儿前期配合弱视治疗，年龄较小，存在角膜接触镜不耐受以及框架眼镜佩戴双眼不等像问题，因此在她较好的视力基础上考虑进行 IOL 置换术，目的主要是解决屈光问题，而并非是存在 IOL 偏位、脱位等必须进行 IOL 取出的情况。此病例手术中取出囊袋内植入的三片式 IOL 并置换成另一枚三片式 IOL 进行睫状沟植入，同时将 IOL 光学区夹持固定于囊袋内。具体手术步骤介绍如下。

手术分步指南

术前注意事项

一期白内障手术的具体情况对于 IOL 置换术的手术规划是十分重要的。如果一期白内障手术是其他术者完成的，那么最好是参考手术记录来进一步明确植入的 IOL 的型号与度数。术前详细的裂隙灯检查和（或）高分辨率超声生物显微镜检查对于 IOL 襻的位置评估及支撑囊袋的保留情况（包括前囊膜和后囊膜）都是十分重要的。此外，如果一期白内障手术史较久，周边囊袋可能出现纤维化与包裹，前后囊膜可能发生了紧密的融合，这会增加 IOL 取出的难度。Soemmering 环的存在会影响 IOL 置换及新 IOL 的囊袋内植入。如果囊袋内植入 IOL 可能存在不确定性，那么将三片式 IOL 植入睫状沟并将 IOL 光学区下压实现囊袋后夹持将是维持屈光稳定的更安全的选择。

IOL 置换术的目的多是解决屈光异常，而并非是存在 IOL 偏位、脱位等必须进行 IOL 取出的情况，因此在手术规划时应重点关注新植入 IOL 的目标屈光度。目标屈光度的设计受患儿年龄、对侧眼的视力情况或屈光状态、IOL 置换时存在的多种因素（如难以耐受的双眼不等像、大幅度的近视漂移等）的影响。例如，一名易于发生弱视年龄的患儿，目标屈光度设置为正视或者参照对侧眼的屈光度进行设置，患儿将显著受益，但是也必须考虑到未来是否发生眼轴的增长以及患儿对双眼不等像的耐受程度。对于这些患儿而言，想获得准确的生物测量结果是很困难的，尤其是单眼人工晶状体眼或者合并其他导致眼轴增长的眼部疾病的患儿，这种情况下，术中的生物测量对合适的 IOL 度数的确定是极其有帮助的。

在进行术前沟通时，手术获益、手术风险、手术备选方案及术后屈光矫正的必要性都是要交代的内容。由于 IOL 置换术主要的手术目的是解决角膜接触镜的不耐受和（或）框架眼镜所致的双眼不等像，或者明显的屈光参差等问题，许多患儿和家长会认为术后不再需要佩戴角膜接触镜或框架眼镜。还需要强调的是术后仍要进行弱视训练，而 IOL 置换术的目的就是为了更好地进行屈光矫正和弱视治疗。根据生物测量数据及患者的意愿，医患也可以进行多种其他屈光矫正方式的沟通与选择，包括背驮式 IOL 植入术、角膜激光手术等（如其他章节所述）。

手术步骤

丙烯酸酯 IOL 囊袋内置换植入手术的具体步骤如下：

1.1~2 个（距离 120°~180°）前房穿刺口，能在术中方便进行 IOL 两侧襻的调整（每个穿刺口可以距离襻 60°~90°）。

2.前房内注入 OVD，维持前房深度，防止 IOL 或玻璃体脱出。

3.IOL 取出时需要保证囊袋的完整性，周边囊袋与 IOL 襻的位置要有清晰良好的术野暴露，因此对于瞳孔无法散大的情况应该置入虹膜拉钩。而为了清晰显示周边囊袋情况与 IOL 襻的放置位置，术中也常常需要虹膜辅助器械（如 Kuglen 钩）。

4.OVD 换上 27G 针头，将针头斜面侧滑至晶状体前囊膜下的 IOL 襻与光学区的连接处，在其上、下逐渐缓慢地注入 OVD，分离 IOL 与前囊边缘。将 OVD 换成钝针头，进一步注入 OVD，把 IOL 襻与前后囊膜的粘连分开。

5.晶状体调位钩（Kuglen 钩或 Sinskey 钩）以 IOL 襻与光学区的连接处为助力点，将 IOL 两襻缓缓从囊袋内游离至前房。以先中央后周边的顺序在 IOL 前后注入 OVD，尽量使 IOL 襻游离。如果前期 IOL 被植入睫状沟内，可在睫状沟注入大量 OVD 并将 IOL 游离至前房后进行取出。

6.离穿刺口 90°~120° 位置制作角膜主切口，切口宽度以原 IOL 半径大小为宜（取决于 IOL 的可折叠性，通常为 2.4~2.8mm）（图 18.1）。如果一期手术植入的是一枚硬片 IOL 且无法被眼内剪剪开时，建议制作一个大的上方巩膜隧道口以减少手术源性散光。

7.穿刺口置入 IOL 固定镊（如 GRIESHABER® Maxgrip® 镊，Alcon，USA），并在主切口置入眼内 IOL 剪（如 Packer/Chang IOL 剪，MicroSurgical Technology，USA），在前房内将 IOL 剪成两半（图 18.2）。

8.IOL 固定镊和（或）细头镊子通过主切口缓慢取出前房内的两半 IOL，取出时要注意每一半要依据襻/光学区的曲度进行旋转通过主切口。不要抓襻的末端，以防发生破碎致 IOL 不能完整取出（图 18.3）。

9.注意是否存在玻璃体脱出，若存在玻璃体脱出，应该行前段玻璃体切割术。

10.此时的眼部已经具备了植入 IOL 的条件。睫状沟注入 OVD，扩大切口至 IOL 推注器直径大小。

11.IOL 植入过程中，务必要确保 IOL 前襻没有植入玻璃体腔，而且要尽量保证 IOL 在囊袋前的位置。如果 IOL 襻能够安全植入囊袋内，新 IOL 的囊袋内植入步骤完成。如果囊袋不具条件时，IOL 襻植入睫状沟并保证光学区夹持固定会是更安全的选择。

12.进一注吸清除眼内 OVD，切除脱出的玻璃体。

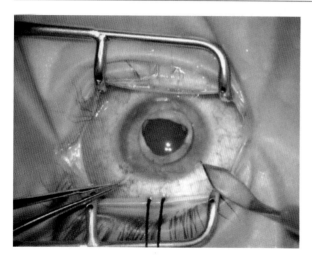

图 18.1　在 IOL 游离至前房后，在距离穿刺口接近 120°位置制作角膜主切口。

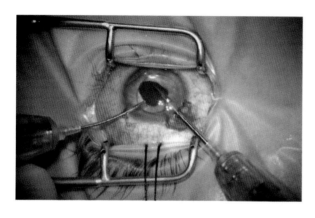

图 18.2　左手通过穿刺口置入 IOL 固定镊，右手通过主切口置入眼内 IOL 剪，将 IOL 光学区剪成两半(每一半包含一个襻)。

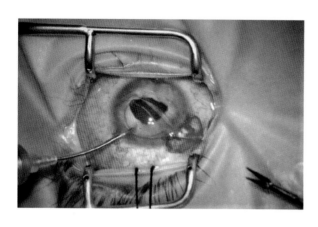

图 18.3　通过主切口应用 IOL 固定镊缓慢取出前房内的两半 IOL；这时可以在角膜切口外侧应用细头镊子抓住 IOL 襻与光学区的连接处，逐渐旋转 IOL 使其通过主切口。

　　13.缝合所有切口(包括角膜主切口与穿刺口)并检查切口有无渗漏。对于儿童而言，即使小的穿刺口也同样需要缝合密闭。

术后注意事项

　　术后初期即应进行屈光矫正与弱视训练。IOL 置换术的整体恢复期较一期白内障手术要短,尽管术后几周内屈光度都不稳定,也要尽可能早地佩戴眼镜并及时进行度数调整。虽然儿童常常被认为具有高免疫原性且对任何手术都易产生严重的炎症反应,但是 IOL 置换术后的炎症反应总体上比其他内眼手术要低。尽管如此,术后也需要密切的随访观察,当出现视力下降时,要重点关注是否出现了复发的虹膜睫状体炎症及黄斑囊样水肿。也有研究显示,儿童进行 IOL 调位或置换术后 5 年以上存在内皮细胞丢失和角膜内皮失代偿的风险[5]。这种风险可以通过术中应用弥散型 OVD 进行角膜保护而有所降低,但是该风险仍需和患儿家长沟通,并进行长期随访,以确保没有晚期角膜并发症发生的可能,或者有需要进一步手术干预的情况。

(王静 马立威 译 马立威 校)

参考文献

1. The Infant Aphakia Treatment Study Group. Comparison of contact lens and intraocular lens correction of monocular aphakia during infancy: a randomized clinical trial of HOTV optotype acuity at age 4.5 years and clinical findings at age 5 years. JAMA Ophthalmol. 2014;132(6):676–82.
2. Lambert SR, Aakalu VK, Hutchinson AK, Pineles SL, Galvin JA, Heidary G, Binenbaum G, VanderVeen DK. Intraocular lens implantation during early childhood: a report by the American Academy of Ophthalmology. Ophthalmology. 2019;126:1454–61.
3. Crouch ER, Crouch ER, Pressman SH. Prospective analysis of pediatric pseudophakia: myopic shift and postoperative outcomes. J AAPOS. 2002;6(5):277–82.
4. Kraus CL, Trivedi RH, Wilson ME. Intraocular lens exchange for high myopia in pseudophakic children. Eye (Lond). 2016;30(9):1199–203.
5. Wang Y, Wu M, Zhu L, Liu Y. Long-term corneal endothelial cell changes in pediatric intraocular lens reposition and exchange cases. Graefes Arch Clin Exp Ophthalmol. 2012;250:547–55.

第 **4** 部分

人工晶状体植入后的特殊考虑

第 19 章

无囊膜支撑的人工
晶状体植入术

无晶状体眼二期人工晶状体植入：睫状沟
固定术和无囊膜支撑的人工晶状体植入术

Jan Tjeerd de Faber，Martha Tjon-Fo-Sang

　　自 20 世纪 90 年代以来，儿童白内障手术中植入 IOL 越来越普遍，在成熟的设备、技术以及 IOL 材料的不断升级下，并发症发生率不断降低，使得儿童白内障手术植入 IOL 安全性更高。但是对于特别幼小的儿童来说，由于眼球发育、较高的并发症发生率、不良事件以及与手术相关的其他问题，这些情况使得一期植入 IOL 仍存争议[1,2]。因此，临床决策常倾向于术后使用角膜接触镜或框架眼镜来矫正无晶体眼屈光状态。通常在 2 岁以后或者角膜接触镜无法耐受的情况下可以考虑二期 IOL 植入。在囊袋条件良好的情况下，IOL 可植入囊袋内或置于睫状沟。在外伤、囊袋或悬韧带支撑条件差（如马方综合征）的情况下，可能要将IOL 置于囊袋外。

Artisan® 前房虹膜固定型 IOL

　　在囊袋无法提供足够支撑的条件下，可以选择在前房（AC）植入 Artisan®（Ophtec，Groningen，the Netherlands）虹膜固定型 IOL[3]，以及巩膜缝线固定或巩膜层间固定后房型IOL。Artisan®虹膜固定型 IOL 最初是由 Jan Worst 在 1979 年设计出来的，理论依据来自周边虹膜基质无法移动，因此可以作为眼内一个很好的固定点。Artisan®虹膜固定型 IOL 的襻呈环状，同时在外侧有个呈爪状的缺口，可用来夹住虹膜。当固定于周边虹膜时，IOL 远离前房角和角膜内皮，可减少房角相关的并发症和限制 IOL 接触角膜内皮。与巩膜缝线固定或巩膜层间固定的后房型 IOL 相比，Artisan® IOL 最主要的优势在于其可在眼轴增长后发生幅度较大的近视漂移时，简便且安全地将其调至后房或进行置换（图 19.1）。

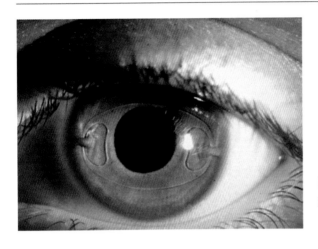

图 19.1　Artisan®无晶体眼 IOL 植入 12 年后,眼内位置居中,鼻侧及颞侧周边虹膜组织夹持良好。

　　在植入 Artisan® IOL 之前,手术医生应先评估 IOL 襻固定的位置,有助于穿刺部位的选择,使得第一个襻夹持后另一襻可斜向进入,从而达到成功夹持虹膜的目的。由于 Artisan® IOL 较硬无法折叠,因此无法通过小切口植入,所以这种手术需要一个 5.6mm 的主切口和另一个侧切口,主切口通常选择做上方巩膜隧道切口。通过主切口植入 Artisan® IOL,同时另一只手在瞳孔上方调整 IOL 位置,植入前房后使用夹持的镊子或针头挑起中周部的虹膜组织,送入 Artisan® IOL 襻中间的裂隙进行夹持,并再次确认已将足够的虹膜组织送入襻中并且固定良好(图 19.2)。

　　笔者倾向于在虹膜的前表面固定 Artisan® IOL,因为在随访中可以更方便地在裂隙灯下观察 Artisan® IOL 的稳定性和固定情况。此外,若发生 Artisan® IOL 脱位,前房比后房更容易进行复位操作。有部分医生倾向于在虹膜的后表面固定 Artisan® IOL,这样 IOL 会更远离角膜,对角膜内皮会减少更多压力。如果固定在虹膜前表面,Artisan® IOL 的凸面必须向前,襻的角度也要向后才能防止 IOL 源性青光眼。在虹膜后表面固定时,凸面须朝向玻璃体(图 19.3),而且仅在完全玻璃体切割术后可行,因为若不切除玻璃体而进行虹膜后表面固定 Artisan® IOL,将会侵扰到玻璃体基底部和周边视网膜,并可增加视网膜撕裂或脱离的
`

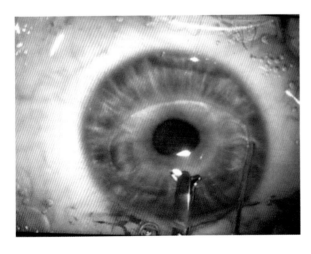

图 19.2　一只手在瞳孔上方稳定 Artisan® IOL,另一只手将虹膜组织包埋进入 IOL 襻,在术前应当选择好 IOL 襻夹持包埋的位置。

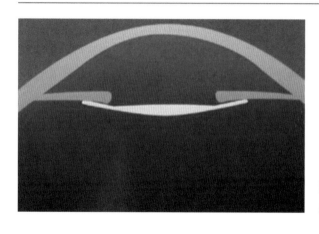

图 19.3　于虹膜后表面固定，Artisan® IOL 形成凹面可便于夹持操作。

风险。

　　在虹膜异常(虹膜组织坚硬且扁平)的复杂病例当中，要夹持住虹膜是一个巨大的难题，于是 IOL 生产厂家便设计了 VacuFix 夹持系统。装置包括两个手柄，与超声乳化装置连接，当 VacuFix 接触到虹膜的时候，产生的吸引力使得更容易夹住虹膜组织，并将虹膜组织包埋进入 Artisan® IOL 襻中。当没有配备 VacuFix 系统或者不可用的时候，将夹持针头固定在装有延长管道的 1mL 或 3mL 注射器上(图 19.4)。在手术的时候，需要一名助手拉动注射器活塞制造真空，使得手术医生可以吸住虹膜组织进行夹持包埋。

　　对于应用虹膜固定型 IOL 的病例，为了预防 IOL 源性睫状环阻滞性青光眼，虹膜切开或切除术是非常有必要的，特别是在行前部玻璃体切割术的病例中。虹膜切开术可以和 Artisan® IOL 植入术联合执行，或者在术后使用 Nd:YAG 激光进行切开。

病例 1

　　12 岁男童因"左眼被烟花炸伤 1 周"就诊。受伤眼裸眼视力 20/800，对侧健眼视力 20/20。眼内可见红光反射，但眼底窥视不清。B 型超声提示与视网膜相连的血肿隆起突入玻璃体腔。眼压约为 20mmHg。由于爆炸冲击力导致整个晶状体脱位进入前房。另外，3 点位的虹

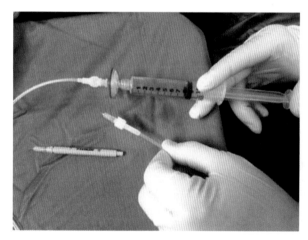

图 19.4　将夹持针头通过延长管连接到注射器，这可以为夹持针头增加抽吸功能，便于手术操作。

膜也发生了根部离断(图 19.5)。角膜及巩膜未见明显裂伤。患者既往史未见明显异常。

在本病例中,初始的治疗方案包括晶状体吸除以及前部玻璃体切割术。随后,前房注射缩瞳剂,再使用 OVD 加深前房深度。使用两条 10–0 聚丙烯缝合线穿过虹膜根部使其固定于前房角。尽管外伤导致虹膜损伤,但 Artisan® IOL 还是可以水平固定在虹膜上。

该男童在术后 1 个月复诊时,由于脉络膜破裂导致黄斑瘢痕,所以视力仅 20/200,未伴有明显并发症且未再行任何手术治疗。

评论:Artisan® IOL 可在虹膜组织较少的情况下被成功植入眼内, 即使是受过外伤后, 只要能够夹持到足够的虹膜组织提供稳定的支撑,并且未伴有虹膜震颤,Artisan® IOL 就可以成功植入,而且所需要的虹膜组织也极少。如图 19.6 所示,外伤后导致虹膜损伤或者外伤性瞳孔强直会增加夹持难度, 但也并非不可能。同样也可以在一期晶状体切除时联合 Artisan® IOL 植入,可以马上矫正屈光不正并提高视力。

Artisan® IOL 用于马方综合征所致晶状体半脱位

在伴有晶状体半脱位的儿童病例中,为避免弱视的风险通常应及时进行手术。当晶状体源性的散光无法使用框架眼镜矫正并且遮盖治疗后视力仍在下降的,发生弱视的风险很高,此时应建议手术治疗。在此阶段,患儿通常已超过 2 岁,可以植入 IOL,术后不再使用无晶状体眼角膜接触镜。

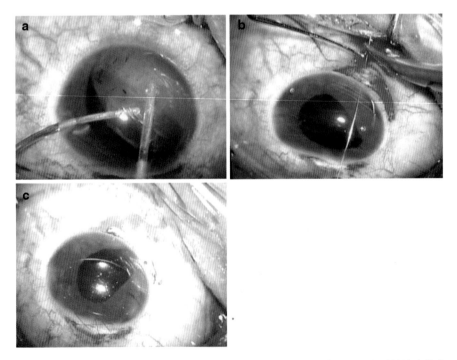

图 19.5　烟花炸伤后晶状体脱位进入前房。(a)吸除晶状体。(b)使用两条 10–0 聚丙烯缝合线将 3 点位根部离断的虹膜缝合至根部。(c)将虹膜固定型 IOL 固定至残存的虹膜上,并用 10–0 尼龙缝合线连续缝合伤口。

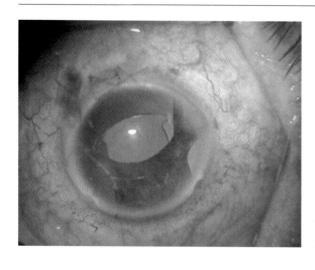

图 19.6　烟花炸伤后 8 年随访的照片,可见外伤性白内障及瞳孔散大,虹膜可夹持的组织极少,IOL 呈桥样横跨外伤后大瞳孔。

为判断晶状体悬韧带剩余的支撑力,术中可使用钝性器械按压前囊膜。假如悬韧带支撑不足时,尽管使用了 OVD,前囊膜还是会出现放射状皱褶,这是悬韧带支撑不足的特定表现(图 19.7)。

松弛的悬韧带导致撕囊难度增加,在悬韧带缺如的方位植入虹膜拉钩或者囊袋拉钩,稳定晶状体并便于撕出合适大小的前囊膜口,安全吸除晶状体(图 19.8)。

晶状体清除干净后,可用镊子慢慢移除拉钩,确保未损伤残余悬韧带、撕裂囊膜或者扰动玻璃体前膜。出现玻璃体脱出时,应行前部玻璃体切割术。在系列病例当中,我们有 72% 的病例能保留完整的玻璃体前膜,从而避免了前部玻璃体切割术(图 19.9)。

移除拉钩后,可用缩瞳剂进行缩瞳(如毛果芸香碱或乙酰胆碱),随后通过主切口植入 Artisan® IOL 并在虹膜上水平固定。

长期随访结果

关于 Artisan®无晶状体眼 IOL 术后角膜内皮细胞密度(ECD)的长期随访有许多研究,

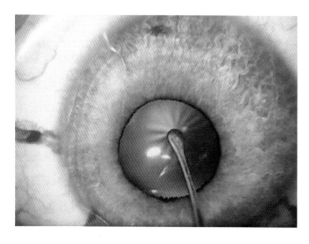

图 19.7　使用钝性器械挤压前囊膜可见放射性皱褶,提示该 3 岁患儿因马方综合征导致悬韧带较弱且有晶状体半脱位。

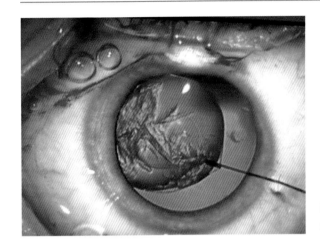

图 19.8 使用虹膜拉钩拉住前囊口使其更居中，这更便于吸除晶状体。

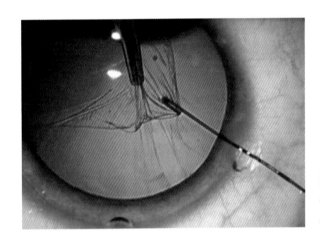

图 19.9 用镊子轻轻地夹住囊袋缺口并拉向伤口，动作应缓慢，让悬韧带慢慢断裂且不损伤玻璃体前膜。最后囊袋完整地从伤口取出。

一项回顾性研究发现，术后 10 年的主要内皮细胞计数与同年龄的儿童并无明显差异[4]。在笔者的研究人群中，接受 Artisan® IOL 植入术超过 25 年并且目前有良好 ECD 的人群，现在要求为他们患有马方综合征的孩子进行同样的晶状体吸除联合 Artisan® IOL 植入术（图 19.10）。

术后并发症

Artisan® IOL 植入术后的并发症可发生在围术期和术后远期。术后早期或晚期可发生偏心，预防的关键在于做好夹持包埋。钝性挫伤可导致 Artisan® IOL 襻发生脱位，需急诊复位。在 95% 的病例中，仅有一个 IOL 襻发生脱位，患者可立刻发现视力下降，且伴有由于襻松动后触碰角膜引起的不适。

前房积血可发生于术中或术后早期，因植入前分离虹膜粘连或误伤虹膜导致撕裂所致。多次抓取虹膜组织可导致色素播散。如果未行虹膜切开或虹膜切除不足，引起瞳孔阻滞，可导致青光眼急性发作。若发生后，需再行 YAG 激光周边虹膜切除术。对伴有浅前房的

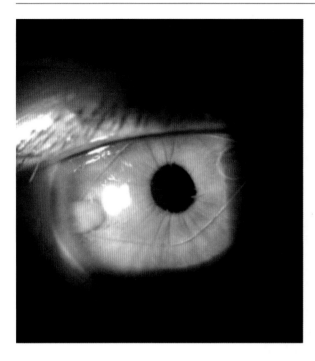

图 19.10 植入 Artisan®无晶状体眼 IOL 后 25 年。

病例,虹膜切除的最佳位置在 Artisan® IOL 襻和光学区之间,该位置的虹膜组织被拉伸,而且不会触碰到角膜内皮。

前房房角支撑型 IOL(ACIOL)

将 ACIOL 放置于前房角可产生小梁网损伤、房角纤维化及前房周边前粘连的风险[5](图 19.11)。这样会阻碍房水流通,使眼压升高,导致继发性青光眼。因此,笔者并不建议将 ACIOL 应用于儿童二期 IOL 植入术中。

后房型 IOL

虹膜缝线固定型 IOL

有部分医生报道了在虹膜缝合后房型 IOL 的技术,而报告的并发症之一是虹膜擦伤。由于虹膜组织的活动性,将 IOL 用缝合线固定在虹膜组织内,会引发慢性炎症。目前,缝合线的位置和松紧度是增加虹膜擦伤可能性的两个重要因素。中央虹膜组织的移动性最大,所以缝合线位置越靠中央,发生炎症的可能性就越大,而且也可能导致瞳孔变形,在缝合线所在方位的瞳孔可形成凸起。缝合线过紧或缝合固定太多虹膜组织也可导致瞳孔缘凸起以及虹膜聚团结节,使虹膜和 IOL 接触增大,从而增加虹膜擦伤并产生炎症。

巩膜缝线固定型 IOL

巩膜缝线固定后房型 IOL 也是在无囊袋支撑的情况下无晶状体眼矫正屈光不正的一

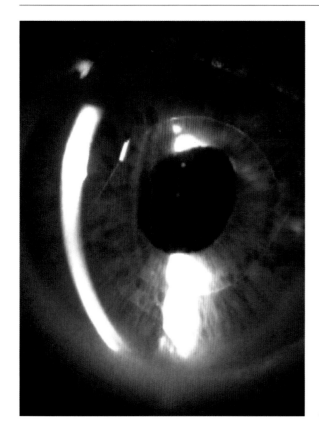

图 19.11　前房角支撑型 IOL，可见瞳孔变形及虹膜色素脱失。

种选择。但是也有报道指出因缝合线松动或者断裂发生 IOL 倾斜或者脱位进入前部玻璃体。以前使用的聚丙烯缝合线可在 7~10 年后被生物降解[6,7]。Gore-Tex 缝合线因具有更长的使用寿命而得到广泛使用[8]。

纤维蛋白胶合后房型 IOL

这种 IOL 是使用纤维蛋白胶将多片式 IOL 襻黏合固定在巩膜瓣下。将巩膜瓣制作好以后，在后房将 IOL 襻植入巩膜瓣植床下，用纤维蛋白胶黏合。同样使用纤维蛋白胶将巩膜瓣和结膜黏合。该技术发明者称纤维蛋白胶可以给巩膜提供良好的闭合性，IOL 也具有居中性和稳定性，避免了缝合相关的并发症[9]。而笔者尚未在儿童群体中使用此项技术。

Flanged 巩膜层间后房型 IOL 固定术

Yamane 在 2017 报道了在后房型 IOL 襻的末端烧灼使其膨胀形成凸缘进行固定的方法[10]。先做两个巩膜隧道，在后房将多片式 IOL 襻伸出隧道后，对其末端进行烧灼(图 19.12)，使襻末端膨胀后再被推回至巩膜隧道，将其卡在隧道中。这种方法不用缝合线或胶合就可使 IOL 固定和居中。但这种手术仅能在玻璃体切割术联合周边视网膜预防性光凝后的患者中使用。

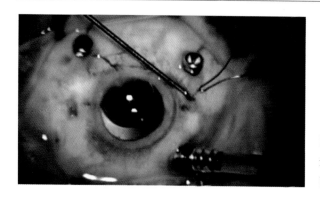

图 19.12　对伸出巩膜隧道的晶状体襻进行加热。使其末端膨胀成一个凸缘,将 IOL 固定在两个对称的巩膜隧道入口处。

在儿童白内障手术中植入 IOL 已成为常规操作。虽然从 Harold Ridley 医生第一次在儿童白内障手术植入 IOL 后到今天,技术有了很多的提升改进,但目前还是倾向于将 IOL 植入囊袋中。不幸的是,通常由于术前就存在的情况或者术中的操作困难导致无法在每个病例中都能将 IOL 植入囊袋中。许多手术操作可以在没有囊袋支撑的情况下进行 IOL 植入。这些手术方式主要区别在于手术难度、术后潜在问题以及长期的并发症。由于前房型 IOL 在植入设计以及材料上的提升,人们目前更倾向于使用前房型 IOL,而且操作也相对简单。

（蔡泽淮　译　唐琼燕　校）

参考文献

1. Por YM, Lavin MJ. Techniques of intraocular lens suspension in the absence of capsular/zonular support. Surv Ophthalmol. 2005;50:429–62.
2. Wilson ME, et al. In-the-bag secondary intraocular lens implantation in children. J AAPOS. 1997;3:350–5.
3. Pol van der BEA, Worst JGF. Iris-claw intraocular lenses in children. Doc Ophthalmol. 1996;22:29–35.
4. Sminia ML, et al. Long term follow up of corneal endothelium after aphakic iris fixated IOL implantation for bilateral cataract in children. J Cataract Refract Surg. 2011;37: 866–72.
5. Ellerton, et al. Secondary implantation of open-loop, flexible anterior chamber intraocular lenses. J Cataract Refract Surg. 1996;22:951–4.
6. Solomon, et al. Incidence and management of complications of transsclerally sutured posterior chamber lenses. J Cataract Refract Surg. 1993;19:488–93.
7. Buckley EG. Scleral fixated (sutured) posterior chamber lens implantation in children. J AAPOS. 1999;3:289–94.
8. Khan MA, Gupta OP, Smith RG, et al. Scleral fixation of intraocular lenses using Gore-Tex suture: clinical outcomes and safety profile. Br J Ophthalmol. 1996;100:638–43.
9. Agrawal DA, Kumar S, Jacob C, Baid A, Agrawal S. Fibrin glue-assisted sutureless posterior chamber intraocular lens implantation in eyes with deficient posterior capsules. J Cataract Refract Surg. 2008;34:1433–8.
10. Yamane S, Sato S, Maruyama-Inoue M, Kadonosono K. Flanged intrascleral intraocular lens fixation with double-needle technique. Ophthalmology. 2017;124(8): 1136–42.

推荐阅读

Budo CJR. The Artisan lens. Highlights Ophthalmol Int. 2004;1:0–183.

Wilson ME, Trivedi RH, Pandey SK. Pediatric cataract surgery. Philadelphia: Lippincott Williams and Wilkins; 2005.

Lloyd IC, Lambert SR, editors. Congenital cataract. Cham: Springer International Publishing; 2016.

第 **20** 章

外伤性病例人工晶状体植入术

Jennifer Dudney Davidson, Sydney Michelle Mohr

当下已形成一种共识,成人眼部外伤后,越早手术治疗,术后效果越好[1],儿童也是如此。眼球开放性损伤以及钝性挫伤都能导致儿童外伤性白内障[2]。与成人一样,儿童眼球破裂也需尽快诊治。当晶状体皮质通过破裂的前囊膜进入前房后,这时将选择等炎症减轻过后再行手术治疗。对于视觉发育期的儿童来说,要在确定安全的条件下尽早手术,并且立即开始弱视治疗。考虑到儿童生长发育及 IOL 植入后的使用寿命问题和稳定性,外伤导致囊袋支撑损伤的病例对手术技术要求更高,而且 IOL 的选择也应当更加慎重。

术前评估及手术方案设计

与成人大致相同,当儿童眼部受外伤后,应立即行眼部快速检查,明确是否有穿通伤、异物、白内障或视网膜损伤。由于儿童配合性较差,所以有时需要使用镇静剂。若发现有角膜或巩膜穿通伤,应使用硬性眼罩保护起来,并且开始执行眼球破裂伤的规范诊疗流程。若在外伤时发现有白内障,在一期诊疗时应权衡晶状体切除的利弊。

IOL 选择及晶状体切除时机

决定 IOL 选择的主要因素是前囊膜、后囊膜及晶状体悬韧带的损伤情况。当仅有前囊膜破裂,前房有少量晶状体皮质时,最佳方案为逐步解决。第一步先缝合角膜及巩膜裂伤,注射抗生素及激素,进入恢复期。通常至少在 2~6 周后才拆除角膜缝合线及吸除白内障[2]。这段时间可以使眼球充分恢复,也可以使预后更具预测性。

假如前囊膜有较大的破裂,为了伤口能顺利愈合,晶状体皮质需要一期进行吸除。在这种情况下,手术医生应当完整地将晶状体切除,并二期植入 IOL。二期手术可以更好地观察角膜修复以及炎症的控制。在晶状体囊袋以及悬韧带未受损伤的情况下,可以将一片式丙烯酸酯 IOL 植入囊袋内。如果怀疑悬韧带有缺损,应在囊袋内植入三片式 IOL 确保其稳定性。还应提前备好睫状沟固定型 IOL,预防术中发现囊袋支撑不足而无法在囊袋内植入 IOL。睫状沟固定型 IOL 常选用三片式丙烯酸酯 IOL 或 Rayner 一片式丙烯酸酯 IOL (Rayner Intraocular Lenses Limited, USA)[2]。

生物测量及 IOL 度数计算

年龄较大的儿童在清醒时可以进行生物测量;然而,大多数儿童还是需要术中进行测量。另一个术中测量的原因是修复眼球后行白内障手术是最佳方案,术中测量能获取 IOL 计算最准确的数据。当外伤过于严重导致角膜曲率以及眼轴测量结果可信度低时,可以参考对侧眼的数据。IOL 度数选择的原则可参考先天性白内障,将后期近视度数降到最低[2]。

特殊技术

眼球修复以后二期手术通常行白内障摘除术联合 IOL 植入,部分还需行后囊膜切开,拆除所有角膜缝合线。对眼内检查可能因为角膜瘢痕或者水肿而受限,但受伤以后到二期行白内障摘除期间,对炎症和眼压控制良好的话可以使角膜恢复得更透明些。

为更好地观察术野,角膜缘切口位置应选择在最容易接近受损晶状体或囊袋裂口的地方。手术常选择双手操作,其中一手持灌注手柄或前房维持器。在严重外伤的病例中,使用前房维持器还能使双手均被利用,并且还能预防器械进出时前房消失。虽然灌注手柄更符合儿童白内障摘除操作规范,但万一玻璃体进入前房时,应谨慎使用玻璃体切割机。灌注手柄进入前房之前,应先使用台盼蓝染色定位前囊膜和使用 OVD。首先要吸除晶状体皮质,如果前囊膜裂口较小,可以使用玻璃体切割头环形撕囊或手动扩大。在囊袋内谨慎吸除晶状体皮质,尽可能减少对悬韧带的牵拉,保持后囊膜的完整性。当晶状体核及皮质完全吸除后,手术医生就可以更好地判断后囊膜的完整性及悬韧带的情况,并植入 IOL。

IOL 植入位置

IOL 应尽可能植入囊袋内。当悬韧带缺损或有损伤时,儿童也可以像成人一样植入囊袋张力环。有时儿童医院没有像张力环之类的非常规器械,由于这些器械可能不易获得,术前应注意提前申请准备。有时候处理儿童外伤性白内障也需要使用虹膜拉钩。其常用于拉住撕裂口、脱位的虹膜,当有广泛的悬韧带损伤时,可用来稳定前囊膜或晶状体(详见病例 3)。

当 IOL 植入囊袋后,接下来要决定进行后囊膜切开术或扩大后囊口。一期联合白内障摘除后有完整后囊膜的患者植入 IOL 后发生后囊膜混浊(PCO)的病例为 17%~100%[3]。后囊膜切开术通常使用玻璃体切割头经切口从前房入路,将 IOL 光学面轻轻移向一边,扩大已经存在的后囊膜开口。对于睫状沟固定的 IOL 也可以用此方法扩大后囊膜。当后囊膜完整时,若患儿合作,后期可以进行 Nd:YAG 激光后囊膜切开术,否则同样须在植入 IOL 后从平坦部进入眼内行后囊膜切开术。

当后囊膜支撑力很小时,如果至少有一半的前囊膜存在且稳定,则可将 IOL 置于睫状沟内[2]。注入 OVD 用于打开睫状沟,这样 IOL 襻能更容易放进去。无论是在睫状沟植入三片式疏水性丙烯酸酯 IOL 还是一片式 IOL,都应当将另一襻放置在虹膜前面。当 IOL 进入前房时,一襻在睫状沟,另一襻在虹膜前,将部分角膜伤口用 10–0 缝合线缝合。这样吸除 OVD 以后前房也会较前更稳定。若条件不足的情况下, 可于后襻所在方位呈 180°的位置做一侧切口,并用镊子将后襻放置于虹膜后方,这样可以最低限度地侵扰到受损的悬韧带。无论是三片式还是一片式 IOL,镊子都比其他器械能更好地用来控制和放置襻。

术后无晶状体眼

IOL 植入术比无晶状体眼有更好的视觉效果, 但也存在不能植入后房型 IOL 的情况[2,3](参见第 19 章:无囊膜支撑的人工晶状体植入术)。有的儿童单侧无晶状体眼可以耐受使用角膜接触镜。由于外伤后角膜瘢痕,即使是白内障摘除术后视力也会有所减低。不管有无行二期 IOL 植入,定制的角膜接触镜可以将角膜不规则散光降到最低,使患者能获得最佳矫正视力。

术后护理

尽管外伤性白内障儿童进行了最好的手术以及药物治疗,还是可能会出现并发症。术后应积极进行屈光矫正以及弱视训练。这些儿童还应当密切监测眼压升高、反复发作的炎症、IOL 脱位或视网膜脱离的情况。对于配合较差的儿童可以考虑麻醉镇静后再检查。外伤性白内障常于二期手术治疗,而且也应当充分与患儿家长沟通。假如外伤导致了单眼严重的视力损伤,可能需要全天佩戴护目镜进行保护。

病例 1

一名 8 岁男孩在钓鱼时被渔具重捶击中眼睛,导致全前房积血及全白白内障。当前房积血清除干净后发现明显的晶状体震颤伴有 180°的悬韧带损伤,并有玻璃体进入前房。晶状体周围可窥见的视网膜正常,B 型超声提示未见明显视网膜脱离且玻璃体腔未见明显异常。

在周边做两个侧切口,使用前房维持器。使用 25G 玻璃体切割器将前房玻璃体切除,并在前囊膜中央做一小切口。用虹膜拉钩拉住前囊膜开口固定晶状体并拉向中间。在 I/A 模式下,用玻璃体切割器将囊袋内晶状体皮质吸除。在囊袋内植入 11mm 的张力环并植入一枚三片式 MA60AC 的 IOL,未行后囊膜切开术。虽然备有囊袋张力器,但因 IOL 稳定且居中,所以并未使用。

术后 18 个月复查发现 IOL 在位且居中良好, 但由于黄斑瘢痕, 所以最佳矫正视力仅 20/400,该患儿需佩戴护目镜进行保护。

评论:当手术医生能熟练使用玻璃体切割设备和前房维持器,儿童白内障的手术治疗将会简便许多。同样的,对于进入前房的玻璃体也能直接使用玻璃体切割器切除。在儿童白内障手术中,张力环的使用会比较少。在儿童眼球外伤中行晶状体切割术时,任何意外情况都有可能发生,手术医生应当具备应对各种情况的能力,术前做好应对方案。

病例 2

一名 18 月龄的女婴在被她哥哥用叉子戳到眼睛后 2 天被发现角膜白色物质粘连伴有眼红。患儿母亲未目击到受伤过程所以并未注意到伤势的严重性。当患儿被发现时,晶状体皮质卡住角膜全层裂孔 (图 20.1a)。使用维纳斯剪剪除晶状体皮质并缝合角膜伤口 (图 20.1b)。结膜下注射抗生素及激素,并点用莫西沙星滴眼液,每天 4 次,点 1 周,以及点用泼尼松龙滴眼液,每天 4 次,点 1 个月。

受伤后第 4 周,因患儿无法配合,所以进入手术室麻醉检查。查体发现角膜较透明,但红光反射消失。B 型超声提示玻璃体腔出血,部分视网膜有牵拉但未见明显视网膜脱离。患儿麻醉期间,眼底病专家还进行了会诊。术中清除了残留的晶状体皮质并进行了前段玻璃体切割术。因无囊膜支撑,术中未植入 IOL,拆除了角膜缝合线。

随后的诊疗中,眼底科专家和小儿眼科专家对患儿进行了追踪随访。患儿角膜上有瘢痕,但玻璃体腔出血开始吸收,视网膜仍是未见明显脱离的。她没有按照预约进行角膜接触镜试戴,并且错失了几次复诊。当她受伤后 1 年复诊,查体发现角膜中央有瘢痕,晶状体缺如,未佩戴框架眼镜或角膜接触镜,存在严重的视网膜脱离,而且已经无法手术治疗。医生建议其对侧眼全天候佩戴眼镜以进行保护。

评论:由于该患儿没有囊袋支撑,所以医生决定保留无晶状体眼,并应用角膜接触镜矫正其视力。该患儿术后未规律随访且没有矫正无晶状体眼的屈光状态而导致视力不良,而更不幸的是其视网膜完全脱离。眼球外伤后,即使很及时地修复眼球损伤和切除混浊晶状体,由于角膜瘢痕、视网膜瘢痕、视网膜脱离、青光眼及前房积血等诸多并发症也会导致最终视力的下降。

病例 3

一名 6 岁男孩在用折叠刀切割的时候因手滑脱导致眼部受伤,表现为角膜、晶状体及

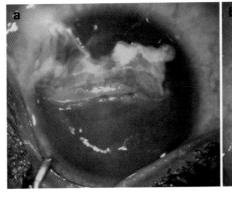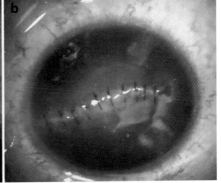

图 20.1　(a)晶状体皮质通过角膜全层裂孔伤口膨出。(b)角膜全层裂孔修复及一期晶状体切除术后的角膜伤口缝合。

巩膜穿通伤,伴有虹膜缺损。受伤后 24 小时内进行了眼球破裂伤修复。视力仅有手动。

自初次受伤后 3.5 周于手术室行二期手术。B 型超声提示玻璃体腔无明显异常,视网膜未脱离。上方的虹膜后粘连且前囊膜破裂(图 20.2a)。慢慢注入 OVD 分离粘连,使用 25G 玻璃体切割器抽吸模式,通过前囊膜裂口切除晶状体皮质(如图 20.2b)。由于本次外伤伴有后囊膜破裂所以并未行水分离。当晶状体皮质切除干净后发现后囊膜破裂的伤口,并且伴有残留的前囊膜纤维化(图 20.2c)。扩大前囊及后囊的开口并行前部玻璃体切割术,在睫状沟植入一枚 Rayner 一片式丙烯酸酯折叠 IOL(图 20.2d)。

2 周后的复诊发现该患儿裸眼视力提升至 20/50,佩戴软性角膜接触镜视力可达 20/25+。

评论:利用已存在的囊膜破裂口切除晶状体已是成熟安全的操作,特别是对后囊膜情况不明确的时候,同样不确定的情况下也应当避免使用水分离。该患儿的手术治疗方案与成人类似,但需额外注意的是 IOL 的选择和放置,应该考虑患儿是否喜爱运动,根据其生活方式来选择角膜接触镜或者 IOL, 还需考虑因眼球发育造成屈光度数的增长对 IOL 使用寿命的影响。

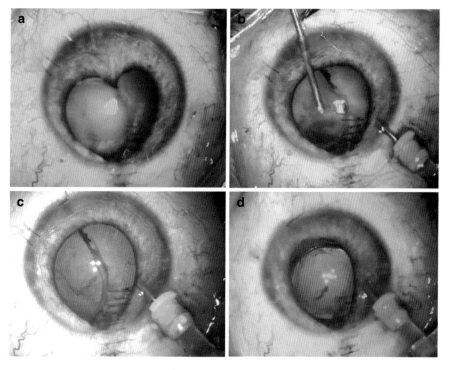

图 20.2　(a)角巩膜裂伤修复,且伴有白内障形成,虹膜与晶状体前囊膜后粘连。(b)在 4 点位插入前房维持器并在 11 点位做侧切口。使用 25G 玻璃体切割器通过前囊膜裂口切除晶状体。(c)晶状体切除干净后,囊袋保留,但前囊膜有纤维化条带残留。(d)扩大前囊膜口以便植入 IOL。

(蔡泽淮 译　唐琼燕 校)

参考文献

1. Agrawal R, et al. Prognostic factors for vision outcome after surgical repair of open globe injuries. Indian J Ophthalmol. 2011;59(6):465–70.
2. Wilson ME, Trivedi RH. Pediatric cataract surgery: techniques, complications and management: Philadelphia, PA. Lippincott Williams & Wilkins; 2014.
3. Reddy AK, et al. Surgical intervention for traumatic cataracts in children: epidemiology, complications, and outcomes. J AAPOS. 13(2):170–4.

第 21 章

患有葡萄膜炎儿童的白内障手术和人工晶状体植入术

Sydni Coleman，Karen R. Armbrust，Raymond G. Areaux Jr.

由于慢性炎症和皮质类固醇的使用,白内障成为儿童葡萄膜炎的常见并发症。虽然白内障摘除联合 IOL 植入术在儿童中的安全性已经得到验证,但患有葡萄膜炎儿童的围术期管理及行 IOL 植入术尚存争议[10]。关于这方面的现有文献很少,基本都是小样本的回顾性研究,验证效力很小。

儿童葡萄膜炎最常见的病因与儿童特发性关节炎(JIA)相关,尤其是抗核抗体(ANA)阳性的少关节关节炎患者。较不常见的病因包括平坦部睫状体炎、结节病、弓形虫病、弓蛔虫病和疱疹性病毒的感染[1-3]。此外,许多葡萄膜炎病例是特发性[2,4,5]。在患有葡萄膜炎的儿童中,慢性炎症并发症包括虹膜后粘连、睫状体炎、出现很厚很坚硬的周期性膜样渗出物、带状角膜变性、葡萄膜炎性青光眼、低眼压和白内障。白内障的诊断和及时管理对于儿童来说尤为重要,因为他们有患弱视的风险,但必须记住,儿童白内障手术的围术期方案不能直接应用于患有葡萄膜炎的白内障患儿。同样,成人葡萄膜炎的白内障手术方案也不能直接应用于儿童。

确定葡萄膜炎儿童白内障手术的最佳时机需要权衡延迟手术直到炎症得到严格控制来减少术中、术后并发症的独特风险,以及手术延迟带来的弱视风险增加之间的利弊。手术时机的考虑应包括葡萄膜炎的病因、炎症严重程度、治疗效果、葡萄膜炎继发并发症、患眼的潜在视力,以及根据患者的年龄由白内障的形态和密度而引起的弱视风险。具有显著影响视觉白内障形成的葡萄膜炎患儿通常需要与儿科风湿病专家协商进行全身皮质类固醇−免疫调节疗法(IMT)。葡萄膜炎充分控制的标准因病因和专家意见而异,但大多数专家建议在手术前葡萄膜炎静止 3 个月以上[13,14],一些医生主张在白内障手术前进行更长的炎症控制[4,6]。特别是在儿童群体中,裂隙灯、眼底检查及其他辅助检测的配合度可能会影响用于临床决策数据的可信度。

专家们认为,控制白内障手术引起的炎症是至关重要的,并且需要在围术期给予眼部局部和全身足量的皮质类固醇,甚至是术前预防性的抗感染治疗[11,12]。我们临床上通常是术前 2 天口服泼尼松 1mg/(kg·d)和术中静脉注射皮质类固醇(甲泼尼龙或地塞米松)。根据葡萄膜炎的严重程度,术后皮质类固醇治疗可能仅仅是局部的或与全身性皮质类固醇联合使用。在葡萄膜炎患儿中,术后皮质类固醇需要较长的周期来逐渐减量,并且根据随访进行调整剂量的频率要多于非葡萄膜炎患儿。

过去,许多患葡萄膜炎的白内障患儿在白内障摘除后是无晶状体状态。在 1996 年,Probst 和 Holland 报告成功地将 IOL 植入了少数 JIA 相关性葡萄膜炎的患儿[7]。其他不同类型的小型队列研究也验证了该项成果。当存在特定条件,如角膜接触镜不耐受还需要持续应用局部皮质类固醇、眼表面不规则和(或)存在青光眼引流装置相关的滤过泡,这是 IOL 植入的潜在指征,至少在某些特定的病例中可以这样操作。如果植入 IOL,IOL 的生物相容性对于减少炎症很重要。肝素硫酸盐涂层(HSM)的 PMMA 和丙烯酸酯 IOL 因为其更好的生物相容性而更优先于非 HSM 的 PMMA 和硅胶 IOL[8,9]。丙烯酸酯 IOL 通常更加受到青睐,因为它们价格更低、伤口更小,并且应用比 HSM-PMMA IOL 更广泛。

后附病例报告,将由 Areaux 医生(外科和弱视诊疗专家)和 Armbrust 医生(葡萄膜炎诊疗及 IOL 植入时机专家)进行评论。

病例 1

患者 BI,12 岁,非裔女性,患有双眼肉芽肿性前部葡萄膜炎,定期使用局部皮质类固醇,继发双眼后囊下白内障、广泛的双眼虹膜后粘连和双眼视盘水肿。戴镜视力,右眼 20/25,左眼 20/60,左眼小孔下 20/25。该患者既往有背部和手关节疼痛史,我们怀疑其有 JIA,但经儿科风湿病专家检查并无异常。感染和炎症指标是正常的,包括结核检测、快速血浆反应素试验(RPR)、密螺旋体抗体、莱姆抗体、巴尔通体抗体、类风湿因子(RF)、血管紧张素转换酶(ACE)、HLA-B27、抗环瓜氨酸肽抗体(抗 CCP 抗体)、抗 SSA 抗体(Ro)、C 反应蛋白(CRP)和尿 β2 微球蛋白检测阴性。红细胞沉降率(ESR)升高(41,正常 0~15),抗核抗体(ANA)升高(1.8,正常<1.0)。患者被诊断为特发性慢性前葡萄膜炎。

患者的年龄和良好的最佳矫正视力减轻了对弱视发展的担忧,白内障于术前应完全控制住葡萄膜炎。在局部点用皮质类固醇时可考虑口服甲氨蝶呤及皮质类固醇联合使用,当全身皮质类固醇减量出现葡萄膜炎复发时,可以考虑加用阿达木单抗。在这种情况下,葡萄膜炎控制和局部点阿托品用于松解虹膜后粘连的效果往往不理想。此外,激素性高眼压葡萄膜炎患者的病程发展往往很复杂,需用拉坦前列腺素、盐酸多佐胺滴眼液、噻吗洛尔滴眼液、酒石酸溴莫尼定滴眼液的最大局部剂量治疗,但眼压可能还是一直处于较高的状态。为减少口服皮质类固醇用量可以加用乙酰唑胺用于眼压控制, 阿达木单抗增加到每周给药。葡萄膜炎最终通过(双眼零浮游细胞)每周服用皮质类固醇阿达木单抗和每周皮下注射甲氨蝶呤 15mg 得到控制。视盘水肿在葡萄膜炎治疗随后的 1 年内逐渐缓解。

　　此时,白内障已经严重到影响视力(最佳矫正视力:右眼 20/100、左眼 20/70),而且影响了患者的学习和日常生活。在葡萄膜炎控制住 4 个月后,患者行白内障和青光眼联合手术。两眼相隔 1 周先后进行了虹膜后粘连松解术、白内障摘除术、丙烯酸酯 IOL(Alcon SN60WF)植入术、粘小管成形术和 360°内路小梁切开术。采用以下皮质类固醇方案,炎症控制良好:手术前 2 天为 1mg/(kg·d)口服泼尼松,甲强龙 1mg/kg 术中用,术后 12 天口服泼尼松,并逐渐减量,术后局部点醋酸泼尼松龙。口服泼尼松递减后,应用局部点醋酸泼尼松龙,每天 3 次,以及每周应用阿达木单抗和每周应用 17.5mg 甲氨蝶呤,前房炎症得到控制。术后 3 个月内,应用光学相干断层成像(OCT)测量视网膜神经纤维层(RNFL)厚度,虽然 RNFL 厚度在早期有中等程度的增加,但后期慢慢恢复到了术前的基线水平。眼内压如无须治疗就可控制在正常范围内,建议延长局部醋酸泼尼松龙滴眼液点眼治疗。手术后 7 个月,双眼的最佳矫正视力都是 20/20。

　　评论(RGA):该病例是具有挑战性的,因为是葡萄膜炎伴有白内障和青光眼的复杂病例。虽然患者没有弱视的风险,但需要最大剂量局部治疗和口服乙酰唑胺控制眼压,使情况较为危险。房角镜检查显然是术前关键,可以观察早期葡萄膜炎的房角结构改变,根据 Spaeth 分级:右眼是 B-C 20f 1-2+PTM 伴散在细小的虹膜粘连,左眼是 B 20f 1-2+PTM 伴散在细小的虹膜粘连。该患者及其家属为了缩短恢复期,选择了同时行白内障摘除和青光眼手术,关于因分离虹膜粘连或小梁切除时过多的出血会遮挡术野从而需要额外的手术或者分期进行手术的可能性,我们在术前也与家属进行了充分沟通。幸运的是,这些没有发生。在准备手术设备的过程中,除了我们平常行晶状体切除术、前部玻璃体切割术、儿童 IOL 植入时使用的设备,我们还准备了虹膜拉钩、眼内剪和台盼蓝。患者及其家属依从性好,术前 4 个月也对葡萄膜炎进行了良好的控制。鉴于葡萄膜炎稳定较长时间,囊袋对 IOL 支撑条件也足够。因此,计划行 IOL 植入,但术前必须向家属说明,如果术中发生并发症,可能会影响 IOL 的植入。还需要准备直接房角镜和 OMNI® 装置(Sight Sciences,USA)联合粘小管成形术和内路小梁切开术装置。尽管存在虹膜后粘连,但大部分瞳孔还是能扩开的,所以术前进行扩瞳,接着行白内障摘除和 IOL 植入术。随后,Miochol 装置被用来收缩瞳孔并暴露房角,接着行内路房角手术。

　　术中通过透明角膜切口注射台盼蓝对晶状体囊膜染色,而 Healon GV 用于稳定晶状

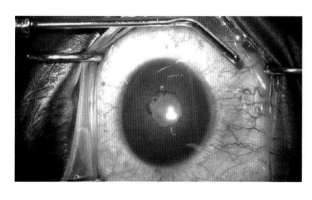

图 21.1　应用睫状体分离器之前存在大量的虹膜后粘连。

体,从而有利于前囊膜切开。应用睫状体分离器对虹膜后粘连进行分离(图 21.1)。在双手操作法中,20G 的玻璃体切割头用来进行直径 5mm 的前囊膜切开术。灌注和抽吸混浊晶状体,术中无并发症。应用 Healon 填充囊袋,将 SN60WF Alcon IOL 植入囊袋中。用 BSS 平衡盐液冲洗 Healon,切口以 10–0 可吸收缝合线缝合,可为后续的房角手术留下一个没有缝合的切口(图 21.2)。Healon GV 用于加深鼻侧房角和中央前房。头部向术眼的相反方向转动 45°,显微镜倾斜 45°,使视线平面与同侧颞侧平行。Swan-Jacobs 房角镜置于术眼,可获得鼻侧房角的清晰可视度(图 21.3)。OMNI®装置进入前房,呈现鼻侧房角,完成 360°粘小管成形术和随后的内路小梁切开术。这种技术的希望是(虽然目前还没有证据)是 OVD。OVD 被推进到 Schlemm 管之外的集合管道并可改善术后效果, 相对于葡萄膜炎性青光眼单独实施小梁切开术以缓解小梁网下游瘢痕组织的阻力,在患者的房角行房角分离术释放的阻力与其是相似的。Healon GV 被交换为 BSS,最后关闭伤口。将 0.05mL 的醋酸曲安奈德注射液和 0.1mL 的 50:50 盐酸莫西沙星注射到前房。地塞米松眼膏和1%的阿托品眼膏涂抹在眼睛上,然后轻压棉垫,并戴上眼罩。术后在没有应用药物的情况下眼压正常,视力良好。瞳孔异位是术前葡萄膜炎虹膜缺血造成的假象,在术后 9 个月的裂隙灯照相中可以明显看到(图 21.4)。

评论(KRA):这一病例表明,眼科学和风湿病学之间需要协作,以实现葡萄膜炎控制稳定,这是严重、慢性、非感染性葡萄膜炎治疗成功的关键。眼科医生在获得感染性评估结果之前,只要患者的表现更符合非感染性病因,就可以开始局部使用皮质类固醇。在这一病列中,双眼的肉芽性前葡萄膜炎伴有视盘水肿,感染性检查应包括梅毒、结核病、莱姆病(在流

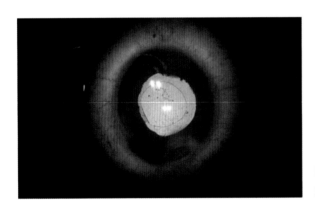

图 21.2　白内障摘除术和 IOL 植入术后清晰的中央轴向。

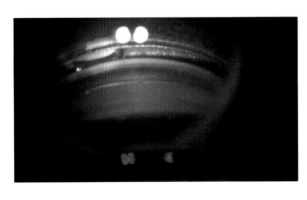

图 21.3　Swan-Jacobs 房角镜下鼻侧房角可视化。

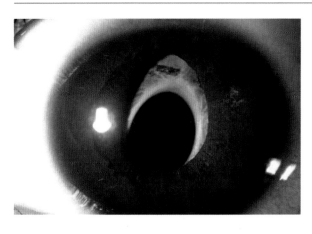

图 21.4　术后 9 个月,裂隙灯下瞳孔异位。

行地区或疑似接触)以及巴尔通体的检测。只要感染评估结果为阴性,眼科医生可根据葡萄膜炎的严重程度使用全身皮质类固醇, 并转诊给儿童风湿病学专家进行全身皮质类固醇-IMT 治疗。长久以来,甲氨蝶呤一直是许多类型儿童葡萄膜炎的一线免疫调节剂,而且仍然是许多儿科患者的最佳选择。目前较新的抗肿瘤坏死因子制剂对葡萄膜炎也有效,耐受性也较好,但可能需要风湿病学专家的付出和努力才能获得医疗保险批准。在患有严重非感染性的葡萄膜炎患儿中,让风湿病学专家在初步会诊时明确,需要联合应用抗肿瘤坏死因子制剂和甲氨蝶呤,这样可能有助于及时地批准药物。

　　该病例中,检查虹膜后粘连和葡萄膜炎性视盘水肿对治疗的反应具有指导意义。虽然虹膜后粘连可能会随着葡萄膜炎的控制和睫状肌麻痹而松解,这种类型的治疗在新近形成的虹膜粘连中成功率更高。如本病例的慢性虹膜后粘连通常需要手术干预。葡萄膜炎性视盘水肿的治疗和解决通常滞后于葡萄膜炎的改善。OCT 上显示的连续 RNFL 增厚在前部葡萄膜炎静止 6 个月后得到改善。

　　本例患者年龄较大,术前未使用皮质类固醇的情况下葡萄膜炎控制良好,同时患者及其家属具有良好的依从性,从而使病 IOL 植入术成为一个很好的手术决策。IOL 计算在年龄较大的儿童中更为准确,因此,如果可行,从屈光角度来说延缓白内障手术是有利的。更重要的是,如果真正担心术后控制葡萄膜炎会很困难,那么与 IOL 植入相比,无晶状体状态更可取。因此,在考虑 IOL 植入时,对葡萄膜炎的控制程度、持续时间、对葡萄膜炎控制所需的皮质类固醇以及患者的依从性都是重要因素。

　　这个病例很好地说明了葡萄膜炎患儿手术的炎症负担。在术后早期,密切跟踪葡萄膜炎患儿非常重要,并在有任何炎症迹象的情况下(如前房炎症细胞、与 IOL 的虹膜后粘连、视盘水肿以及黄斑囊样水肿)需要迅速增加抗炎药物。同样重要的是需要延长术后监控管理。

　　在这一病例中,尽管术前 4 个月在全身应用皮质类固醇和免疫调节剂的情况下具备良好的术前炎症控制,但是术后 3 个月葡萄膜炎持续存在,与患者的术前方案相比,术后 7 个月需要增加甲氨蝶呤和额外的局部皮质类固醇来使葡萄膜炎静止。根据需要,密切监测和调整医疗方案。在本病例中,实现了良好的葡萄膜炎控制和手术效果。

病例 2

患者 AL,9 岁,亚裔男性,双眼前部和中间葡萄膜炎。感染性指标呈阴性,包括结核检测、RPR、密螺旋体抗体和莱姆抗体。炎症反应,包括 CRP、ANA、抗中性粒细胞胞质抗体(cANCA)、抗中性粒细胞核周抗体(pANCA)、ACE 和 HLA−B27 都正常。ESR 升高。风湿病学评估发现累及膝盖和颞下颌关节的炎症性关节炎的证据(通过 MRI 确诊)。患者被诊断为JIA 相关的前部和中间葡萄膜炎。治疗开始时,局部使用皮质类固醇(醋酸泼尼松龙、氟化泼尼松龙),大量口服泼尼松[开始 1mg/(kg·d)]和甲氨蝶呤,联合阿达木单抗(每 2 周)3 周后,持续存在前房细胞、玻璃体混浊,尽管应用了大剂量全身皮质类固醇治疗,依然无效。甲氨蝶呤缓慢减少至每周 20mg,联合甲氨蝶呤和阿达木单抗可以使炎症全面控制 6 个月,在第7 个月时成功停用口服皮质类固醇,第 12 个月时停止局部皮质类固醇的使用。该病例病程较为复杂,需治疗激素性青光眼导致的眼压升高,却又需要使用皮质类固醇控制炎症。眼压控制方案为布林佐胺滴眼液、噻吗洛尔滴眼液、拉坦前列腺素滴眼液和酒石酸溴莫尼定滴眼液。

该病例中,左眼有轻微核性白内障;1 个月后,左眼后囊下白内障加速发展,但当停用所有皮质类固醇时,葡萄膜炎是静止的,裸眼视力保持在较好的 20/25+2。在接下来的 8 个月里,视力保持稳定,葡萄膜炎静止,没有使用皮质类固醇。然而,在接下来的 2 个月内,后囊下白内障迅速发展,影响视力,最佳矫正视力为 20/200。患者及其家属选择进行白内障摘除术、IOL 植入术以及虹膜后粘连松解术。围术期皮质类固醇的方案包括手术前 2 天口服泼尼松[0.5mg/(kg·d)],术中应用地塞米松 4mg,术后 2 天短期内口服泼尼松[0.5mg/(kg·d),4 天内逐渐减量]。

在注入 Healon GV 后,使用虹膜分离器对相当致密的虹膜后粘连进行松解,用 Kuglen钩对纤维渗出性的瞳孔进行分离(图 21.5)。台盼蓝被注入 Healon GV 之下和前囊膜之上。此时再注入 Healon GV 可以帮助扩开瞳孔及稳定前囊膜。截囊针用于起瓣,显微撕囊镊用于完成 4.5mm 的连续环形撕囊。在双手操作法中,使用灌注手柄和玻璃体切割手柄吸除混

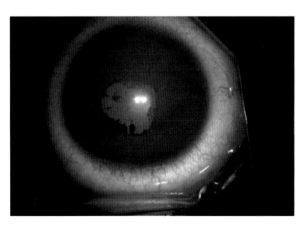

图 21.5 致密的虹膜后粘连和后囊下白内障。

浊晶状体，没有发生并发症。Healon 用于填充晶状体囊袋，并使用 Monarch®递送系统将 SN60WF Alcon IOL 植入囊袋中。用 BSS 平衡盐液交换 Healon，切口用 10-0 可吸收缝合线闭合（图 21.6）。最后，将 0.05mL 的醋酸曲安奈德和 0.1mL 的被生理盐水稀释的 1:1 盐酸莫西沙星注射到前房。1 滴 1% 的阿托品眼膏、阿拉可乐定滴眼液、噻吗洛尔滴眼液滴入结膜囊，然后应用美施乐眼膏，轻压棉垫，戴上眼罩。

根据前房细胞情况，局部醋酸泼尼松龙滴眼液在术后增加至每天 4 次，并在 6 个月内缓慢减量。术后第 6 个月，最佳矫正视力为 20/25，患者每天使用 1% 的噻吗洛尔滴眼液和布林佐胺滴眼液用于眼压控制。6 个月后，尽管围术期积极全身联合局部使用皮质类固醇，而且局部皮质类固醇减量非常缓慢，术后 9 点位虹膜依然很快形成了后粘连（图 21.7）。

评论（RGA）：是否同时联合房角手术以确保控制眼压是存在争议的，因为我们已经知道在葡萄膜炎性青光眼早期的房角手术是具有更高疗效的。眼压控制对于局部皮质类固醇的治疗显示较好的成分反应，患者家属希望尽量减少手术风险。因此，如果眼压不受控制，我们认为可以进行白内障手术联合房角手术。手术后，患者（尤其是青少年患者）在停用噻吗洛尔滴眼液和布林佐胺滴眼液的情况下表现出了良好的耐受性，且眼压也得到了控制。计划进一步停用降眼压药物，这种情况下可建议行青光眼手术。

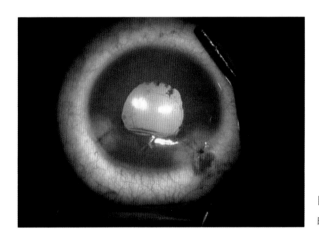

图 21.6 白内障摘除术和 IOL 植入术后的清晰中央轴向。

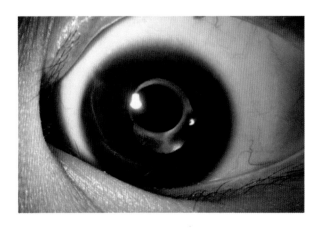

图 21.7 9 点方位之后的虹膜后粘连。

炎症控制的时间个体差异大。6个月内实现葡萄膜炎的控制(零浮游细胞),在9岁的儿童中,患弱视的风险基本上为零,白内障病程超过1年对视力有明显影响。我在4~5岁的年幼患儿中也遇到过类似的情况,经过数月积极的局部和全身免疫调节疗法,炎症得到了改善,但对于IOL植入术来说,炎症控制得还不完全、不充分(至少1+个活性细胞),在这种情况下,我选择进行干预,行白内障摘除术联合后囊切开术和前段玻璃体切割术,使患儿处于无晶状体状态,并在术后1周内让患儿佩戴角膜接触镜进行矫正。在炎症进一步控制的情况下,用遮盖、双光眼镜进行积极的弱视康复治疗。IOL二期植入在炎症水平控制的情况下可以谨慎考虑并最优化视觉潜能。

评论(KRA):前部和中间葡萄膜炎的病因学评价有实质性的重叠,但略有不同。任何类型葡萄膜炎的首要任务是评估感染,并排除梅毒。在流行地区,双眼的前部和中间葡萄膜炎病例中,应排除莱姆病。在肉芽肿性前部葡萄膜炎、中间葡萄膜炎,以及在全身免疫抑制治疗之前,需要排除结核病。在单眼中间葡萄膜炎中需要考虑弓形虫病和弓蛔虫病。这些通常是临床诊断,往往还需要患儿在麻醉下进行检查。升高的ESR是非特异性的,但有助于引起对全身炎症综合征的怀疑,如JIA、肾小管间质性肾炎-眼色素膜炎综合征(TINU)以及结节病。JIA相关葡萄膜炎通常是前部葡萄膜炎,但在这种情况下,中间葡萄膜炎也可能发生。TINU在前部葡萄膜炎中比在中间葡萄膜炎中更典型。结节病可以发生于任何类型的葡萄膜炎。在成人患者的研究中,中间葡萄膜炎与多发性硬化症有关;然而,多发性硬化症相关性葡萄膜炎在儿童中似乎并不常见,因为在一系列中间葡萄膜炎患儿中未曾发现多发性硬化症病例[15]。系统定向回顾性分析可以帮助排除多发性硬化症症状,如果系统回顾性分析怀疑此病,可以向神经学专家咨询和(或)通过大脑MRI评估脑白质病变。在没有神经系统症状的中间葡萄膜炎患儿中,脑MRI筛查多发性硬化症需要不定期执行。同样,这个病例说明了眼科学和风湿病学之间需要积极协作,以进行适当的系统治疗,在这一病例中,风湿病学评估也揭示了JIA的潜在病因学。

葡萄膜炎和激素性白内障是葡萄膜炎患儿的严重并发症。葡萄膜炎患儿行白内障手术是需要十分谨慎的。在适当的治疗时机,围术期良好的炎症控制,以及儿童眼科学专家和风湿病学专家多学科合作的情况下,有可能达到良好的视觉效果。关于这一主题已发布的数据有限,因此还需要进一步研究。

(张思瑶 译　唐琼燕 校)

参考文献

1. Kesen MR, Setlur V, Goldstein DA. Juvenile idiopathic arthritis-related uveitis. Int Ophthalmol Clin. 2008;48:21–38.
2. De Boer J, Wulffraat N, Rothova A. Visual loss in uveitis of childhood. Br J Ophthalmol. 2003;87:879–84.
3. Kotaniemi K, Savolainen A, Karma A, Aho K. Recent advances in uveitis of juvenile idiopathic arthritis. Surv Ophthalmol. 2003;48:489–502.

4. Terrada C, Julian K, Cassoux N, et al. Cataract surgery with primary intraocular lens implantation in children with uveitis: long-term outcomes. J Cataract Refract Surg. 2011;37:1977–83.

5. Clarke LA, Guex-Crosier Y, Hofer M. Epidemiology of uveitis in children over a 10-year period. Clin Exp Rheumatol. 2013;31:633–7.

6. Van Gelder RN, Leveque TK. Cataract surgery in the setting of uveitis. Curr Opin Ophthalmol. 2009;20:42–5.

7. Probst LE, Holland EJ. Intraocular lens implantation in patients with juvenile rheumatoid arthritis. Am J Ophthalmol. 1996;122:161–70.

8. Mester U, Strauss M, Grewing R. Biocompatibility and blood-aqueous barrier impairment in at-risk eyes with heparin-surface-modified or unmodified lenses. J Cataract Refract Surg. 1998;24:380–4.

9. Miyake K, Ota I, Miyake S, et al. Correlation between intraocular lens hydrophilicity and anterior capsule opacification and aqueous flare. J Cataract Refract Surg. 1996;22(suppl 1): 764–9.

10. Plager DA, Lynn MJ, Buckley EG, Wilson ME, Lambert SR. Infant Aphakia treatment study G complications in the first 5 years following cataract surgery in infants with and without intraocular lens implantation in the infant Aphakia treatment study. Am J Ophthalmol. 2014;158:892–8.

11. Vasavada AR, Nihalani BR. Pediatric cataract surgery. Curr Opin Ophthalmol 2006;17:54–61. Gupta R, Ram J, Sukhija J, Singh R. Outcome of paediatric cataract surgery with primary posterior capsulotomy and anterior vitrectomy using intra-operative preservative-free triamcinolone acetonide. Acta Ophthalmol. 2014;92:e358–61.

12. Lambert SR, Buckley EG, Drews-Botsch C, et al. Infant Aphakia Treatment Study Group. The infant aphakia treatment study: design and clinical measures at enrollment. Arch Ophthalmol. 2010;128:21–7.

13. Holland GN, Stiehm ER. Special considerations in the evaluation and management of uveitis in children. Am J Ophthalmol. 2003;135:867–78.

14. Foster CS, Fong LP, Singh G. Cataract surgery and intraocular lens implantation in patients with uveitis. Ophthalmology. 1989;96:281–8.

15. De Boer J, Berendschot TTJM, Van Der Does P, Rothova A. Long-term follow-up of intermediate uveitis in children. Am J Ophthalmol. 2006;141:616–21.

第 22 章

青光眼人工晶状体植入术

Emily M. Zepeda, Brenda L. Bohnsack

无晶状体眼青光眼

青光眼合并无晶体眼在临床上最常见的是白内障术后继发性青光眼和葡萄膜炎性青光眼。由于青光眼导致的严重视力损失否定了 IOL 植入对视觉康复的重要性,眼内压的管理必须优先考虑。在白内障术后继发性青光眼和葡萄膜炎性青光眼中,局部降眼压药物是眼压升高的首选治疗方法[1,2]。对于药物治疗无效的眼睛,传统的手术选择包括前房角切开术、小梁切开术、小梁切除术、青光眼引流装置和环切术(经巩膜和内镜),其选择取决于诸如房角构造、角膜透明度、眼轴长短和既往眼部手术史[3-11]。控制眼压的青光眼手术需在 IOL 二期植入前进行。

眼压控制良好的证据包括连续的眼压测量、视杯逆转、角膜水肿的消除、角膜直径和眼轴的稳定。虽然通过 A 型超声或光学生物测量系统(即 Lenstar®、IOL-Master®)测量的眼轴最准确,但可能并不适用于儿童。在这种情况下,可以用屈光度的稳定作为替代参考。在选择 IOL 时,需要注意的是,在青光眼合并"牛眼"的眼睛中,通过青光眼手术获得的快速眼压下降通常会导致眼轴长度突然减小,随后眼球再缓慢扩张。最终长度可能介于术后即刻长度和最大眼轴长度之间[12,13]。因此,根据先天性青光眼测量来选择晶状体会导致远视漂移,而青光眼术后应耐心等待,直到眼轴长度稳定,否则可能会导致其最终的屈光状态为近视[14,15]。

白内障术后青光眼的 IOL 植入

先天性白内障摘除术后,无晶状体眼状态发展为青光眼的概率为 15%~50%[16,17]。在这些患者中,常在术后早期的几年内发现眼压升高,但是也可能发生于数年之后,这就强调了终身随访的重要性。

大多数白内障术后青光眼的病例是开角型的,并且是由无晶状体状态直接引起的[16-19]。在这些病例中,白内障术前和术后房角均为正常形态,使得该类青光眼的发病机制不明确[20,21]。而其最显著的危险因素即是行白内障手术时的年龄,其中 2 个月以下的婴儿青光眼的发病率最高,其机械理论包括晶状体、机械力(晶状体在睫状体上的张力)和(或)分子学(分泌因子),这是房水流出通道发育所需的[16,19,22]。其他理论认为,手术后的炎症因子或玻璃体前界膜破坏后释放的玻璃体因子会损伤房水通道[23]。在这些情况下,降压药是一线治疗,但最终有高达 50% 的病例需要行青光眼手术来控制眼压[24,25]。房角手术(房角切开术或小梁切开术)是经典的原发性青光眼手术,其成功率为 50%~70%[26-30]。如果房角手术不能控制眼压,许多患者则需要放置青光眼引流装置[31,32]。对于无晶状体眼可以将引流管放置在平坦部,并可考虑同时行玻璃体切割术,尤其是将来准备行 IOL 二期植入术者[33-35]。另一些患者可能会行小梁切除术,但联合抗代谢药物的滤过性手术由于存在伴发终身眼内炎风险而在儿童患者中开展得越来越少[36,37]。另一个选择是睫状体光凝术,其可以成功地控制眼压,可单独施行或联合青光眼引流装置同时施行[38]。

在白内障术后青光眼病例中,有些病例房角是狭窄的或者关闭的。在这些病例中,其原本存在青光眼的病理状态,如小眼球和(或)小角膜[16,18],由于先天性浅前房,儿童早期即可出现较高的眼压;此外,由于晶状体上皮细胞和前后囊内皮质纤维的增殖形成 Soemmering 环,前房变得更加拥挤,青光眼可以在儿童晚期至成年期被诊断出来[39-41]。在这种情况下,房角手术常常失败,需要通过植入青光眼引流装置来控制眼压[33]。然而,考虑到浅前房,引流管最安全的地方是后置于平坦部。

病例 1

该患者是一名 9 岁女孩,有先天性白内障病史,伴有双眼小眼球。6 周龄时接受右眼白内障摘除术,7 周龄时接受左眼白内障摘除术,佩戴角膜接触镜矫正视力,且耐受性很好。她在 7 岁时被诊断为双眼白内障术后继发性青光眼,8 岁时接受了 180° 小梁切开联合小梁切除术。然而,她右眼的眼压仍然无法控制,被转诊做进一步治疗。

就诊时,该患者使用+20.0 SilSoft®角膜接触镜,最佳矫正视力为右眼 20/40,左眼 20/25。在使用噻吗洛尔、多佐胺、溴莫尼定和拉坦前列素降眼压药物治疗的情况下,Goldmann 压平眼压计测得右眼眼压为 30mmHg, 左眼为 17mmHg。裂隙灯检查显示双眼角膜薄且透明 (图 22.1a),右眼角膜直径 9mm,左眼角膜直径 10mm。前房浅,中央深度约 2.5mm,周边深度约 0.5mm,双眼无晶状体眼且有 Soemmering 环。眼底镜检查显示右眼视神经发育不良,杯盘比为 0.8。左眼杯盘比为 0.1。双眼黄斑、血管及视网膜周边正常。

为了控制青光眼, 患者在 9 岁时接受了右眼 Baerveldt® 350 青光眼引流装置平坦部植入合并玻璃体切割术。随后,在 10 岁时,左眼进行了 Baerveldt® 350 青光眼引流装置平坦部植入,并同时行经平坦部玻璃体切割术。

12 岁时,患者希望植入 IOL。当时, 双眼最佳矫正视力是 20/20,裂隙灯检查显示双眼颞上方 Baerveldt 引流装置上方可见滤过泡。在没有青光眼药物治疗的情况下,Goldmann 压平眼压计测量的双眼眼压为 15mmHg。右眼视杯逆转,杯盘比为 0.3(图 22.1b)。右眼轴长为 20.4mm,左眼为 19.73mm,角膜曲率测量值为 42.39×44.64@98,左眼为 44.57×45.82@94。患者双眼分别植入了三片式丙烯酸酯 IOL,放置于睫状沟中。

在 14 岁的最后一次随访中,患者每只眼睛的未矫正视力为 20/20。在没有青光眼药物治疗的情况下,Goldmann 压平眼压计测得右眼眼压为 16mmHg,左眼眼压为 15mmHg。双眼

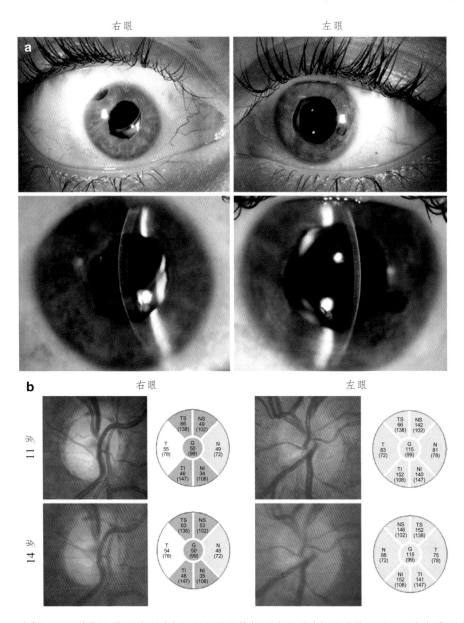

图 22.1   病例 1。(a)病例 1 最后随访时右眼和左眼的外部照片和裂隙灯照片均显示双眼小角膜和浅前房。IOL 位置良好,位于 Soemmering 环前方。右眼颞上方巩膜可见植入物,左眼被上眼睑覆盖。双眼的引流管都位于平坦部,因此在照片中未显现。(b)IOL 植入前(11 岁)和最后随访(14 岁)时视神经照片和光学相干检查显示无青光眼进展。(c)Humphrey 视野检查显示右眼有上方弓形缺损和早期下方弓形缺损,这与视网膜神经纤维层厚度有关。左眼视野无缺损。(待续)

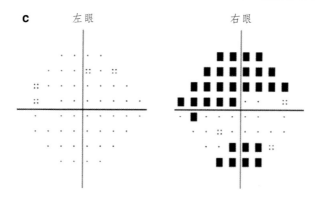

图 22.1(续)

睫状沟 IOL，颞上方 Baerveldt 引流管植入物及滤过泡，角膜薄而透明，前房浅。与 IOL 植入前相比，视神经外观(图 22.1b)、视网膜神经纤维层厚度和视野检查(图 22.1c)均稳定。

评论：白内障手术后青光眼患者的 IOL 二期植入需要控制眼压，同时需要熟练掌握房角和前房的解剖结构。在决定是将 IOL 置于睫状沟还是囊袋中时，应特别考虑青光眼无晶状体眼的解剖特征[42,43]。

IOL 二期植入通常放置在睫状沟内，使用 Soemmering 环作为支架[44]。然而，在患青光眼的情况下，将 IOL 置于睫状沟内可能会进一步阻碍房水通过小梁网的流出，特别是在由于小眼球或小角膜而出现浅前房的眼睛中。此外，对于已经接受过房角手术的患眼，应该在 IOL 植入前进行房角镜检查，以评估房角粘连裂隙之间的通畅性和周边前房的空间大小。手术医生需要考虑的另一个因素是，市面在售的一片式丙烯酸酯 IOL(Alcon® SA60AT)可提供高达 40.00D 的屈光度；三片式丙烯酸酯 IOL(Alcon® MA60AC)的最大屈光度仅为 30.00D。尤其是在小眼球，在囊袋内放置一个高倍的一片式 IOL，可以更精确地实现目标屈光度。

为了尽可能减少前房拥挤，保持房角通畅，并将 IOL 置于囊袋内，需要打开 Soemmering 环并清除机化物[43]。在这个过程中，行 4~5 点位的角膜缘球结膜环状切开术。在切口中心做一个 3mm 的巩膜隧道，在隧道的每一侧角膜缘处做一个穿刺切口。前房维持器通过一个穿刺切口放置。MVR 刀片通过另一个穿刺切口放置，用于分离中央融合的前囊和后囊。为了最大限度地去除透镜材料，应注意将环 360°打开。然后用玻璃体切割器去除囊内增生的皮质纤维和晶状体上皮细胞。致密的 Soemmering 环与硬化、钙化的皮质纤维可能不容易用玻璃体切割器切除。前房内可注入 OVD，前房内钙化纤维可脱出囊外。然后用角膜刀切开巩膜隧道，钙化纤维可以通过巩膜隧道"囊外"方式去除。去除残余晶状体纤维后，检查前后囊。如果有足够的支撑，IOL 可以小心地放在囊袋内。如果后囊膜没有足够的支撑，可以将整个 IOL 置于睫状沟中，也可以只将襻置于睫状沟中，并进行 IOL 光学部夹持。对于年龄较大的青少年(>16 岁)和成人来说，第三种选择是完全摘除 Soemmering 环和囊膜，并经巩膜固定 IOL。

在患有青光眼的小眼球中，如果房水流出量不依赖于房角，则可以在不破坏 Soemmering 环的情况下，将二期 IOL 置于睫状沟中。在这个病例中，患者的眼压是由青光眼引流装置控制的,允许 IOL 被放置在睫状沟中,而 Soemmering 环则完好无损。值得注意的是,在与玻璃体切割术相结合的手术中,青光眼引流装置的引流管部分被预先放置在平坦部[33]。后置管有两个目的:①长期预防浅前房的角膜失代偿;②更好地定位引流管,以便以后放置二期 IOL[33,34,45]。对于前房内有青光眼引流装置的无晶状体眼,应考虑在植入二期 IOL 的同时或之前将引流管移到平坦部。青光眼引流装置的缺点是需要同时进行玻璃体切割术。视网膜和青光眼专家之间的手术协调可能很困难,但减少了多次手术的需要,并改善了沟通,以确保在引流管区域进行充分的玻璃体切割。玻璃体切割术导致视网膜脱离的风险较低,且超过角膜失代偿的风险,尤其是在前房拥挤的眼睛中[33-35,45]。通过预先计划和适当的置管,病例 1 展示了二期 IOL 的睫状沟植入如何达到良好的裸眼视力和维持眼压控制。

因此,当白内障手术后青光眼患者植入 IOL 时,应注意前房深度和既往青光眼手术史。由于无晶状体状态和原有的眼部解剖结构易发生青光眼的眼睛,必须注意防止眼压失控。

葡萄膜炎性青光眼 IOL 植入术

葡萄膜炎会导致严重的视力损害,因为慢性炎症会导致白内障、青光眼、带状角膜病变、粘连和黄斑水肿[46-48]。治疗的重点是抑制炎症,以防止长期损害,首先是局部和全身使用类固醇药物,其次是全身性类固醇辅助疗法。然而,炎症和类固醇都会促使白内障形成和眼压升高[49,50]。葡萄膜炎性白内障的摘除只能在术前炎症得到控制后进行。一般来说,白内障摘除术前至少需有 3 个月无葡萄膜炎症活动。然而,IOL 是否可以植入葡萄膜炎患眼中仍未定论。尽管现在许多手术医生选择放置标准的丙烯酸酯 IOL,但 IOL 有可能加剧炎症,引发更多并发症。因此,保持眼睛无晶状体状态是一种可接受的做法,特别是在葡萄膜炎控制不佳的情况下[51-53]。

葡萄膜炎患者眼压升高是由多种机制引起的。葡萄膜炎症碎片聚集在小梁网和房角内,导致房水流出减少[54-56]。在这种情况下,通过房角手术、房角切开术和小梁切开术可以成功清除膜状物[3-6]。慢性炎症也会导致粘连的形成和房角关闭。在某些情况下,可采用房角粘连松解术重新打开房角,但在其他情况下,青光眼引流装置植入或小梁切除术是获得眼压控制的更好选择[57-66]。同样重要的是,要记住炎症控制所需的局部类固醇会增加眼压[67-69]。为了减少局部类固醇的使用,可能需要积极全身使用类固醇。不管其机制如何,控制葡萄膜炎对治疗青光眼至关重要。只有在炎症和眼压控制后才考虑 IOL 植入。

病例 2

该患者是一名 20 岁女性,有特发性葡萄膜炎病史,4 岁时确诊。她的葡萄膜炎应用局部类固醇药物控制,且不需要类固醇辅助疗法。15 岁时停用了局部类固醇,没有葡萄膜炎复发。患者在 5 岁时接受了双眼白内障摘除术,未植入 IOL;8 岁时被诊断为青光眼。11 岁时,右眼接受了联合丝裂霉素 C 的小梁切除术,术后并发脉络膜上腔出血。在 16 岁和 18 岁时接受了两次左眼的前房角切开术,左眼的眼压仍然无法控制,被转诊接受进一步治疗。

在就诊时,患者的最佳矫正视力为右眼 20/100,左眼 20/40。无晶状体右眼矫正+10.75D,左眼矫正+10.00D。Goldmann 压平眼压计测得右眼眼压为 8mmHg,左眼为 20mmHg。患者左眼使用噻吗洛尔、多佐胺、溴莫尼定和比马前列素,口服乙酰唑胺。裂隙灯检查显示右眼鼻上方角巩膜缘有一个无血管、薄的囊性滤过泡。双眼角膜薄而透明,前房深,无炎症反应。晶状体缺如,虹膜和 Soemmering 环之间有粘连。眼底镜检查双眼视神经苍白,杯盘比为 0.95。右眼的黄斑中央凹反光不见,左眼黄斑、血管及视网膜周边正常。

为了控制左眼的眼压,患者在平坦部放置了 Baerveldt® 350 青光眼引流装置,同时进行了玻璃体切割术。手术后,患者在无青光眼药物治疗的情况下,眼压为 6~10mmHg。

25 岁时,患者希望植入 IOL。她的视力保持稳定。裂隙灯检查显示右眼鼻上方有一个稳定的小梁切除术滤过泡,左眼的颞上方 Baerveldt®装置上有一个大的滤过泡。在无青光眼药物治疗的情况下,Goldmann 压平眼压计测得右眼眼压为 12mmHg,左眼为 7mmHg。测得眼轴右眼为 23.6mm,左眼为 23.4mm,测得角膜曲率右眼为 42.15×44.91@38,左眼为 42.74×44.40 @ 87。患者想要一个轻度近视的屈光状态。在右眼中,Soemmering 环被打开并清除,一个三片式丙烯酸酯 IOL 被植入囊袋中。另外,在小梁切除术后对滤过泡给予结膜下注射丝裂霉素 C(0.2mg/mL),并用针将滤过泡周围的 Tenon 囊膜去除。在左眼中,Soemmering 环被打开并清除,一个三片式丙烯酸酯 IOL 被放置在囊袋中。

在 27 岁的最后一次随访中,患者右眼的最佳矫正视力为 20/125,左眼为 20/40。右眼屈光度为-2.00D,左眼为-3.50D/+1.50D×105。在无青光眼药物治疗的情况下,Goldmann 压平眼压计测得的眼压右眼为 10mmHg,左眼为 8mmHg。裂隙灯检查显示右眼鼻上方角巩膜缘可见弥漫性轻度隆起的小梁切除术滤过泡, 左眼的颞上方 Baerveldt®装置上有一个隆起的滤过泡。角膜透明,前房深,无葡萄膜炎迹象。双眼 IOL 在囊内位置良好(图 22.2a)。视神经、视网膜神经纤维层厚度(图 22.2b)和视野稳定(图 22.2c)。

评论:葡萄膜炎性青光眼患者植入二期 IOL 需要控制炎症和眼压。与白内障手术不同,白内障手术必须改善视力,而 IOL 二期植入术是选择性的,只有当葡萄膜炎已经停止时才应进行 IOL 植入术[70]。在儿童葡萄膜炎的病例中,这通常发生在青春期之后,当患者成功地停止所有类固醇和类固醇辅助疗法时,就可以进行手术。即使葡萄膜炎已经停止活动,患者应在手术前后口服类固醇 3~5 天,以预防炎症复发。

对于接受青光眼手术的葡萄膜炎患眼,还有其他的考虑因素。与白内障手术后的青光眼类似,接受过房角手术的葡萄膜炎性青光眼,应注意保持开角形态和房角粘连裂隙之间的通畅性[3-6]。这包括将 IOL 植入囊内,口服和局部应用类固醇治疗,以减少术后炎症和粘连的形成。手术医生应该意识到术后强烈的炎症反应会导致低眼压、滤过泡变平和随后的滤过泡失效。对于先前接受过小梁切除术的眼睛,IOL 植入的切口制作应避免损伤上方滤过泡。病例 2 说明了在滤过泡后进行结膜下注射丝裂霉素 C 和移除 Tenon 囊对预防术后滤过泡失败的重要性。应仔细监测滤过泡,并且可能需要额外的结膜下抗纤维化注射和滤过泡修复,通过小梁切除术使房水流出并保持滤过泡形态[71,72]。如前所述,在有青光眼引流装置的眼睛中,引

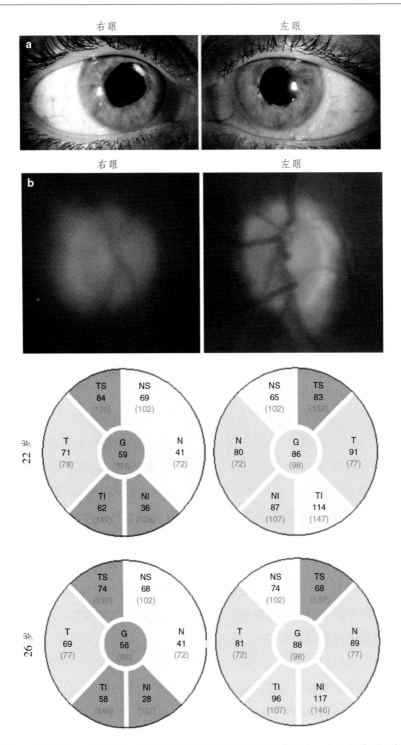

图 22.2　病例 2。(a)病例 2 中右眼和左眼的外部照片显示 IOL 位于囊袋内。有证据表明,随着 Soemmering 环的清除,粘连松解。右眼鼻上方可见小梁切除术滤过泡,左眼颞上方植入物被上睑覆盖。左眼的引流管在平坦部,所以照片上未显现。(b)视神经照片显示双眼视神经苍白,杯盘比为 0.9。光学相干检查显示 IOL 植入前后视网膜神经纤维层厚度稳定。(c)Goldmann 视野检查显示一个颞侧视岛,右眼中心固视丧失,左眼下方弓形缺损。(待续)

左眼　　　　　　　　　　　　右眼

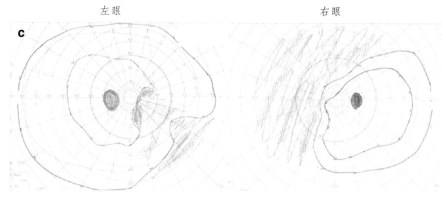

图 22.2(续)

流管的理想位置是在平坦部,因为 IOL 的放置不会干扰引流管的功能。在同时行玻璃体切割术和 IOL 植入时,前房内先前放置的引流管可以向后移动[33]。虽然与小眼球相比,后置管对葡萄膜炎患眼来说没那么重要,但其可防止角膜失代偿[33-35]。因此,在葡萄膜炎性青光眼中,应将 IOL 植入囊袋内,以防止炎症的再激活。对于接受过青光眼手术的眼睛,尤其是小梁切除术和青光眼引流装置植入者,可能需要多次的手术。

IOL 可以安全地植入青光眼患者中,但需要注意一些特殊的事项。IOL 植入前必须控制好眼压,这是为了保护视力,同时也是为了精确计算儿童患者的 IOL 度数。对于白内障术后继发性青光眼患者,应评估前房的房角和大小。在葡萄膜炎性青光眼中,将 IOL 植入囊袋中,以防止炎症的重新激活。在这两种临床情况下,既往的青光眼手术可能会决定 IOL 植入切口的最安全位置,并且可能需要额外的操作来维持眼压控制。虽然 IOL 植入的目的是在没有角膜接触镜或眼镜的情况下改善视觉功能,但控制眼压使患眼不受损害是至关重要的。

(廖梦莲 译 唐琼燕 校)

参考文献

1. Sharon Y, Frilling R, Luski M, Campoverde BQ, Amer R, Kramer M. Uveitic glaucoma: long-term clinical outcome and risk factors for progression. Ocul Immunol Inflamm. 2017;25(6):740–7.
2. Groen F, Ramdas W, de Hoog J, Vingerling JR, Rothova A. Visual outcomes and ocular morbidity of patients with uveitis referred to a tertiary center during first year of follow-up. Eye (Lond). 2016;30(3):473–80.
3. Bohnsack BL, Freedman SF. Surgical outcomes in childhood uveitic glaucoma. Am J Ophthalmol. 2013;155(1):134–42.
4. Freedman SF, Rodriguez-Rosa RE, Rojas MC, Enyedi LB. Goniotomy for glaucoma secondary to chronic childhood uveitis. Am J Ophthalmol. 2002;133(5):617–21.
5. Ho CL, Wong EY, Walton DS. Goniosurgery for glaucoma complicating chronic childhood uveitis. Arch Ophthalmol. 2004;122(6):838–44.
6. Wang Q, Wang J, Fortin E, Hamel P. Trabeculotomy in the treatment of pediatric uveitic glaucoma. J Glaucoma. 2016;25(9):744–9.
7. Kwon YH, Kong YXG, Tao LW, et al. Surgical outcomes of trabeculectomy and glaucoma

drainage implant for uveitic glaucoma and relationship with uveitis activity. Clin Exp Ophthalmol. 2017;45(5):472–80.

8. Eksioglu U, Yakin M, Sungur G, et al. Short- to long-term results of Ahmed glaucoma valve in the management of elevated intraocular pressure in patients with pediatric uveitis. Can J Ophthalmol. 2017;52(3):295–301.

9. Tan AN, Cornelissen MF, Webers CAB, Erckens RJ, Berendschot TTJM, Beckers HJM. Outcomes of severe uveitic glaucoma treated with Baerveldt implant: can blindness be prevented. Acta Ophthalmol. 2018;96(1):24–30.

10. Sng CC, Barton K. Mechanism and management of angle closure in uveitis. Curr Opin Ophthalmol. 2015;26(2):121–7.

11. Voykov B, Dimopoulos S, Leitritz MA, Doycheva D, William A. Long-term results of ab externo trabeculotomy for glaucoma secondary to chronic uveitis. Graefes Arch Clin Exp Ophthalmol. 2016;254(2):355–60.

12. Law SK, Bui D, Caprioli J. Serial axial length measurements in congenital glaucoma. Am J Ophthalmol. 2001;132(6):926–8.

13. Cronemberger S, Calixto N, Avellar Milhomens TG, et al. Effect of intraocular pressure control on central corneal thickness, horizontal corneal diameter, and axial length in primary congenital glaucoma. J AAPOS. 2014;18(5):433–6.

14. Nakhli FR, Emarah K, Jeddawi L. Accuracy of formulae for secondary intraocular lens power calculations in pediatric aphakia. J Curr Ophthalmol. 2017;29(3):199–203.

15. Kun L, Szigeti A, Bausz M, Nagy ZZ, Maka E. Preoperative biometry data of eyes with unilateral congenital cataract. J Cataract Refract Surg. 2018;44(10):1198–202.

16. Freedman SF, Lynn MJ, Beck AD, et al. Glaucoma-related adverse events in the first 5 years after unilateral cataract removal in the infant aphakia treatment study. JAMA Ophthalmol. 2015;133(8):907–14.

17. Wong IB, Sukthankar VD, Cortina-Borja M, Nischal KK. Incidence of early-onset glaucoma after infant cataract extraction with and without intraocular lens implantation. Br J Ophthalmol. 2009;93(9):1200–3.

18. Chak M, Rahi JS, Group BCCI. Incidence of and factors associated with glaucoma after surgery congenital cataract: findings from the British Congenital Cataract Study. Ophthalmology. 2008;115(6):1013–8.

19. Trivedi RH, Wilson MEJ, Golub RL. Incidence and risk factors for glaucoma after pediatric cataract surgery with and without intraocular lens implantation. J AAPOS. 2006;10(2):117–23.

20. Chen TC, Walton DS, Bhatia LS. Aphakic glaucoma after congenital cataract surgery. Arch Ophthalmol. 2004;122(12):1819–25.

21. Walton DS. Pediatric aphakic glaucoma: a study of 65 patients. Trans Am Ophthalmol Soc. 1995;93:403–13.

22. Michael I, Shmoish M, Walton DS, Levenberg S. Interactions between trabecular meshwork cells and lens epithelial cells: a possible mechanism in infantile aphakic glaucoma. Invest Ophthalmol Vis Sci. 2008;49(9):3981–7.

23. Lam DS, Fan DS, Ng JS, Yu CB, Wong CY, Cheung AY. Ocular hypertensive and anti-inflammatory responses to different dosages of topical dexamethasone in children: a randomized trial. Clin Exp Ophthalmol. 2005;33(3):252–8.

24. Baris M, Biler ED, Yimaz SG, Ates H, Uretmen O, Kose S. Treatment results in aphakic patients with glaucoma following congenital cataract surgery. Int Ophthalmol. 2019;39(1):11–9.

25. Kirwan C, Lanigan B, O'Keefe M. Glaucoma in aphakic and pseudophakic eyes following surgery for congenital cataract in the first year of life. Acta Ophthalmol. 2010;88(1):53–9.

26. Dao JB, Sarkisian SRJ, Freedman SF. Illuminated microcatheter-facilitated 360-degree trabeculotomy for refractory aphakic and juvenile open-angle glaucoma. J Glaucoma. 2014;23(7):449–54.

27. Grover DS, Smith O, Fellman RL, et al. Gonioscopy assisted transluminal trabeculotomy: an ab interno circumferential trabeculotomy for the treatment of primary congenital glaucoma and juvenile open angle glaucoma. Br J Ophthalmol. 2015;99(8):1092–6.

28. Kjer B, Kessing SV. Trabeculotomy in juvenile open-angle glaucoma. Ophthalmic Surg. 1993;24(10):663–8.

29. Lim ME, Dao JB, Freedman SF. 360-degree trabeculotomy for medically refractory glaucoma following cataract surgery and juvenile open-angle glaucoma. Am J Ophthalmol. 2017;175:1–7.

30. Yeung HH, Walton DS. Goniotomy for juvenile open-angle glaucoma. J Glaucoma. 2010;19(1):1–4.

31. Chang I, Caprioli J, Ou Y. Surgical management of pediatric glaucoma. Dev Ophthalmol. 2017;59:165–78.

32. Pakravan M, Esfandiari H, Yazdani S, et al. Clinical outcomes of Ahmed glaucoma valve

implantation in pediatric glaucoma. Eur J Ophthalmol. 2019;29(1):44–51.

33. Ozgonul C, Besirli CG, Bohnsack BL. Combined vitrectomy and glaucoma drainage device implantation surgical approach for complex pediatric glaucomas. J AAPOS. 2017;21(2):121–6.

34. Elshatory YM, Gauger EH, Kwon YH, et al. Management of pediatric aphakic glaucoma with vitrectomy and tube shunts. J Pediatr Ophthalmol Strabismus. 2016;53(6):339–43.

35. Bannitt MR, Sidoti PA, Gentile RC, et al. Pars plana Baerveldt implantation for refractory childhood glaucomas. J Glaucoma. 2009;18(5):412–7.

36. DeBry PW, Perkins TW, Heatley G, Kaufman P, Brumback LC. Incidence of late-onset bleb-related complications following trabeculectomy. Arch Ophthalmol. 2002;120(3):297–300.

37. Waheed S, Ritterband DC, Greenfield DS, Liebmann JM, Sidoti PA, Ritch R. Bleb-related ocular infection in children after trabeculectomy with mitomycin C. Ophthalmology. 1997;104(12):2117–20.

38. Cantor AJ, Wang J, Li S, Neely DE, Plager DA. Long-term efficacy of endoscopic cyclophotocoagulation in the management of glaucoma following cataract surgery in children. J AAPOS. 2018;22(3):188–91.

39. Tooke F. Dislocation of the ring of Soemmering, its removal. With some notes on its pathology. Br J Ophthalmol. 1933;17(8):466–76.

40. Suwan Y, Purevdorj B, Teekhasaenee C, Supakontanasan W, Simaroj P. Pseudophakic angle-closure from a Soemmering ring. BMC Ophthalmol. 2016;17(16):91.

41. Kung Y, Park SC, Liebmann JM, Ritch R. Progressive synechial angle closure from an enlarging Soemmering ring. Arch Ophthalmol. 2011;129(12):1631–2.

42. Gimbel HV, Venkataraman A. Secondary in-the-bag intraocular lens implantation following removal of Soemmering ring contents. J Cataract Refract Surg. 2008;34(8):1246–9.

43. Nihalani BR, Vanderveen DK. Secondary intraocular lens implantation after pediatric aphakia. J AAPOS. 2011;15(5):435–40.

44. Koch CR, Kara-Junior N, Serra A, Morales M. Long-term results of secondary intraocular lens implantation in children under 30 months of age. Eye (Lond). 2018;32(12):1858–63.

45. Vinod K, Panarelli JF, Gentile RC, Sidoti PA. Long-term outcomes and complications of pars plana Baerveldt implantation in children. J Glaucoma. 2017;26(3):266–71.

46. Holland GN, Stiehm ER. Special considerations in the evaluation and management of uveitis in children. Am J Ophthalmol. 2003;135(6):867–78.

47. Paroli MP, Spinucci G, Liverani M, Monte R, Pezzi PP. Uveitis in childhood: an Italian clinical and epidemiological study. Ocul Immunol Inflamm. 2009;17(4):238–42.

48. de Boer J, Wulffraat N, Rothova A. Visual loss in uveitis of childhood. Br J Ophthalmol. 2003;87(7):879–84.

49. Sung VC, Barton K. Management of inflammatory glaucomas. Curr Opin Ophthalmol. 2004;15(2):136–40.

50. Kanski JJ. Juvenile arthritis and uveitis. Surv Ophthalmol. 1990;34(4):253–67.

51. Angeles-Han S, Yeh S. Prevention and management of cataracts in children with juvenile idiopathic-arthritis associated uveitis. Curr Rheumatol Rep. 2012;14(2):142–9.

52. Blum-Hareuveni T, Seguin-Greenstein S, Kramer M, et al. Risk factors for the development of cataract in children with uveitis. Am J Ophthalmol. 2017;177:139–43.

53. Mehta S, Linton MM, Kempen JH. Outcomes of cataract surgery in patients with uveitis: a systemic review and meta-analysis. Am J Ophthalmol. 2014;158(4):676–92.

54. Ladas JG, Yu F, Loo R, et al. Relationship between aqueous humor protein level and outflow facility in patients with uveitis. Invest Ophthalmol Vis Sci. 2001;42(11):2584–8.

55. Toris CB, Pederson JE. Aqueous humor dynamics in experimental iridocyclitis. Invest Ophthalmol Vis Sci. 1987;28(3):477–81.

56. Peretz WL, Tomasi TB. Aqueous humor proteins in uveitis. Immunoelectrophoretic and gel diffusion studies on normal and pathological human aqueous humor. Arch Ophthalmol. 1961;65:20–3.

57. Vuori M-L. Molteno aqueous shunt as a primary surgical intervention for uveitis glaucoma: long term results. Acta Ophthalmol. 2010;88(1):33–6.

58. Papadaki TG, Zacharopoulos JP, Pasquale LR, Christen WB, Netland PA, Foster CS. Long-term results of Ahmed glaucoma valve implantation for uveitic glaucoma. Am J Ophthalmol. 2007;144(1):62–9.

59. Ozdal PC, Vianna RNG, Deschenes J. Long-term results of Ahmed glaucoma valve implantation for uveitic glaucoma. Am J Ophthalmol. 2006;144(1):178–83.

60. O'Malley Schotthoefer E, Yanovitch TL, Freedman SF. Aqueous drainage device surgery in refractory pediatric glaucomas: II. Ocular motility consequences. J AAPOS. 2008;12(1):40–5.

61. O'Malley Schotthoefer E, Yanovitch TL, Freedman SF. Aqueous drainage device surgery in refractory pediatric glaucomas: I. Long-term outcomes. J AAPOS. 2008;12(1):33–9.

62. Netland PA, Walton DS. Glaucoma drainage implants in pediatric patients. Ophthalmic Surg.

1993;24(11):723–9.

63. Kafkala C, Hynes A, Choi J, Tpalkara A, Foster CS. Ahmed valve implantation for uncontrolled pediatric uveitic glaucoma. J AAPOS. 2005;9(4):336–40.

64. De Mata A, Burk SE, Netland PA, Baltazis S, Christen WB, Foster CS. Management of uveitic glaucoma with Ahmed glaucoma valve implantation. Ophthalmology. 1999;106(11):2168–72.

65. Carreno E, Vallaron S, Portero A, Herraras JM, Maquet JA, Calonge M. Surgical outcomes of uveitic glaucoma. J Ophthalmol Inflamm Infect. 2011;1(2):43–53.

66. Beauchamp GR, Parks MM. Filtering surgery in children: barriers to success. Ophthalmology. 1979;86(1):170–80.

67. Nuyen B, Weinreb RN, Robbins SL. Steroid-induced glaucoma in the pediatric population. J AAPOS. 2017;21(1):1–6.

68. Gupta S, Shah P, Grewal S, Chaurasia AK, Gupta V. Steroid-induced glaucoma and childhood blindness. Br J Ophthalmol. 2015;99(11):1454–6.

69. Sihota R, Konkal VL, Dada T, Agarwal HC, Singh R. Prospective, long-term evaluation of steroid-induced glaucoma. Eye (Lond). 2008;22(1):26–30.

70. Magli A, Forte R, Rombetto L, Alessio M. Cataract management in juvenile idiopathic arthritis: simultaneous versus secondary intraocular lens implantation. Ocul Immunol Inflamm. 2014;22(2):133–7.

71. Mercieca K, Drury B, Bhargava A, Fenerty C. Trabeculectomy bleb needling and antimetabolitic administration practices in the UK: a glaucoma specialist national survey. Br J Ophthalmol. 2018;102(9):1244–7.

72. Than JYL, Al-Mugheiry TS, Gale J, Martin KR. Factors predicting the success of trabeculectomy bleb enhancement with needling. Br J Ophthalmol. 2018;102(12):1667–71.

第 23 章

先天性白内障手术中异常的眼前节结构

Benjamin Jastrzembski，Asim Ali

异常的眼前节结构会增加先天性白内障手术的难度。常见的问题包括角膜混浊、虹膜异常、眼前节偏大或者偏小、既往有青光眼或角膜手术病史。本章将描述解决这些最常见问题的技术。

角膜混浊

角膜混浊给儿童白内障手术医生带来了挑战。常见的导致角膜混浊的病因有后天性因素，如外伤性或感染性角膜瘢痕、角膜植片失功，以及一些先天性因素，如 Peters 综合征、角膜内皮营养不良等。白内障手术前行角膜移植术或者行三联手术有利于改善可视性，这些手术步骤一般由角膜病专科医生来完成，具体的操作细节不在本章的讨论范畴内。然而，有时由于植片排斥风险较大，或者出于谨慎，我们会考虑先单纯行白内障手术，根据术后视觉效果决定是否治疗角膜混浊。这些情况下，掌握一些改善前房可视性的技术就会非常有帮助。

很多情况下，手术开始前调整患者的头位和手术显微镜的倾斜度有助于改善手术视野。有些手术显微镜可以在不同的手术步骤时调整同轴照明和斜视野的照明强度以改善可视性。这对于红光反射差的病例特别有用，如玻璃体积血、视网膜肿瘤、玻璃体切割术后患眼。当中央角膜混浊或有瘢痕时，用有齿镊夹住角膜缘旋转眼球可以改善前房内器械的可视性。这个动作引起的视差也有助于判断前房内其他隐蔽特征的深度。台盼蓝染色有助于提高晶状体前囊膜的可视性，然而，对于角膜内皮功能欠佳的患者，它可能会进一步损害角膜内皮细胞功能，反而影响手术视野[1]。所以，它的使用要谨慎，用最小的剂量达到良好的对比度即可。前房内先注射 OVD 或无菌气泡可以减少台盼蓝与角膜内皮的接触，前提条件是确保台盼蓝与前囊膜充分接触，否则染色效果变差。前房内注射曲安奈德混悬液可以让残留的玻璃体染色，但是同样也需要注意使用量，过多的曲安奈德会使手术视野变差。撕囊时,减少斜向照明可以改善红光反射,特别是有玻璃体切割术史或悬韧带损伤的患者。

　　合并角膜混浊的儿童白内障病例,眼内照明是一种非常有帮助的辅助技术,在玻璃体视网膜手术中常常使用这个工具(见病例2)。玻璃体切割套包中标准配置了眼内照明光纤,这个器械对低年资手术医生来尤其有用。我们可以把光纤导管放置在眼外角膜缘,通过形成阴影提高景深[2]。当然,最有效的方式是制备角膜缘辅助切口,内置光纤导管进行眼内照明,同时减少手术显微镜照明亮度,减少光的散射。

病例1：继发于穿透性角膜移植术后的儿童白内障手术

　　患儿,女,15岁,2~3月龄时因右眼视力下降就诊,诊断为单眼Peters综合征,接受了右眼穿透性角膜移植术。眼部体检：双眼眼压正常,右眼视力HM/眼前,水平性眼球震颤,角膜植片透明,白色白内障。眼部B型超声显示右眼无视网膜脱离。角膜直径为10.5mm。患者及家属希望行右眼白内障摘除术。手术过程中,我们首先使用囊膜剪分离角膜与虹膜的粘连,然后小心分离晶状体与虹膜的粘连(图23.1)。由于晶状体前囊膜纤维化,我们在台盼蓝染色下使用囊膜剪完成部分截囊和撕囊(图23.2)。囊袋内植入一片式IOL,患者术后视力20/250。

　　评论：这是一个穿透性角膜移植术后继发性白内障的病例。谨慎使用台盼蓝囊膜染色技术成功完成撕囊。注意不要过量使用台盼蓝,否则它会损害角膜植片的完整性。应用囊膜剪截囊技术处理前囊膜钙化,囊袋内顺利地植入了IOL,患者术后视力有了明显的提高。

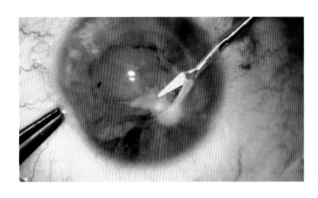

图23.1　白内障手术中使用显微剪处理虹膜角膜之间的粘连。

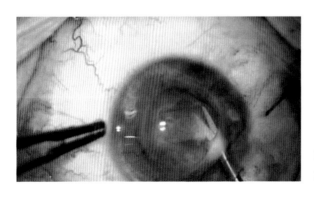

图23.2　存在囊膜纤维化的情况下,应用囊膜剪完成撕囊。

虹膜异常

角膜裂伤所致的白内障通常在原伤口处会存在一层虹膜组织膜,处理白内障之前需要通过 OVD 或显微剪分离粘连和进行角膜清创缝合[3,4]。同样,在 Peters 综合征的患者中,我们采用 OVD 和显微剪分离晶状体和虹膜组织间的粘连。当葡萄膜炎或青光眼患者行白内障手术时,我们也需要用 OVD 分离虹膜周边前粘连。注入 OVD 的力量必须谨慎,力量过小则无法充分分离粘连,力量过大则可能导致反向瞳孔阻滞、眼压升高、虹膜脱出。当使用 OVD 无法分离粘连时,可考虑机械性分离,比如使用纤维剪或睫状体分离器。

有些情况下,如外伤、马方综合征、葡萄膜炎、某些先天性白内障等,患者的瞳孔是无法散大的。我们会使用一些在成人白内障手术中用到的扩瞳器械和方法,如虹膜拉钩、环装置、OVD,以及在灌注液中添加无防腐剂的肾上腺素等[4-6]。在小眼球患者中使用环装置要特别小心,因为环的尺寸可能太大。联合行后囊切开术和前段玻璃体切割术的患者使用环装置也要非常小心,以防止环向后脱位到玻璃体。

在先天性白内障特别是眼前节发育不良综合征(如 Axenfeld-Rieger 综合征和风疹病毒感染)的患者中,虹膜往往是松软而容易撕裂的[7,8]。手术过程中应该尽量不要扰动虹膜组织,以避免色素脱失和虹膜脱出。这些病例中出现虹膜脱出最常见的原因是没有考虑到这些患儿先天性前房体积更小,向前房内注入了过量的 OVD 所致。

病例 2:继发于开放性眼外伤后的外伤性白内障

患儿,男,9 岁,6 个月前因右眼角膜裂伤行角膜清创缝合术。右眼视力指数/2cm,角膜瘢痕伴新生血管长入,缝线松脱,角膜虹膜粘连,颞下方虹膜根部离断,前房内睫毛残留,晶状体前囊膜钙化,核性白内障。图 23.3 显示拆除松动缝合线并去除残留在前房内的睫毛。图 23.4 显示通过 OVD 和显微剪钝性分离虹膜与角膜粘连处。通过眼内照明和移动眼球尽可能改善前房内的可视性,便于摘除混浊的晶状体。IOL 植入睫状沟并进行光学部后夹持。A 型超声检查获取右眼生物学测量数据,由于角膜瘢痕,右眼无法获取真实的角膜曲率结果,IOL 度数计算时我们选取左眼角膜曲率代入。尽管患者角膜有瘢痕,术后随访 1 年,其右眼

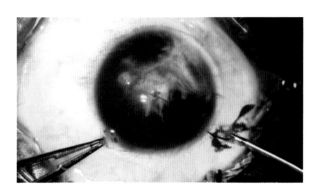

图 23.3　取出外伤性白内障患儿眼内的睫毛。

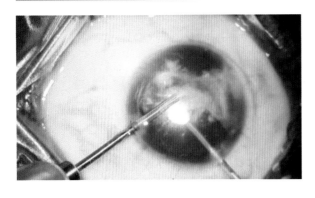

图 23.4 通过眼内照明系统改善外伤性白内障合并角膜瘢痕病例的手术视野。

最佳矫正视力为 20/32,验光结果为–1.00D/+1.50D×50。

评论:眼外伤及眼外伤所致的白内障可能预后视力极差。角膜瘢痕和悬韧带薄弱是外伤性白内障手术颇具挑战性和复杂性众多原因中的两个原因。未处于弱视形成敏感期的大龄儿童,医生有可能极大地改善患儿的视力。合理的手术规划和精湛的手术技巧很重要。通过本例患者我们可以学习到,当角膜瘢痕阻碍了对晶状体的观察时,眼内照明技术可以帮助我们改善可视性。

眼前节结构过大或过小

眼前节结构异常包括前房太深或太浅。对小眼球[1]患者,我们需要仔细辨认角巩膜缘的准确位置, 否则可能因为角膜缘切口靠前而导致明显的瘢痕或者导致进入晶状体很困难。当角巩膜缘位置不确定时,我们可以通过眼内照明或超声生物显微镜(UBM)标记角巩膜缘。浅前房的患者角膜常常更厚,按常规的角度进刀,角膜缘切口容易过长[10]。如果联合植入IOL,制作巩膜隧道切口可能是一种比较好的选择。当考虑在小眼球患者中植入IOL时,术者应考虑眼球的大小是否可以安全地放置IOL,是否能找到合适度数的IOL,以及在小眼球患者中 IOL 度数计算的精准性下降的问题等[10]。如果这些问题无法解决,通过配戴角膜接触镜或者框架眼镜矫正患儿的无晶状体眼状态是一种更好的选择。利用测距尺测量传统的白对白,或者光学生物学测量仪和 UBM 测量角膜直径[12,13]。这些患者往往由于合并青光眼让术后的护理变得非常复杂。

---

[1] 小眼球的分类是混乱的[9]。单纯性小眼球定义为眼轴长度小于同龄人眼轴平均值的2 个标准差,一般指婴幼儿眼轴<17.8mm,成人<20.5mm,而且不合并其他的眼部异常。复杂性小眼球是指除了眼轴缩短,还合并其他异常,比如虹膜缺损、视网膜脉络膜缺损、永存胚胎血管、视网膜发育不良等。部分小眼球是指眼轴长度正常但是眼前节缩短[9,10]。小角膜是指婴幼儿角膜直径<9mm,成人的角膜直径<10mm。小角膜见于单纯性小眼球、真性小眼球患者中,有时长眼轴或者近视患者中也有小角膜[11]。真性小眼球除了眼轴缩短之外,同时还伴有眼前节结构小、巩膜和脉络膜增厚等特征;但是,眼轴长度的临界值目前没有公认的标准[10]。

球形晶状体的患者由于悬韧带松弛会导致晶状体的曲率增加，这对白内障手术医生而言是一种挑战。晶状体曲率增加会导致前房变浅和晶状体屈光力的增高，而前房变浅与瞳孔阻滞有关[14-16]。我们有必要使用黏性强的眼科手术用 OVD 去加深前房。由于悬韧带力量薄弱，我们可以在虹膜拉钩或囊袋拉钩辅助下进行撕囊[17]。囊袋张力环可以帮助我们更好地固定囊袋，但是往往由于晶状体直径太小，无法植入这些装置和 IOL[18]。对于有些患者，如果悬韧带严重松弛，囊袋已经无法支撑 IOL，这时最好摘除晶状体并完整地取出囊袋。由于术后有效 IOL 位置的改变，囊袋尺寸过小导致难以放置 IOL，球形晶状体患者 IOL 度数计算可能不准确[14]。

由于变大的囊袋和睫状环，大眼球深前房的患者容易出现 IOL 的偏心。通过将三片式 IOL 的襻放置在睫状沟，光学部夹持在囊袋内可以解决此类患者 IOL 偏心的问题[19]。这种方法不再依赖薄弱而拉长的悬韧带去支撑囊袋内植入的 IOL，而是通过放置在睫状沟中的 IOL 襻去稳定光学部。轴性近视也会增加 IOL 度数计算的不确定性和远视漂移的风险。然而，一些公式，比如 Haigis 和 Barrett Universal Ⅱ 对于 >26mm 眼轴的预测性好，表现优异[20]。

既往有青光眼手术或角膜手术病史的患者

既往有青光眼引流管或引流阀植入史的患者，白内障手术时应避开引流管或植片处制作切口，手术结束前用 BSS 冲洗管道以防止 OVD 残留堵塞管道。为了避免特发性球结膜水肿影响术野，有些手术医生建议暂时封闭引流管，我们的经验是采用低流速模式进行超声乳化或玻璃体切割术。

既往有角膜移植术史的患者或者角膜内皮细胞计数低的患者，降低眼压和减少灌注液使用量对于减少角膜内皮细胞的进一步丢失至关重要。在摘除白内障的过程中，应用弥散性 OVD 保护角膜内皮细胞，在植入 IOL 时，使用黏滞性 OVD 以方便 OVD 的清除。减少手术切口周围的渗漏可以降低灌注液的消耗量。

总之，异常的眼前节结构会增加儿童白内障手术的复杂性，但是，合理地规划方案，这些挑战都能克服。本章节描述了这类患儿面临的最常见问题，以及解决这类问题最有效的技术。

（许荣　译）

参考文献

1. Taylor MJ, Hunt CJ. Dual staining of corneal endothelium with trypan blue and alizarin red S: importance of pH for the dye-lake reaction. Br J Ophthalmol. 1981;65(12):815–9.
2. Yepez JB, Murati FA, García F, Calderon V, de Yepez JC, Arévalo JF. Phacoemulsification outcomes with different illumination techniques. Eur J Ophthalmol. 2017;27(6):797–800.
3. Grob S, Kloek C. Management of open globe injuries. New York: Springer Berlin Heidelberg; 2018.
4. Patil-Chhablani P, Kekunnaya R, Nischal KK. Complex cases in pediatric cataract. In: Nucci

P, editor. Developments in ophthalmology [Internet]. S. Karger AG; 2016 [cited 2019 Sep 2]. p. 85–106. Available from: https://www.karger.com/Article/FullText/442505.

5. Robbins SL, Breidenstein B, Granet DB. Solutions in pediatric cataracts. Curr Opin Ophthalmol. 2014;25(1):12–8.

6. Kemp PS, Longmuir SQ, Gertsch KR, Larson SA, Olson RJ, Langguth AM, et al. Cataract surgery in children with uveitis: retrospective analysis of intraocular lens implantation with anterior optic capture. J Pediatr Ophthalmol Strabismus. 2015;52(2):119–25.

7. Tümer Z, Bach-Holm D. Axenfeld–Rieger syndrome and spectrum of PITX2 and FOXC1 mutations. Eur J Hum Genet. 2009;17(12):1527–39.

8. Vijayalakshmi P, Kakkar G, Samprathi A, Banushree R. Ocular manifestations of congenital rubella syndrome in a developing country. Indian J Ophthalmol. 2002;50(4):307–11.

9. Auffarth G. Relative anterior microphthalmos: Morphometric analysis and its implications for cataract surgery. Ophthalmology. 2000;107(8):1555–60.

10. Hoffman RS, Vasavada AR, Allen QB, Snyder ME, Devgan U, Braga-Mele R. Cataract surgery in the small eye. J Cataract Refract Surg. 2015;41(11):2565–75.

11. Bateman JB, Maumenee IH. Colobomatous macrophthalmia with microcornea. Ophthalmic Paediatr Genet. 1984;4(2):59–66.

12. Chen TH, Osher RH. Horizontal corneal white to white diameter measurements using calipers and IOLMaster. Michael OKeefe [Internet]. 2015 [cited 2019 Sep 7];01(01). Available from: http://eye-cataract-surgery.imedpub.com/horizontal-corneal-white-to-white-diameter-measurements-using-calipers-and-iolmaster.php?aid=7732.

13. Wilczynski M, Bartela J, Synder A, Omulecki W. Comparison of internal anterior chamber diameter measured with ultrabiomicroscopy with white-to-white distance measured using digital photography in Aphakic eyes. Eur J Ophthalmol. 2010;20(1):76–82.

14. Khokhar S, Pangtey MS, Sony P, Panda A. Phacoemulsification in a case of microspherophakia. J Cataract Refract Surg. 2003;29(4):845–7.

15. Kaushik S, Sachdev N, Pandav SS, Gupta A, Ram J. Bilateral acute angle closure glaucoma as a presentation of isolated microspherophakia in an adult: case report. BMC Ophthalmol. 2006;6(1):29.

16. Subbiah S, Thomas PA, Jesudasan CAN. Scleral-fixated intraocular lens implantation in microspherophakia. Indian J Ophthalmol. 2014;62(5):596–600.

17. Bhattacharjee H, Bhattacharjee K, Medhi J, DasGupta S. Clear lens extraction and intraocular lens implantation in a case of microspherophakia with secondary angle closure glaucoma. Indian J Ophthalmol. 2010;58(1):67–70.

18. Khokhar S, Gupta S, Kumar G, Rowe N. Capsular tension segment in a case of microspherophakia. Cont Lens Anterior Eye. 2012;35(5):230–2.

19. Jain AK, Nawani N, Singh R. Phacoemulsification in anterior megalophthalmos: rhexis fixation technique for intraocular lens centration. Int Ophthalmol. 2014;34(2):279–84.

20. Abulafia A, Barrett GD, Rotenberg M, Kleinmann G, Levy A, Reitblat O, et al. Intraocular lens power calculation for eyes with an axial length greater than 26.0 mm: comparison of formulas and methods. J Cataract Refract Surg. 2015;41(3):548–56.

第 **24** 章

发育迟缓患者的人工
晶状体植入

Andrew Robert Lee

引言

　　虽然一般儿童白内障是特发性的,但也常常合并有全身系统性疾病。与白内障相关的常见系统性疾病和综合征包括唐氏综合征、Lowe 综合征、半乳糖血症、宫内感染（包括TORCHS 感染）、Sturge–Weber 综合征和 Nance–Horan 综合征[1,2]。患有这些疾病的儿童通常会有发育迟缓,而在各个护理阶段管理发育迟缓和白内障的患者都会面临独特的挑战。通常术前评估十分有限,患有全身系统性异常或发育迟缓的患者白内障术后并发症发生率更高[3],视力更差[4]。

术前评估

　　对发育迟缓的白内障患儿进行术前评估是一项独特的挑战。视力的评估常常受限于无法进行言语沟通、注意力不集中和不配合检查。当我们无法获得患者的视标视力时,应使用优先注视法试验,如 Teller 或 Cardiff 视力测试去评估视力[5-7]。如果患儿不太配合进行优先注视法试验,则可以利用诱导性斜视试验评估注视偏好判断弱视情况[8,9]。图形视觉诱发电位也可以用来评估先天性白内障患儿的视力异常[10]。其他临床表现,例如眼球震颤或单眼斜视,也为白内障对视力的影响提供证据。

　　对怀疑有白内障的患者,应使用直立式或手持式裂隙灯及检眼镜检查晶状体,特别留意混浊的位置及大小。中央区混浊>3mm 提示患者发生视力障碍的风险更高[11,12]。考虑到散光和屈光参差的高发生率与晶状体异常有关,特别是前极性白内障,所以应行睫状肌麻痹验光[13]。在某些情况下,可能需要在麻醉下进行检查,以确定白内障是否对视力有严重的影响,是否需要进行摘除。

非手术治疗

白内障儿童视力损害的病因可能很多，包括直接遮挡视轴、屈光不正和弱视，弱视可能是形觉剥夺、屈光参差、屈光不正和(或)斜视所导致的。对视力影响不明确的部分性白内障，应尝试非手术治疗，包括眼镜矫正、部分遮盖法和药物散瞳[11,14,15]。密切随访并经常再次评估视功能是非常有必要的。对于发育迟缓的患者，应在术前评估患者对眼镜和遮盖治疗的耐受性，因为这关系到 IOL 的选择。如果患者对处方治疗的依从性不佳，医生可能会考虑调整术后的目标屈光度，以减少初始屈光误差。而初始屈光误差如果不加以矫正，可能会造成弱视。

手术计划：植入 IOL

如果决定对发育迟缓的患者进行白内障摘除术，手术前应该考虑几个问题，并与患者的父母或法定监护人进行讨论。

在制订儿童白内障摘除术方案时，最重要的决定之一就是是否保留无晶状体眼状态。无晶状体眼需要角膜接触镜矫正(见第 11 章)、眼镜矫正(见第 12 章)或植入 IOL。美国婴儿无晶状体眼治疗研究组发现，对 6 月龄以下的婴儿而言，与无晶状体眼组相比，植入 IOL 组虽然视力相当，但是不良事件和再次手术的发生率较高[16]。因此，美国婴儿无晶状体眼治疗研究组建议 7 月龄以下的婴儿不进行一期 IOL 植入术，除非佩戴角膜接触镜特别困难或者无晶状体眼无法得到矫正的风险很高[12]。发育迟缓的患者常属于这一类，因此这些患儿可以考虑在较小的年龄一期植入 IOL。在 1 岁以上的儿童中，一期植入 IOL 越来越常见。对于一期未植入 IOL 的无晶状体眼患者，当眼球生长速度减慢或者患者越来越不能耐受佩戴角膜接触镜和框架眼镜时，可以考虑 2~4 岁时二期植入 IOL[12]。

给发育迟缓的儿童植入 IOL，术后的目标屈光度必须仔细考虑。儿童时期眼球的发育常常会导致近视漂移，因此许多研究明确建议将目标屈光度设定为远视，以避免远期出现严重的近视[17,18]。然而，对佩戴眼镜依从性差的患者，高度远视可能会导致屈光不正得不到矫正，单侧 IOL 眼还会引起屈光参差。如果眼镜矫正和弱视治疗依从性差，那么可能会导致难治性或更严重的弱视。据报道，遮盖治疗的依从性差是儿童白内障手术 7 年后视力低下的主要原因[19]。虽然已经发表的关于术后屈光状态对视力结果重要性的研究有所不同[20,21]，但是如果患者的父母或监护人非常担心术后眼镜矫正和遮盖训练的依从性，那么为了减少弱视的风险，我们可以考虑把术后屈光状态设定为接近正视。如果以后出现严重近视或屈光参差，解决方法包括佩戴角膜接触镜矫正、IOL 置换[22]、角膜屈光手术、植入背驮式 IOL 或植入式角膜接触镜[23]。

手术技巧

合并发育迟缓的白内障患儿术后发生并发症的风险较高[3],视力预后也较差[4]。唐氏综合征患儿的手术并发症发生率在非眼科手术中也较高[24,25]。此外,发育迟缓患者的自残行为也会带来眼部损伤的风险[26]。护理人员给发育迟缓患者术后局部使用滴眼液更加困难。一些术中技巧可以帮助我们降低术后并发症的发生风险。

如果需要较大的切口,比如行 IOL 植入术,应考虑行巩膜隧道切口(图 24.1)。当巩膜隧道切口渗漏或裂开时,眼前节与外部环境不会直接相通。成人白内障手术后巩膜隧道切口比透明角膜伤口眼内炎的发生率更低[27,28]。儿童白内障手术中的所有伤口,包括辅助切口都应该缝合,以降低伤口渗漏的风险[29]。如果巩膜伤口被结膜覆盖,可采用 10-0 不可吸收尼龙缝合线缝合或者 8-0、9-0 可吸收缝合线缝合(polyglactin,Ethicon,Johnson & Johnson, USA)(图 24.1D)。采用 10-0 可吸收缝合线缝合透明角膜伤口,以避免术后全身麻醉下拆线(图 24.2)。

对于术后局部使用滴眼液困难的发育迟缓患者,眼内或眼周给药特别有价值。有报道称,儿童白内障手术中前房内注射曲安奈德不仅可以减少术后炎症和视轴区混浊,而且不会增加并发症的发生率或导致眼压升高[30-34]。研究指出,前房内注射头孢呋辛[35,36]和莫西沙星[37,38]均可以减少成人白内障手术后的眼内炎,这种安全而有效的措施也应该用于发育迟缓的白内障儿童。尽管关于发育迟缓患者行白内障手术后眼内炎发生率的数据有限,但这一直是一个特别值得关注的问题,尤其是那些爱揉眼或者有其他高危行为的患者。儿童内眼手术后眼内炎虽然很少见[39],但却是一种破坏性的、严重威胁视力的并发症。

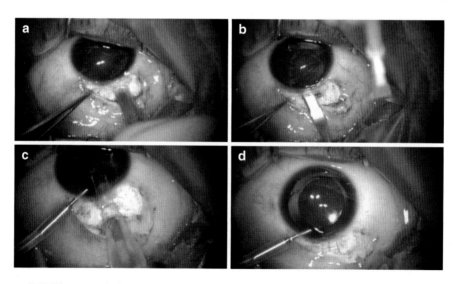

图 24.1　巩膜隧道切口。患者接受白内障摘除术及 IOL 植入术,结膜切开 6mm(图片未显示)。(a)使用圆形尖刀在巩膜上做一个 4mm 宽的板层切口。(b)使用隧道刀进入周边角膜。摘除白内障后,角膜刀经巩膜隧道进入前房(图片未显示)。(c)将 IOL 植入前房。(d)10-0 尼龙缝合线间断缝合切口 3 针。

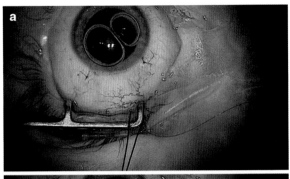

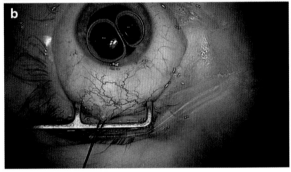

图 24.2　缝合的角膜缘切口。这是一例左眼无晶状体眼的患者。(a)应用 9-0 可吸收缝合线缝合角膜缘切口。(b)将结膜覆盖在巩膜切口上以减少缝合线和切口的暴露,提高术后舒适度。前房内的过滤气泡可以提高前房稳定性,方便术后检查。

　　手术结束时,过滤空气后通过套管将小气泡注入前房,有助于提高前房的稳定性(图 24.2)[40]。而且,对于术后第一天不配合检查的患者,气泡是前房形成和手术切口没有明显渗漏的一个很容易看到的指标。

术后护理

　　术后应尽量避免眼部外伤,如揉眼和自残行为。对于有自残行为的儿童,为了降低术后损伤或并发症的风险,多学科会诊是非常有必要的。具体措施包括行为矫正治疗和使用安全装置,如软的护目镜和限制肘部活动[26,41]。有严重自残行为或重度发育迟缓的儿童在术后最关键的几天内可能需要住院接受镇静治疗和观察。

同时行双眼白内障手术

　　对于一些有双眼白内障的发育迟缓患者,在短时间内进行两次全身麻醉所带来的医疗风险需要引起足够的关注。如果这些患者由于合并全身系统性疾病,从而导致存在较高的麻醉相关并发症的风险,那么可以考虑同时行双眼白内障手术(ISBCS)[12,42,43]。应该注意的是,对于应用 ISBCS 的风险、获益和作用目前缺乏共识。特别是必须考虑可能双侧致盲的并发症的风险,如眼内炎、眼前节毒性综合征和驱逐性脉络膜上腔出血。因此,与麻醉师和护理人员进行广泛的讨论是至关重要的。如果考虑应用 ISBCS,应在无菌操作中实施广泛的预防措施,包括使用单独的设备、手术准备和医生的无菌操作[12,44]。

病例 1

一名 15 月龄的男性患儿,右眼间歇性向内斜视 1 个月。既往有自闭症和发育迟缓,无法进行语言交流。通过检查,他能够配合 Cardiff 优先注视法测试,他的右眼视力为 20/160,左眼视力为 20/40。他的右眼有 16 个棱镜度的间歇性内斜视,左眼是主导眼。便携式裂隙灯检查显示右眼后囊中央 3mm 斑点状混浊,伴有微弱的红色反射。左眼晶状体透明。睫状肌麻痹验光的结果是右眼+ 2.00 个球镜度,左眼+ 2.50 个球镜度。

由于形成弱视和内斜视的多种可能机制,在与家长讨论后决定先尝试非手术治疗,每天遮盖左眼 4 小时。经过 6 周的随访,患儿的 Cardiff 视力没有变化。右眼变为恒定性内斜视。右眼中央红光反射比以前更弱。于是我们决定行右眼白内障摘除术。由于患儿发育迟缓和不能耐受遮盖,患儿的父母对佩戴角膜接触镜表示担忧,他们选择一期植入 IOL。

右眼行白内障摘除术联合 IOL 植入术。经上方巩膜隧道切口植入一片式疏水性丙烯酸酯 IOL 于囊袋内,术后目标屈光度为 +2.00D。经睫状体平坦部行后囊切开术和前部玻璃体切割术。术毕前房内注射头孢呋辛和曲安奈德。应用 10-0 尼龙缝合线缝合巩膜隧道切口,其余切口用 9-0 可吸收缝合线缝合。

评论:本病例展示了发育迟缓的儿童行白内障手术中的一些困难。初诊时,患儿的晶状体混浊范围在影响视觉发育的临界值,斜视是继发于白内障还是导致弱视的独立因素并不能立即明确。因此,最初决定采取非手术治疗。后期随访过程中,白内障不断进展、内斜视加重、健眼遮盖后视力未见改善均证明白内障对视力的明显影响,故建议家长给患儿行白内障摘除术。

与患儿父母进行彻底的讨论对于制订手术方案至关重要。因为担心无晶状体眼需佩戴角膜接触镜,他们决定植入一枚 IOL。如果患儿不能耐受眼镜或健眼遮盖,为了减少屈光参差性弱视,我们将术后目标屈光度设定为+2.00D,同时,家长需要充分了解患儿将来可能会出现明显的近视。

术中我们采用巩膜隧道切口(相对于透明角膜切口),并且缝合所有的切口。为了减少眼内炎的风险,考虑到发育迟缓的儿童术后使用滴眼液治疗的依从性问题,我们在前房内注射头孢呋辛以减少眼内炎的发生风险,同时,前房内注射曲安奈德以控制眼内炎症。

病例 2

一名患有 CHARGE 综合征的 17 岁女性,几年来第一次接受眼科检查。她过去的眼部病史包括近视、双侧虹膜和下方视网膜缺损,左眼慢性全视网膜脱离既往已经被认定为不能手术治疗了。她的既往病史最明显的就是 CHARGE 综合征、心血管异常和发育迟缓,还伴有语言障碍。

她能做 Teller 优先注视法测试,右眼视力为 20/100,左眼无光感。裂隙灯及眼底检查发现右眼下方虹膜缺损,晶状体后囊下混浊 3+,下方视网膜缺损未累及黄斑,无视网膜脱离。

左眼下方虹膜缺损，眼底检查证实为全视网膜脱离。睫状肌麻痹验光的结果是右眼–15.00球镜度,左眼红光反射差。

由于右眼有明显的白内障,我们建议患者行白内障摘除联合 IOL 植入术。在家里,患者不佩戴眼镜,且经常使用电子平板进行交流。在室外,患者会佩戴眼镜,喜欢看远处的物体。因此,我们决定将术后目标屈光度设定为 –2.00D。白内障摘除的手术方式与病例 1 相似。由于她的对侧眼有视网膜脱离病史,我们保留了右眼后囊膜的完整性,没有进行玻璃体切割术。

术后右眼屈光度为 –2.25D。Teller 视力为 20/40。父母发现患儿在家里的视物敏感性有所提高。

评论:在这个病例中,右眼白内障对视觉发育的影响是明确的。由于患者是独眼状态,并伴有发育迟缓,医生与患者的父母就手术的风险、获益和可选择的方案进行广泛的讨论非常必要。正如病例 1 所展示的,清楚地了解患者的日常生活情况和对眼镜的耐受性,有助于术前的规划。由于患者在家中不佩戴眼镜,并经常使用电子平板进行近距离工作,我们将术后目标屈光度设定为–2.00D,并计划开近视眼矫正处方以方便患者外出活动。由于患者年龄较大,术后视轴区混浊的发生率较低。另外,患者右眼下方视网膜缺损,左眼视网膜全脱离,所以我们决定不进行后囊切开术和前部玻璃体切割术,以尽量减少患者唯一能视物的眼睛出现视网膜脱离的可能性。

处理发育迟缓儿童的白内障和 IOL 植入面临着许多的困难。术前的配合和检查常常有限,术后并发症的发生率可能更高,对治疗的依从性可能较差。全面而仔细的检查,与患者的父母或监护人进行广泛的讨论,深思熟虑的术前规划,以及应用某些术中技巧能让这些具有挑战性的患者人群获得正面效果的可能性增加。

(常晓可 许荣 译)

参考文献

1. Haargaard B, Wohlfahrt J, Fledelius HC, Rosenberg T, Melbye M. A nationwide Danish study of 1027 cases of congenital/infantile cataracts: etiological and clinical classifications. Ophthalmology. 2004;111:2292–8.
2. Lim Z, Rubab S, Chan YH, Levin AV. Pediatric cataract: the Toronto experience-etiology. Am J Ophthalmol. 2010;149:887–92.
3. Santoro SL, Atoum D, Hufnagel RB, Motley WW. Surgical, medical and developmental outcomes in patients with Down syndrome and cataracts. SAGE Open Med. 2017;5:2050312117715583.
4. Bradford GM, Keech RV, Scott WE. Factors affecting visual outcome after surgery for bilateral congenital cataracts. Am J Ophthalmol. 1994;117:58–64.
5. Atkinson J, Braddick O, Pimm-Smith E. 'Preferential looking' for monocular and binocular acuity testing of infants. Br J Ophthalmol. 1982;66:264–8.
6. Mayer DL, Dobson V. Visual acuity development in infants and young children, as assessed by operant preferential looking. Vis Res. 1982;22:1141–51.
7. McDonald MA, Dobson V, Sebris SL, et al. The acuity card procedure: a rapid test of infant acuity. Invest Ophthalmol Vis Sci. 1985;26:1158–62.
8. Frank JW. The clinical usefulness of the induced Tropia test for amblyopia. Am Orthopt J. 1983;33:60–9.

9. Wallace DK. Tests of fixation preference for amblyopia. Am Orthopt J. 2005;55:76–81.

10. McCulloch DL, Skarf B. Pattern reversal visual evoked potentials following early treatment of unilateral, congenital cataract. JAMA Ophthalmol. 1994;112:510–8.

11. Choi J, Kim JH, Kim S-J, Yu YS. Clinical characteristics, course, and visual prognosis of partial cataracts that seem to be visually insignificant in children. J AAPOS. 2012;16: 161–7.

12. Wilson ME, Trivedi RH. Pediatric cataract surgery: techniques, complications and management: Lippincott Williams & Wilkins; Philadelphia, PA, USA. 2014.

13. Bouzas AG. Anterior polar congenital cataract and corneal astigmatism. J Pediatr Ophthalmol Strabismus. 1992;29:210–2.

14. Drummond GT, Hinz BJ. Management of monocular cataract with long-term dilation in children. Can J Ophthalmol. 1994;29:227–30.

15. Medsinge A, Nischal KK. Pediatric cataract: challenges and future directions. Clin Ophthalmol. 2015;9:77–90.

16. Group TIATS. Comparison of contact Lens and intraocular Lens correction of monocular Aphakia during infancy: a randomized clinical trial of HOTV Optotype acuity at age 4.5 years and clinical findings at age 5 Years Contact Lens vs IOL correction of monocular Aphakia Contact Lens vs IOL correction of monocular Aphakia. JAMA Ophthalmol. 2014;132:676–82.

17. Enyedi LB, Peterseim MW, Freedman SF, Buckley EG. Refractive changes after pediatric intraocular lens implantation. Am J Ophthalmol. 1998;126:772–81.

18. Plager DA, Kipfer H, Sprunger DT, Sondhi N, Neely DE. Refractive change in pediatric pseudophakia: 6-year follow-up. J Cataract Refract Surg. 2002;28:810–5.

19. Chak M, Wade A, Rahi JS. Long-term visual acuity and its predictors after surgery for congenital cataract: findings of the British congenital cataract study. Invest Ophthalmol Vis Sci. 2006;47:4262–9.

20. Lowery RS, Nick TG, Shelton JB, Warner D, Green T. Long-term visual acuity and initial postoperative refractive error in pediatric pseudophakia. Can J Ophthalmol. 2011;46:143–7.

21. Lambert SR, Archer SM, Wilson ME, et al. Long-term outcomes of undercorrection versus full correction after unilateral intraocular lens implantation in children. Am J Ophthalmol. 2012;153:602–8.e1.

22. Lambert SR, Aakalu VK, Hutchinson AK, et al. Intraocular lens implantation during early childhood: a report by the American Academy of Ophthalmology. Ophthalmology. 2019;126(10):1454–61.

23. Hsuan JD, Caesar RH, Rosen PH, Rosen ES, Gore CL. Correction of pseudophakic anisometropia with the Staar Collamer implantable contact lens. J Cataract Refract Surg. 2002;28:44–9.

24. Castro-Rodríguez CO, Rodríguez-Hernández L, Estrada-Loza MJ, et al. Prognostic factors associated with postoperative morbidity in children with isolated ventricular septal defect. Rev Med Inst Mex Seguro Soc. 2015;53(Suppl 3):S324–35.

25. Goldstein NA, Armfield DR, Kingsley LA, et al. Postoperative complications after tonsillectomy and adenoidectomy in children with Down syndrome. Arch Otolaryngol Head Neck Surg. 1998;124:171–6.

26. Lee Y-H, Lenhart PD, Lambert SR. Cataract secondary to self-inflicted blunt trauma in children with autism spectrum disorder. J AAPOS. 2016;20:361–2.

27. Cooper BA, Holekamp NM, Bohigian G, Thompson PA. Case-control study of endophthalmitis after cataract surgery comparing scleral tunnel and clear corneal wounds. Am J Ophthalmol. 2003;136:300–5.

28. Nagaki Y, Hayasaka S, Kadoi C, et al. Bacterial endophthalmitis after small-incision cataract surgery. Effect of incision placement and intraocular lens type. J Cataract Refract Surg. 2003;29:20–6.

29. Basti S, Krishnamachary M, Gupta S. Results of sutureless wound construction in children undergoing cataract extraction. J Pediatr Ophthalmol Strabismus. 1996;33:52–4.

30. Cleary CA, Lanigan B, O'Keeffe M. Intracameral triamcinolone acetonide after pediatric cataract surgery. J Cataract Refract Surg. 2010;36:1676–81.

31. Dixit NV, Shah SK, Vasavada V, et al. Outcomes of cataract surgery and intraocular lens implantation with and without intracameral triamcinolone in pediatric eyes. J Cataract Refract Surg. 2010;36:1494–8.

32. Praveen MR, Shah SK, Vasavada VA, et al. Triamcinolone-assisted vitrectomy in pediatric cataract surgery: intraoperative effectiveness and postoperative outcome. J AAPOS. 2010;14:340–4.

33. Shah SK, Vasavada V, Praveen MR, et al. Triamcinolone-assisted vitrectomy in pediatric cataract surgery. J Cataract Refract Surg. 2009;35:230–2.

34. Tsai T-H, Tsai C-Y, Huang J-Y, Hu F-R. Outcomes of pediatric cataract surgery with triamcinolone-assisted vitrectomy. J Formos Med Assoc. 2017;116:940–5.

35. Montan PG, Wejde G, Koranyi G, Rylander M. Prophylactic intracameral cefuroxime: efficacy in preventing endophthalmitis after cataract surgery. J Cataract Refract Surg. 2002;28:977–81.

36. Montan PG, Wejde G, Setterquist H, Rylander M, Zetterström C. Prophylactic intracameral cefuroxime: evaluation of safety and kinetics in cataract surgery. J Cataract Refract Surg. 2002;28:982–7.

37. Espiritu CRG, Caparas VL, Bolinao JG. Safety of prophylactic intracameral moxifloxacin 0.5% ophthalmic solution in cataract surgery patients. J Cataract Refract Surg. 2007;33:63–8.

38. Haripriya A, Chang DF, Ravindran RD. Endophthalmitis reduction with Intracameral moxifloxacin prophylaxis: analysis of 600 000 surgeries. Ophthalmology. 2017;124:768–75.

39. Wheeler DT, Stager DR, Weakley DR Jr. Endophthalmitis following pediatric intraocular surgery for congenital cataracts and congenital glaucoma. J Pediatr Ophthalmol Strabismus. 1992;29:139–41.

40. Ventura MC, Ventura BV, Ventura CV, et al. Outcomes of congenital cataract surgery: intraoperative intracameral triamcinolone injection versus postoperative oral prednisolone. J Cataract Refract Surg. 2014;40:601–8.

41. Minshawi NF, Hurwitz S, Morriss D, McDougle CJ. Multidisciplinary assessment and treatment of self-injurious behavior in autism spectrum disorder and intellectual disability: integration of psychological and biological theory and approach. J Autism Dev Disord. 2015;45:1541–68.

42. Nallasamy S, Davidson SL, Kuhn I, et al. Simultaneous bilateral intraocular surgery in children. J AAPOS. 2010;14:15–9.

43. Zwaan J. Simultaneous surgery for bilateral pediatric cataracts. Ophthalmic Surg Lasers. 1996;27:15–20.

44. Arshinoff SA. Same-day cataract surgery should be the standard of care for patients with bilateral visually significant cataract. Surv Ophthalmol. 2012;57:574–9.

第 25 章

发展中国家的儿童
白内障手术

Lee M. Woodward, Amadou Alfa Bio Issifou

最近的公共卫生举措减少了因麻疹和维生素 A 缺乏而失明的儿童人数[1-3]。白内障已经成为发展中国家儿童失明的主要原因。据估计,白内障占全球儿童失明的 5%~20%,其中,低收入经济体儿童白内障致盲率是高收入经济体的 10 倍[4-6]。白内障是一种潜在的可以治愈的失明形式,只要及时发现,及时进行手术,并对屈光不正和弱视进行适当的术后治疗。然而,由于无法及时进行手术,白内障成为发展中国家儿童不可逆转的失明原因。

发展中国家儿童白内障的治疗有许多独特的考虑和挑战。克服这些挑战所需的基础设施往往与发达国家大不相同。需要卫生保健提供者和公共卫生工作者共同努力,促进早期发现,获得成本效益高的资源,并确保适当的术后随访。手术技术经常被改良以适应有限的手术设备和用品。

延迟就诊

早期发现和及时手术是儿童白内障手术成功的关键。刺激视觉发育需要透明的视轴。视轴遮挡会导致无法治疗的弱视。在发展中国家,漫长的就诊时间和对晶状体混浊紧迫性的认识不当造成了延误。Mwende 及其同事发现,在坦桑尼亚患儿从被看护者发现患有白内障到就诊的平均时间是 34 个月[7]。印度的类似研究发现,先天性白内障手术的平均年龄分别为 27.6 月龄和 48.2 月龄[8,9]。长时间的延迟入院与患有进展性白内障、住所离医院遥远、母亲的社会教育地位较低有关[7]。双眼先天性白内障出现的延迟就诊较少,因为它们往往更严重,而且白内障导致的眼球震颤会让看护者意识到视力相关问题的存在。

在发展中国家,用于早期白内障检测的红光反射筛查项目并不普遍,也不可靠。基层卫生工作者的费用和培训使此类方案难以实施和维持。关键信息提供者已被当作提高认识和改进早期发现的一种经济有效的方法。关键信息提供者是社区中受人尊敬的成员,他们受过训练,能发现当地儿童的视力下降。在世界不同地区,他们已被证明可以有效地识别并推荐儿童到适当的手术中心进行治疗[10-12]。尽管目前在提高社区意识方面做出了努力,但延迟就诊仍然是阻碍儿童及时进行白内障手术的一个持续性问题。

设施和人员

为了解决发展中国家的儿童失明问题,世界卫生组织和国际防盲机构建议每 1000 万人中就应设立一个儿童眼保健三级机构(CEHTF)[13]。这些机构应该能够治疗复杂的儿童眼部疾病,包括白内障。理想情况下,他们应该提供视光、低视力和儿童麻醉服务。据估计,撒哈拉以南非洲地区只有 28 个这样的机构,而那里的总人口已超过 10 亿[14]。

儿童通常要长途跋涉才能到达这些三级机构中心。由于往返于家庭和医疗中心之间通常是不现实的,儿童通常会在整个手术过程中住在住院病房,包括术后立即护理。病房配备了受过儿科护理培训的眼科护士。训练有素的儿科眼科医生使用儿童麻醉服务进行手术。具有协助儿科手术、消毒程序和设备维护知识的外科人员至关重要。眼科助理和低视力专家提供术前筛查和术后护理,包括屈光检查(图 25.1)。儿童失明协调员主要负责术前咨询,跟踪患者的人口学统计数据,为将来后续的护理提供便利,以及协助获得特殊教育需求。表 25.1 列出了发展中国家一个典型的 CEHTF 团队成员。

手术设备和用品

经济约束限制了发展中国家手术设备和用品的供应。维护或更新设备以及补充消耗品的成本通常太高,无法维持儿童白内障服务。对马拉维和赞比亚的两个 CEHTF 机构进行成本分析发现,设备成本分别为 178 121 美元和 179 832 美元[15]。考虑到劳动力、消耗品和药物,马拉维儿童白内障手术的总费用为每名儿童 689 美元,赞比亚为每名儿童 763 美元。虽

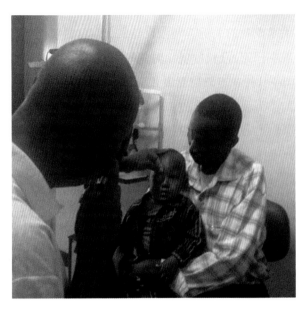

图 25.1 低视力专家进行术后屈光检查。

表 25.1　CEHTF 人员

儿科眼科医生
儿科麻醉师
低视力专家/验光师
眼科护士
手术助理
儿童失明协调员

然与美国等高收入国家相比,这些费用较低[16],但资金主要依赖捐助者,捐助者往往有限且不一致。此外,与成人手术相比,儿科手术相关的手术设备和用品的成本可能要高得多。具体来说,玻璃体切割机、麻醉机和可折叠 IOL 的成本高于成人使用的器械,但对于儿童白内障手术来说是必不可少的[17]。

　　为了在经济限制下进行手术,通常使用旧型号和二手设备。可以对手术技术进行调整以使其在有限的耗材和消耗品的情况下工作。表 25.2 列出了建议的设备和用品。

术后管理

　　手术只是白内障儿童恢复视力漫长过程中的第一步。摘除天然晶状体后,儿童看到的图像必须聚焦在视网膜上,以刺激大脑的视觉发育。在理想的情况下,这可以通过佩戴框架眼镜或角膜接触镜实现。然而,在许多发展中国家,这些都不是切实可行的选择。随着眼球的发育,患儿需要不断更换框架眼镜或角膜接触镜的度数,或者需要更换破损、丢失的眼镜,这些费用使其成为一个不可靠的选择。较差的卫生生活条件和缺乏适当护理角膜接触镜的淡水也使其成为高风险的选择。这就是为什么在发展中国家,尽可能放置 IOL 对儿童白内障手术置关重要。在这种情况下,未经矫正的无晶状体眼通常在视力方面并不比白内障本身好。

　　持续的术后护理和随访检查对于维持最新的屈光状态和监测相关并发症（如青光眼、斜视和视轴混浊)至关重要。在发展中国家,长期随访和随访费用使后续护理面临挑战。儿童失明协调员可以通过使用手机提醒、患者跟踪和报销交通费用来促进良好的随访[18]。

　　在发展中国家,上述限制都会影响手术技术和决策。首选的手术方法受成本和随访可

表 25.2　手术设备和消耗品

手术设备及工具器械	手术耗材
Vitron 2020(Geuder)气动玻璃体切割套包,包含管道、手柄和 AC 保持器	IOL-折叠一片式丙烯酸 IOL 或聚甲基丙烯酸甲酯 IOL(Aurolab)
光学手术显微镜 S0-161-R	9-0 尼龙缝线
15°刀片	羟丙甲纤维素
角膜刀	曲安奈德和前房注射用头孢呋辛
MVR 刀	

能性的影响。我们提供了一个受成本效益影响的极端例子。我们的方法可能会因地点和资源的可用性而有所不同。

病例 1

一名 8 月龄的患儿出现双眼先天性白内障(图 25.2)。母亲在患儿 3 月龄时发现眼球震颤。社区的一位关键信息提供者提醒这位母亲,她的孩子可能有严重的视力问题,需要就医。母亲把该患儿带到当地接种疫苗的卫生工作者那里,然后转诊到坦桑尼亚姆万扎的一个儿科外科门诊。外展小组由来自坦桑尼亚两个不同 CEHTF 的成员组成。母亲和患儿坐了 10 个小时的公共汽车才到达这个中心。

经检查,患儿的两个晶状体都是白色不透明的,看不到眼底。患儿的每只眼睛似乎都有光感,但无法固视或追踪物体。除此之外,该患儿看上去很健康,营养充足。

评论:检查后,母亲被送到儿童失明协调员那里接受咨询。母亲被告知手术的风险和获益,包括情况的紧迫性,以便最好地刺激患儿的视觉发育。她对手术的流程和基本原理表示理解,包括随访检查和光学康复的重要性。患儿随后被送入儿科眼科病房,并被列入下一次手术的名单,预计手术时间为 3~4 天后。手术前,麻醉小组对患儿进行了评估,认为患儿足够健康,可以进行全身麻醉。

计划立即进行连续双眼白内障手术。在麻醉药供应有限以及有 100 多名患儿等待手术的情况下,连续双眼手术是一个不错的选择。但是,如果担心设备器械的灭菌问题或者因为没有缝合切口而担心眼内感染,则最好进行单眼白内障手术。

麻醉

全身麻醉应由具有儿科经验的麻醉师进行。氟烷气体用作麻醉剂。氟烷比七氟醚等新药费用低,但可能导致术后恶心和嗜睡时间延长。如果没有麻醉师和(或)麻醉机,静脉注射氯胺酮是一种廉价的可产生催眠和止痛效果的替代品。它通常与眼周局部麻醉相结合。氯胺酮是一种安全的替代品,没有吸入药物对呼吸或心血管的抑制作用,但确实会给患者带来难以控制的麻醉体验,可能会给患者带来生动的梦境和幻觉。

设备

该病例使用 Vitron 2020(Geuder, Germany)气动玻璃体切割机。它配有一个 20G 的切割

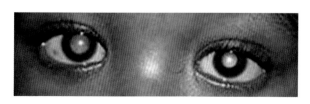

图 25.2   8 月龄患儿双眼先天性白内障。

探针和一个 AC 维持器。与其他玻璃体切割机相比,它的优点是费用较低,易于维护。它体积小巧且相对轻巧,是外展设置的理想便携式选择。它使用手动注射器进行抽吸。如果外科医生不熟悉该设备,那么这种机械装置可能比较麻烦,而且受控抽吸较少。它的切割速度也很有限,每分钟只能切割 800 次,这可能会在前段玻璃体切割术中造成不必要的玻璃体视网膜牵拉。

病例采用扫描光学 SO-161-R 手术显微镜。它具有成本效益高、易于维护和便携的优点。与更昂贵和更现代化的手术显微镜相比,它的光学清晰度并不那么好。由于它仅具有手动聚焦旋钮,没有变焦功能,因此它不是那么便于操作。

切口制作

使用 15 号刀制作上方巩膜隧道。这个切口通过角膜进入前房,以便于植入 IOL。使用不可吸收缝合线缝合巩膜瓣,上面覆盖球结膜。在角膜缘制作两个 20G 的穿刺口,一个用于玻璃体切割头进入,另一个用于放置前房维持器。切口的位置可能因手术医生的喜好而有所不同。如果没有 20G MVR 刀和角膜刀,这两个切口和进入前房切口的大小与 15 号刀的尖端相近。

白内障摘除术

使用玻璃体切割头进行前囊切除术或玻璃体切割术,切割速度设置为 200~300 次/分。使用附在玻璃体切割头上的注射器手动抽吸全部晶状体皮质。

IOL 的决策与植入

对于这位患者,没有角膜曲率计和 A 型超声可用于 IOL 的计算,只能根据患者年龄选择 IOL 度数(表 25.3)。当无法进行眼部生物学测量时,这是双眼病例的建议指南。如果有 A 型超声,可以根据眼轴长度进行估算(表 25.4)。由于术后眼镜矫正不是一个可靠的选择,所以术后目标屈光度为正视比较好。基于以正视作为目标屈光度,患儿可能会随着年龄的增长而变得近视度数较高,但是在这种情况下,治疗弱视更值得关注。刺激幼儿视觉通路发育的时间窗口是有限的,而变性近视在任何年龄都可以矫正。在发展中国家,我们会尽可能植入 IOL。不植入 IOL 的原因包括小眼球和角膜直径<9mm。当角膜直径<10mm 时,植入 IOL 要小心。

羟丙基甲基纤维素是一种便宜的、可用于填充囊袋的 OVD。可折叠单片式丙烯酸酯 IOL 可以放置于囊袋内。印度 Aurolab 公司提供的这类 IOL 价格便宜。聚甲基丙烯酸甲酯(PMMA)IOL 价格更便宜,但是需要更大的切口。它们还会引起严重的术后纤维素性葡萄膜炎,特别是在免疫系统较强的幼儿中。因此,我们尽量避免 5 岁以下儿童使用 PMMA 材质的

表 25.3 基于年龄的 IOL 度数选择

年龄	度数
<6 月龄	27.00~30.00D
6~12 月龄	26.00D
1 岁	25.00D
2 岁	24.00D
3 岁	23.00D
4 岁	22.00D
>5 岁	20.00~22.00D

表 25.4 基于眼轴长度的 IOL 度数选择

眼轴长度	度数
17mm	28.00~30.00D
18mm	27.00D
19mm	26.00D
20mm	25.00D
21mm	23.00D
22mm	22.00D

IOL。Aurolab 可折叠 IOL 配有一次性推注器,使用类似注射器的推注装置将 IOL 植入囊袋内。另外,Monarch®推注器系统(Alcon,USA)有可重复使用的推注杆和夹头,可通过螺杆机制引导的推注提供更加可控的植入。尽管此设备是为 Alcon IOL 所设计的,但我们发现它也可以用于其他制造商的 IOL 植入。

后囊切开术和前段玻璃体切割术

IOL 植入囊袋内后,经睫状体平坦部进行后囊切开和前段玻璃体切割术。另一种方法是经角膜缘切口,用玻璃体切割头抬起 IOL 并进入 IOL 下方进行操作。在较小的眼球中,经睫状体平坦部操作对 IOL 的扰动更少,并可减少玻璃体视网膜牵拉。由于无法确定患儿是否能接受后续的护理和 YAG 激光后囊切开术,所有 10 岁以下儿童均一期行后囊切开术。

切口闭合和术中用药

用单根 9-0 尼龙缝合线缝合巩膜切口和睫状体平坦部巩膜切口。水密角膜缘切口。前房内注入气泡可以起到临时密闭角膜缘切口的作用。考虑到发展中国家的公共卫生问题,前房内使用抗生素(头孢呋辛)。使用曲安奈德水密上方结膜切口,使其能够覆盖巩膜缝合线。曲安奈德在眼表停留的时间比地塞米松长。考虑到患儿术后使用滴眼液的依从性问题，停留时间长是有益的。

术后护理

患儿在医院留院观察。第 2 天去除纱布后，开始使用 1% 阿托品和 0.5% 氯霉素+0.1% 地塞米松联合制剂点眼。术后第 2 天，患儿进行屈光检查。到术后第 3 天，患儿已经戴上眼镜，确定没有任何眼内炎迹象后，患儿可以出院回家。儿童失明协调员会为患儿提供咨询，重点强调术后定期随访检查的必要性。

（许荣　译）

参考文献

1. Gogate P, Kalua K, Courtright P. Blindness in childhood in developing countries: time for a reassessment? PLoS Med. 2009;6:e1000177.
2. UNICEF. The state of the world's children 2008: child survival. New York: UNICEF; 2008. [November 9, 2014].
3. World Health Organization. State of the world's sight: vision 2020: the right to sight: 1999–2005. Geneva: World Health Organization; 2005. [November 9, 2014].
4. Foster A, Gilbert C, Rahi J. Epidemiology of cataract in childhood: a global perspective. J Cataract Refract Surg. 1997;23:601–4.
5. Gilbert C, Foster A. Childhood blindness in the context of VISION 2020—the right to sight. Bull World Health Organ. 2001;79(3):227–32.
6. Courtright P, Hutchinson AK, Lewallen S. Visual impairment in children in middle- and lower-income countries. Arch Dis Child. 2001;96:1129–34.
7. Mwende J, Bronsard A, Mosha M, et al. Delay in presentation to hospital for surgery for congenital and developmental cataract in Tanzania. Br J Ophthalmol. 2005;89:1478–82. https://doi.org/10.1136/bjo.2005.074146.
8. Sheeladevi S, Lawrenson JG, Fielder A, et al. Delay in presentation to hospital for childhood cataract surgery in India. Eye (Lond). 2018;32(12):1811–8. https://doi.org/10.1038/s41433-018-0176-2.
9. Lin H, et al. Congenital cataract: prevalence and surgery age at Zhongshan Ophthalmic Center (ZOC). PLoS One. 2014;9 https://doi.org/10.1371/journal.pone.0101781.
10. Duke R, Otong E, Iso M, et al. Using key informants to estimate prevalence of severe visual impairment and blindness in children in Cross River State, Nigeria. J AAPOS. 2013;17:381–4.
11. Kalua K, Patel D, Muhit M, Courtright P. Productivity of key informants for identifying blind children: evidence from a pilot study in Malawi. Eye. 2009;23:7–9.
12. Shija F, Shirima S, Lewallen S, Courtright P. Comparing key informants to health workers in identifying children in need of surgical eye services. Int Health. 2012;4:1–3.
13. World Health Organization. Preventing blindness in children. Report of a WHO/IAPB scientific meeting. 1999 WHO/PBL/00.77.
14. Agarwal PK, Bowman R, Courtright P. Child eye health tertiary facilities in Africa. J AAPOS. 2010;14:263–6.
15. Evans CT, Lenhart PD, Lin D. A cost analysis of pediatric cataract surgery at two child eye health tertiary facilities in Africa. J Am Assoc Pediatr Ophthalmol Strabismus. 2014;18(6):559–62.
16. Stager DR Jr, Felius J, Beauchamp GR. Congenital cataract cost. Ophthalmology. 2009;116:2484.e1–2.
17. Kishiki E, van Dijk K, Courtright P. Strategies to improve follow-up of children after surgery for cataract: findings from Child Eye Health Tertiary Facilities in sub-Saharan Africa and South Asia. Eye (Lond). 2016;30(9):1234–41. https://doi.org/10.1038/eye.2016.169.

索 引